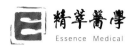

医学精萃系列

浆膜腔积液
细胞病理学诊断图谱

Diagnostic Atlas
of Serous Fluid Cytopathology

马博文　主编

U0224052

化学工业出版社

·北京·

内 容 简 介

本书共8章。首先简要介绍了浆膜腔的解剖学与组织学，浆膜腔积液的发病机制、诊断、标本采集与制备方法；详细介绍了正常间皮细胞的分化规律及其非典型增生性变化特点；重点、系统介绍了浆膜腔积液中恶性间皮瘤、各种转移癌、恶性淋巴瘤及白血病、性索间质细胞与生殖细胞肿瘤、肉瘤的肿瘤细胞形态学特点及其鉴别诊断，以及嗜酸性粒细胞增多症、系统性红斑狼疮、类风湿性关节炎、继发性免疫缺陷病等其他疾病所致胸、腹膜腔积液的细胞学形态特点及其鉴别诊断，配有大量珍贵的彩色图片资料。

本书适合病理科及相关科室医师、研究生阅读参考。

图书在版编目（CIP）数据

浆膜腔积液细胞病理学诊断图谱/马博文主编.—北京：化学工业出版社，2022.6
（医学精萃系列）
ISBN 978-7-122-41116-7

Ⅰ.①浆… Ⅱ.①马… Ⅲ.①浆膜炎－细胞学－病理学－诊断学－图谱 Ⅳ.① R364.5-64

中国版本图书馆 CIP 数据核字（2022）第 055308 号

责任编辑：杨燕玲　　　　　　　　　　　文字编辑：李　平
责任校对：边　涛　　　　　　　　　　　装帧设计：史利平

出版发行：化学工业出版社 (北京市东城区青年湖南街 13 号　邮政编码 100011)
印　　装：河北京平诚乾印刷有限公司
787mm×1092mm　1/16　印张 18　字数 384 千字　2022 年 11 月北京第 1 版第 1 次印刷

购书咨询：010-64518888　　　　　　　　　售后服务：010-64518899
网　　址：http://www.cip.com.cn
凡购买本书，如有缺损质量问题，本社销售中心负责调换。

定　价：199.00 元

编写人员名单

主编　马博文

编者　马博文　鲍聚喜　倪晓琛

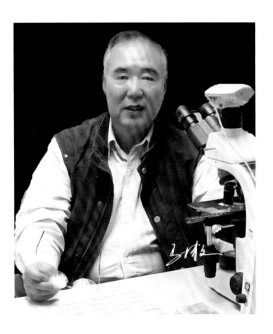

马博文，回族，1947年11月出生。新疆乌鲁木齐人，曾任职于新疆医科大学附属肿瘤医院细胞病理学室。师从著名病理学家蔡世烈教授，主攻细胞病理学专业。先后在国内、外专业学术刊物上发表论著36篇，其中3篇发表在美、日著名期刊上，33篇发表于国家级核心期刊。主编《浆膜腔积液细胞病理学诊断》《子宫颈细胞病理学诊断图谱》和《支气管与肺细胞病理学诊断》等，参编《诊断细胞病理学》《细针吸取细胞病理学》《肿瘤实验诊断学》《细胞病理学》等专著。近年来，提出"结构细胞学""谱系细胞学""染色质细胞学"等细胞学诊断理论，开拓了细胞学诊断技术的新内容、新思路，逐步形成独特的学术理论体系。

前言

2006年人民军医出版社出版了由我主编的《浆膜腔积液细胞病理学诊断》一书，印数4000册，为病理专业书籍中印数较多的一本。没有想到1年多后即告罄，这本书销售这么快，说明了当时细胞学专业书籍的缺乏，也说明了从事细胞病理学、病理学专业工作的同仁们求知若渴的学习精神。该书虽然是我40余年从事专业工作的小结，但出版后我认识到有些章节还很肤浅，没有进行更深入的探索、讨论，这使我遗憾不已。

遗憾之一是资料的收集过于简单，病例虽然不少，但部分病例仅查阅了病历档案资料，没有更深入挖掘更多病例完整的资料，尤其是影像学、组织学及其他实验室检查的原始资料。又因当时设备和条件有限，图像的摄影质量不高。令人欣慰的是，本版图像大多是重新进行高像素拍摄或经数字化扫描的。此外，当时版本采用32开本，图像也较小，大多数病例只有1～2张图像，使读者感到图像过小、过少。从意识到这些客观或主观的不足后，我就一直在做出修改，包括全信息扫描模拟涂片、拍摄并精制合成图像、增加文字和图像篇幅。经潜心修改，历时多年，终于完成。

《浆膜腔积液细胞病理学诊断图谱》与《支气管与肺细胞病理学诊断图谱》《子宫颈与子宫细胞病理学诊断图谱》等专著形成一套临床上标本量大的主要脱落细胞病理学专题内容的丛书，本人颇感欣慰。这里面充满了读者（从事本专业的细胞病理学、病理学、临床等医师和研究生等）对本书的殷切期盼，也包含他们的大力支持。其中有提供特殊病例图像资料的，在文中予以列出，在此谨向他们表示衷心的感谢，也有提出修改意见、指出原书中错误或缺陷的。特别感谢中国细胞学网的网友，经同意，个别病例引用了他们在网上发表的典型病例的图像资料，十分感谢他们无私的奉献。出版社的编辑同仁付出了劳动，提出了很有见地的修改意见。在这里向所有对本书关注的人士致以崇高的敬意。

细胞学（cytology）的英文由cyto（细胞）与logy（学问）两个词缀合成，意思为"细胞的学问"。这是看似简单却十分难学的学问，难就难在实践难、获得经验的周期长。单个病例诊断的形态特点均在经历后积累经验，知识由此叠加。这是需要时间的，有的前辈甚至为此付出终生，如N. Papanicolaou、杨大望等无数细胞学前辈们。在21世纪初，细胞学技术以无创、微创和准确的人文、人性及人道的基石为出发点面对患者，再次进入临床医师的视线，细胞学诊断已被广泛应用于凡能取材的各个系统和器官。细胞学医师面临着各种挑战，只有练好形态学的镜下功夫，使用新技术、新思维和新方法，才能应对诊断的难题。

本版做了大量修改，具体表现在：总字数增加了近1/3；插图由200余幅增加到350余幅，近1/2为多图组合为一图；章节由11章压缩到8章；增加了描述性的研究和论证的文字内容；结合图像精心撰写了图像说明文字，便于读者理解文字描述内容；高像素彩色图像，全信息扫描模拟涂片截图，多图合成及电镜、影像学、免疫细胞化学等图像也出现在此书中。

由于笔者学识有限，很多问题仍然在讨论和学习中，对于本书中存在的不足之处，祈请专家、读者不吝赐教。

2022 年 7 月于乌鲁木齐

目录

第 一 章

浆膜腔积液概论

第一节　浆膜腔积液的形成基础与发生机制

一、形　成　基　础

（一）解剖学特点

胸腔由胸廓和膈围成，上界为胸廓上口，与颈部连通；下界为膈，借以与腹腔分隔。胸腔中部为纵隔所占据，两侧分别容纳左、右肺。胸膜是覆盖于胸廓内表面，膈上面及左、右肺表面的浆膜。胸膜被覆在胸壁内表面、膈上面及纵隔侧面的部分称为壁胸膜，覆盖于左、右肺等脏器表面的部分叫脏胸膜。

由于胸膜腔的负压以及少量浆液的吸附，脏胸膜、壁胸膜紧密地贴附在一起，在一般情况下胸膜腔是潜在的腔隙。肋膈隐窝是最大、最重要的胸膜隐窝，由肋胸膜和膈胸膜返折而成，呈半环状，是胸膜腔位置最低的部分，胸膜的渗出液常积聚于此，是抽吸胸腔积液的最佳部位（图1-1）。

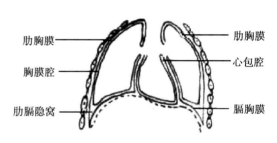

图1-1　胸腔、腹腔和心包腔

（二）组织学特点

浆膜由单层扁平上皮细胞（图1-2）组成，下方为结缔组织。从横切表面观察，细胞呈不规则形或多边形，核椭圆形，位于细胞中央。细胞边缘呈锯齿状或波浪状，相互嵌合。由垂直切面看，细胞呈扁形，胞质很薄，含核部分略厚。这种"上皮"（间皮）很薄，物质易透过。分布在胸膜、腹膜和心包膜表面的单层扁平上皮称间皮。脏层的间皮细胞伸展较一致，而胸膜层间皮细胞伸展一致性较差。紧贴在肋骨和肋间肌肉束上的间皮细胞呈扁平状，而胸膜顶、肋上和肋下区、纵隔及胸膜返折等处的壁胸膜的间皮细胞常呈立方状、高低不等或扁平状。从扁平细胞的组织切面看，所谓扁平其实是不平的，切面观细胞是梭形的即中间宽两头尖，形成一个突起，类似小的丘陵，由细胞胞质的尖端部分相衔接称为顶端连接。突起的部分和凹陷部分的结合部形成丘状缘，这是间皮细胞的特征。从上面观间皮细胞是多边形外观，与鳞状细胞的成熟性细胞相类似。

心包分为纤维性心包和浆膜性心包，后者分壁、脏两层，壁层紧贴纤维性心包的内

1

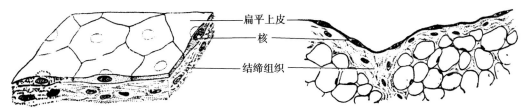

图1-2　单层扁平上皮细胞

单层扁平上皮细胞模式图，右图为单层扁平上皮（浆膜）纵切面图，表面由突出的核构成高低不平低矮的丘陵样外观，在细胞学上称为丘状缘（图引自王有琪，《组织学》）

面；脏层衬于心肌层的表面，又称心外膜。壁、脏两层之间的窄隙称心包腔，内含少量浆液，起润滑作用。

腹膜是覆盖于腹盆壁和腹、盆脏器官表面的浆膜，薄而光滑，由单层扁平上皮和结缔组织构成。衬覆于腹壁、盆壁内表面的部分叫壁腹膜，覆盖在脏器表面的部分叫脏腹膜。壁腹膜、脏腹膜互相延续移行，形成一个不规则的潜在性的囊状间隙，称为腹膜腔。在男性它是完全封闭的；在女性则可借输卵管腹腔口，经过输卵管、子宫、阴道间接与外界相通。腹膜腔内的肝右叶下面与右肾间有肝肾隐窝，网膜孔即通联此窝，患者仰卧时，此处为腹膜腔最低处，故为腹膜内液体易于积聚的部位。腹膜所被覆的上皮也为间皮，由单层扁平上皮构成。此外，还有睾丸的鞘膜也是被间皮细胞所覆盖。

胚胎发育的早期，中胚层分裂为两层，两层之间形成的间隙即发育成体腔，而间隙两侧表层的中胚层细胞则演变为间皮细胞。不同部位的间皮细胞为小圆形、梭形、扁平、立方或柱状形态，显示出不同的形态学特征。

二、发　生　机　制

浆膜腔积液常是某种疾病的并发症，有时甚至是唯一的临床表现。引起积液的原因即是该积液患者的病因，因此病因学诊断是有效的诊断，其包括了影像学、检验学、实验诊断学、病理学等方法学内容。病因学原因非常多，仅引起胸腔积液的疾病就达六七十种之多，连同腹腔、心包腔等处的疾病，总计有150余种。引起浆膜腔积液的发病机制如下。

①浆膜毛细血管静水压升高。

②血浆胶体渗透压降低。

③浆膜腔内负压增加。

④浆膜淋巴引流障碍。

⑤血管破裂等。

上述的原因可能来自不同的机制，不一定均发生积液，可能一种原因即可引发积液，也可几种原因协同引发积液。淋巴系统在浆膜腔尤其是在胸膜腔积液的发生机制中起着重要作用。胸膜淋巴引流减少会引起胸腔积液，其原因是胸腔液中蛋白含量增高，胶体渗透压升高。体静脉压升高时胸膜淋巴引流可减少，肝硬化腹水中可见多量的淋巴细胞。结核分枝杆菌随血管、淋巴管至胸膜时，由于淋巴细胞免疫活性被激活，淋巴管内压力增大，出现渗出性胸腔积液，其内见大量转化中的各种B淋巴细胞，尤以中心母细胞、免疫母细胞（分化后为浆细胞）和单核细胞（分化后为组织细胞或巨噬细胞）辅以各种淋巴细胞为主，并在相对较长的时期内一般不发生肉芽肿性改变和坏死。故结核性胸腹膜炎的积液标本中找到典型的结核性肉芽肿和坏死改变者极少，多数以渗出性改变的淋巴细胞反应为主。同时巨噬细胞吞噬了大多数结核分枝杆菌，故在积液标本中经抗酸染色找到结核分枝杆菌的情况也很少见。肿瘤可压迫淋巴管，使淋巴回流受阻，常是转移性肿瘤时胸腔积液、腹水的发病机制。

第二节　浆膜腔积液的诊断

浆膜腔积液标本包括胸腔积液、腹水、心包积液和睾丸鞘膜积液，构成了人体疾病状态下产生积液的间皮细胞被覆的腔隙体征之一，是所有病理科或细胞学实验室的常规送检标本，也是分析或诊断其病变的重要途径。造成积液的原因很多，如外伤、变态反应、炎症及肿瘤等。对积液中细胞成分的分析可以区分造成积液的原因。大多数有积液的情况下，外科医师不愿进行开胸（腹）活检手术，因为手术所造成的切口不愈合和感染等并发症是很常见的。因此细胞学对积液的诊断成为最终的诊断。

一、浆膜腔转移性与原发性恶性肿瘤

恶性肿瘤浆膜腔转移所造成的恶性浆膜腔积液是恶性肿瘤的晚期表现。在这些恶性肿瘤中最常见的为转移癌。

国外文献的统计中，男、女性恶性肿瘤的排序如下：

男性：肺癌（49.1%），淋巴瘤、白血病（21.1%），胃肠肿瘤（7.0%），泌尿生殖系统肿瘤（6.0%），恶性黑色素瘤（1.4%）。

女性：乳腺癌（37.4%），生殖系统肿瘤（20.3%），肺癌（15.0%），淋巴瘤、白血病（8.0%），胃肠道肿瘤（4.3%）。

上海肿瘤医院曾列出部分标本（胸腔积液或腹水），不分性别的恶性肿瘤检出率排序分别是：

胸腔积液：肺，乳腺，淋巴瘤。

腹水：消化道（胃、结肠和直肠），卵巢，肝，子宫。

国内转移癌造成浆膜腔积液患病情况与国外的排序不同，主要原因是国内癌症的患病率与国外有差别。这些恶性浆膜腔积液患者的预后差，从出现积液、确诊到死亡平均约3个月，1个月内死亡者占54%，半年内死亡者占84%。因此出现浆膜腔积液者必须尽快得到确诊，以利于尽快治疗。在诊断方面，优先选择细胞学诊断，将有利于快速确诊。800例浆膜腔积液标本中，经细胞学诊断或定性的恶性肿瘤病例组织学类型见表1-1和表1-2。

从表1-1、表1-2得出如下的排序：

胸腔积液或心包积液恶性肿瘤：肺癌147（72.41%），乳腺癌31（15.27%），淋巴瘤

表1-1 203例胸腔积液标本中恶性肿瘤的组织学类型

病名	例数	病名	例数
肺肿瘤		**骨肿瘤**	
腺癌	130	骨母细胞瘤	2
鳞状细胞癌	8	**食管及贲门肿瘤**	
小细胞癌	8	鳞状细胞癌	2
神经内分泌癌	1	腺癌	5
乳腺肿瘤		**纵隔生殖细胞肿瘤**	
腺癌	31（含合并心包积液各1例）	未成熟畸胎瘤	2
淋巴瘤		**无性细胞瘤**	1
非霍奇金淋巴瘤	7（含3例合并腹水、心包积液）	胞腺瘤	2
霍奇金淋巴瘤	2		
骨髓瘤	2（均为胸、膜、心包三处）	合计	203

表1-2 233例腹水标本中恶性肿瘤的组织学类型

病名	例数	病名	例数
卵巢肿瘤		十二指肠腺癌	1
上皮性		**肝肿瘤**	
浆液性乳头状囊腺癌	66	肝细胞癌	6
黏液性乳头状囊腺癌	16	肝胆管细胞癌	7
内膜样腺癌	13	**胆囊肿瘤**	
交界性黏液性囊腺瘤	2	腺癌	4
Krukenberg瘤	1	**胰腺肿瘤**	
性索间质肿瘤		腺癌	10
颗粒细胞瘤	9	**淋巴肿瘤**	
恶性卵泡膜瘤	2	非霍奇金淋巴瘤	8
生殖细胞肿瘤		**肾肿瘤**	
恶性卵黄囊瘤	3	肾细胞癌	2
胚胎性癌	2	**乳腺肿瘤**	
未成熟畸胎瘤	1	腺癌	1
无性细胞瘤	1	**间叶组织肿瘤**	
子宫肿瘤		恶性纤维组织细胞瘤	3
子宫内膜腺癌	22	恶性外周神经鞘瘤	2
子宫颈腺癌	3	横纹肌肉瘤	2
子宫颈鳞状细胞癌	1	平滑肌肉瘤	2
输卵管腺癌	1	纤维肉瘤	1
胃肿瘤			
腺癌（印戒细胞癌等）	32		
大肠肿瘤			
结肠与直肠腺癌	9	合计	233

11（5.42%），食管癌及贲门癌7（3.45%）。

腹水恶性肿瘤：卵巢癌116（49.79%），胃癌32（13.73%），子宫癌27（11.59%），肝癌13（5.58%），大肠癌10（4.29%），胰腺癌10（4.29%），淋巴瘤8（3.43%）。

三腔积液恶性肿瘤：肺癌147（33.72%），卵巢癌116（26.61%），胃癌32（7.34%），乳腺癌32（7.34%），子宫癌27（6.19%），淋巴瘤19（4.36%），肝癌13（2.98%），大肠癌10（2.29%），胰腺癌10（2.29%）。

这些位居前列的肿瘤分别居各自例数的90%以上，说明这些肿瘤是该地区的常见肿瘤类型。这个排序与国外文献排序有所不同，而与上海肿瘤医院的排序大致相同或略有不同。除不同地区因素外，不同的原因可能是上海肿瘤医院的排序是27年前的排序，随着人民生活水平的提高和致癌因素的改变，这个排序可能有一定的位次变化，应当引起注意。

在转移癌中以腺癌最多见，为363例，占83.26%；鳞状细胞癌10例，占2.29%；小细胞未分化癌8例，占1.83%。

其他恶性肿瘤中以淋巴瘤多见，19例（4.36%）；性索间质肿瘤11例（2.52%）；生殖细胞肿瘤10例（2.29%）；肉瘤10例（2.29%）。

转移性肿瘤所致的恶性浆膜腔积液的发生不单纯是渗出的机制，而常常介于漏出液和渗出液之间。何权瀛认为其发生机制主要如下。

①恶性肿瘤转移到浆膜，使毛细血管内皮通透性增高，浆膜腔内蛋白质增多。

②肿瘤细胞侵及浆膜，阻塞浆膜淋巴管，或转移到纵隔淋巴管、腰干和肠干淋巴管乃至胸导管，造成淋巴引流障碍，浆膜腔内液体回收障碍。

③肿瘤压迫或阻塞，使浆膜腔内压力降低。

④心包受累使体循环毛细血管内压力升高。

⑤合并全身营养不良，低蛋白血症，浆膜毛细血管内血浆胶体渗透压下降。

⑥合并阻塞性肺炎。

⑦发生肺栓塞，使胞膜毛细血管内皮通透性增加。

其中①、②、⑥、⑦属于渗出机制，③、④、⑤属漏出机制。本是恶性肿瘤转移，临床送检的积液标本却没有检出肿瘤细胞，这种现象常使临床医师颇为困惑。有报告认为，漏出液不会是肿瘤情况下的积液，换句话说在漏出液中不会查出恶性肿瘤（表1-3）。约

表1-3 漏出液与渗出液引起的疾病（来自北美的报告资料）

病因	比例	病因	比例
漏出液	47（52.8%）	渗出液	42（47.2%）
充血性心力衰竭	39	恶性肿瘤	18
低蛋白血症	4	并发于肺炎的胸腔积液	15
慢性肾衰竭	2	结核病	5
肝硬化	1	系统性红斑狼疮	2
肺动脉血栓	1	多发性骨髓瘤	1
		外伤	1

50%以上的积液为漏出液，应该分析积液的发生机制，分辨出漏出液。同时加强渗出液里细胞的分析判读，针对不同情况，多次送检，可能获得阳性诊断结果。

恶性积液的临床表现常是非常显著的，患者常有难以长期忍受的症状、体征。胸腔积液患者具有一些共同的症状：呼吸困难、胸痛、胸闷、消瘦、乏力、食欲缺乏及部分患者可有发热。这种恶性积液的一个重要特点是积液生成迅速，难以控制及抽液后又迅速生成。心包腔积液也基本上具有以上症状，甚至更为严重。腹膜腔（包括盆腔）积液患者常见症状为腹胀、腹痛、食欲缺乏、消瘦及其他各种腹腔恶性肿瘤所造成的症状体征等。有上述这些症状的患者，应当尽快抽取积液做细胞学检查，以利尽早诊断和治疗，有益于患者的康复。

二、细胞学诊断现状与难题

（一）细胞学诊断难点的基本原因

浆膜腔积液细胞学诊断在日常工作中鉴别难度较大，许多病理工作者常感觉到积液的分析常不是简单地辨认肿瘤细胞抑或非肿瘤细胞的过程，其原因可能是：

①浆膜腔的被覆细胞——间皮细胞的变化多样，混淆了间皮细胞与肿瘤细胞的形态学改变。

②肿瘤细胞的多样性形态学变化造成了肿瘤的类型很多，各种类型的肿瘤细胞形态学改变不一致。即使同种类肿瘤细胞也有分化、排列、体积等方面的区别。

③缺乏诊断经验。一些病理医师可能在组织学诊断上下很大功夫，但对细胞学诊断则采取轻视的态度，认为那不过是"挑黄豆、绿豆"只要分开就行，一旦找到癌细胞即能确立诊断，并不复杂，未充分认识浆膜腔积液细胞学的辨识难度，不深入观察研究形态学变化，从而影响了对镜下形态的识别与判断。

④虽然病理医师均能遇到积液标本的诊断问题，但并不系统化。原发性间皮肿瘤相对少见，造成诊断经验相对不足。另一方面转移性肿瘤却很常见，其种类非常多，医师不可能在短时间内全面掌握多种肿瘤或疾病的形态学特点，也常引起分类判读的问题无法得到解决而使医师感到困扰。

⑤不正确的制片、固定和染色方法导致标本不合格，无法进行观察判断。

由于上述原因，病理医师以往对浆膜腔积液的诊断始终停留在"找到肿瘤细胞（或癌细胞、腺癌细胞）"和"未找到肿瘤细胞"的水平上，同时由于涂片质量、诊断经验等方面的欠缺而影响了准确性和敏感度。此外，对细胞学医师培训的缺乏，尤其对浆膜腔积液细胞病理学诊断内容的培训更是不足，也是造成相关项目诊断的敏感度与特异度下降的原因，使临床医师对病理医师的报告产生信任危机。

现代医学诊断的发展和治疗学的需要要求对浆膜腔积液的诊断更接近于定性、分类或分型的直接而细致的准确度，即不但可诊断肿瘤性疾病，而且还要对非肿瘤性疾病做出具体判断或提供进一步检查的导向线索；不但要诊断肿瘤的性质，而且还要为其进一步分类或分型提供来源信息。在经验欠缺和方法单一的情况下，诊断某些病变可能是困难的。随着经验的积累和对各种疾病的形态学特征认识的加深，先进技术的渗入和应用，大多数情况下，对各种积液的判断准确可靠，其敏感度也会显著升高。

（二）肿瘤类型复杂性与形态学辨识困难

从疾病的分类看，浆膜腔积液疾病包括：炎症（非特殊性炎症、结核病等）；结缔组织病（风湿性关节炎、系统性红斑狼疮等）；转移性肿瘤（癌及肉瘤）；原发性肿瘤（间皮瘤）等。

浆膜腔积液的鉴别中，最多见的还是转移性肿瘤，其中腺癌的诊断结果最多，达80%以上。原发灶位于胸腔的肿瘤以肺部为多，腹腔肿瘤则以卵巢癌为多，其次为胃癌，乳腺癌，直肠癌，肝部、胰腺癌，子宫内膜癌，甲状腺癌以及肾细胞癌等。鳞状细胞癌在浆膜腔积液中极少见，仅占2%左右。小细胞癌主要为肺、支气管来源，胸腔积液中可查到肿瘤细胞，比鳞状细胞癌多见，占5%～7%。生殖细胞肿瘤也常见于浆膜腔积液中，其分类复杂，在积累了大量诊断经验后，可做出大致的分类。恶性淋巴瘤并不少见于浆膜腔积液中，由于其细胞小，异型性不明显及诊断经验少，常常被忽视。实际上只要涂片质量好，诊断准确性也是很高的。肉瘤细胞见于浆膜腔积液中则极少见，主要有腹腔内腹膜后来源的恶性外周神经鞘瘤、横纹肌肉瘤及脂肪肉瘤等肿瘤的腹膜转移。

在WHO的分类中指出，渗出液内的间皮细胞可能排列成片状、团状、桑葚状或乳头状，有时可见砂粒体。这些细胞显示不同的形态学表现，从多形性到单一的形态，但常见癌细胞的不典型性特征。另一方面，良性间皮细胞可能会表现出恶性细胞常有的特点，如细胞数量增多、多形性及核分裂活性。因此，在细胞学标本上，要鉴别伴有不典型性的良性间皮细胞增生与恶性间皮瘤，可能是非常困难的甚或不可能的，因为无法评估其组织浸润程度。总的来说，与组织学诊断恶性间皮瘤相比，单纯细胞学诊断的正确率很低。

间皮瘤在浆膜腔积液中的表现与正常、变性的间皮细胞的形态表现混淆，使大多数病例难以做出肯定性诊断，一般文献认为其准确率（或敏感性）低于30%（这使长期从事细胞学诊断工作的有丰富经验的细胞学者很沮丧）。具有良性生物学行为或良性的间皮瘤，其瘤细胞分化良好，与正常或变性、变异的间皮细胞没有什么区别，这类间皮瘤的浆膜腔积液检出率很低，恶性间皮瘤的细胞学敏感度则有提高的可能，只是对其细胞形态学特征的认识还不足。可喜的是，现在已经注意到一些认识间皮细胞和间皮瘤细胞的方法和思维。

如果将这些文献描述的形态学表现归纳整理，不难发现被诊断的恶性肿瘤主要为转移性癌，占80%～85%，其中腺癌的诊断占90%，可能的原因是将与腺癌形态类似的成熟性类型的间皮瘤诊断为腺癌。原发性肿瘤和肉瘤等少见或罕见肿瘤被明确诊断者为数极少。对形态学的认识就当今间皮瘤细胞学诊断而言，任何"特征"均非特异性改变。普遍认为胸膜间皮瘤阳性率低，Renshaw综合文献报道为7%～77%，而做出间皮瘤特异性诊断的敏感性为4%～63%，差别如此之大，不得不引起众多学者的思考，去寻找形态学以外的鉴别方法。然而忽视了对各种肿瘤在浆膜腔积液标本中细微差别的追踪观察和归纳总结，而这恰恰是关键性问题。近年来，不少学者已重视和注意到这个问题，详尽细致的观察，科学严密的比较和形态证据的确认，已有明显的进步。"细胞学家应极其保守地解释浆膜腔积液"这一"历史上的权威认识"，百余年来已使成千上万恶性病例从显微镜下漏诊。谨慎保守是重要的，但积极探索、细心观察和大胆实践同样也很重要。从经验到循证的转换使细胞学者有了更进一步观察探索形态学证据的决心，相信应当有所进展和发现。临床医学科学研究的基本方法仍然是"找出正常与异常的区别"（由2000年诺贝尔生理学或医学奖得主保罗·格林加德提出）。从这一点出发，继续寻找更为可靠的形态学依据，加强对这些特征性依据的新认识，辅以一些新技术、新观念和新方法，并对这些新认识加以分析和归纳，整理出有积极意义的指标，发展和充实细胞形态学的新认知，以有利于细胞学诊断和完善细胞学诊断的方法，同时认识注意到一些切入点或许对细胞学诊断有帮助。

①细胞分化的动态形态。

②细胞组成排列的结构特点。

③临床特点、指标与镜下形态的联系。

④组织病理学与细胞学的形态与结果对比。

⑤现代生物学新技术与细胞学的结合。

⑥善于采用逻辑思维的方法判断出最后的结果。

⑦制订符合各系统疾病和肿瘤的诊断用语。

三、细胞形态学新认识、新思维

从浆膜腔（包括胸腔、腹腔、心包腔等）积液标本中找出恶性肿瘤细胞的方法可以追溯到100多年前，迄今为止，这仍然是诊断胸腔、腹腔等部位肿瘤的主要的和有效的重要手段，尤其在诊断转移性肿瘤（特别是腺癌）方面具有很高的敏感性。因此该法被列为所有病理科和细胞学专科的常规诊断方法之一。回顾复习文献，从1896年Bahrenburg报告腹水中诊断2例腹膜癌并进行详尽描述到近年来的文献报告看，虽然具有某些光镜形态学所不能解决的问题，但仍然是经常使用的方法。

单个细胞的异型性形态表现无法区别使众多种类的肿瘤得到分类诊断，近年来不断有报道阐述从观察细胞种类、细胞来源、细胞分化的动态形态到观察细胞组成和排列的结构特点来鉴别各类型肿瘤，目前看来是奏效的。

随着现代医学研究的进展，对干细胞的认识已达到一定深度。干细胞是一种具有多相分化潜能的原始未分化细胞，它可以分化为各种上皮和非上皮的细胞，当然也能分化发育成各种组织和器官。干细胞研究进展对于人类甚或整个生物学科来说是具有划时代意义的。从临床细胞学的角度看主要解决了一种肿瘤多种形态表现互相关联的关键问题。这个问题在过去往往使人产生疑惑，从而常常把这些肿瘤类型看作是孤立的形态。恶性肿瘤细胞最初发生在幼稚状态或未分化而具分化潜能的细胞，不可能一开始就出现在已分化成熟的细胞基础上，经过分化（具有相应形态特点）而形成分化好或高分化的肿瘤形态，解释了细胞的单一类型到多形性类型存在的意义。德国医师鲁道夫·魏尔肖的名言"所有的细胞都来自它先前的细胞"，在百余年后仍然得到证实。

（一）细胞组成排列的结构特点

仅凭单个细胞的形态区别是不能解决所有类型恶性肿瘤细胞的鉴别问题的。细胞在生长繁殖过程中往往形成一定的组织结构特点。近年来已将观察细胞遵循一定的规律并构成一定的排列结构作为判断良恶性质和肿瘤类型的有效方法，即所谓"微粒组织的细胞学诊断"。这些肿瘤细胞自己形成的结构特点往往使复杂的问题简单化，起到一锤定音的作用。这种结构特点的观察方法值得进一步使用。

（二）临床特点、指标与镜下形态的结合

单一的细胞学方法是不能解决所有问题的，在以形态学为主线，结合临床特点、实验室检查、影像学表现等指标，做出综合判断是现代细胞学诊断的又一显著特点。一叶知秋固然好，只见树木不见森林也不足取，显然是这个道理。

（三）细胞学与组织病理学的结合

细胞学与组织病理学的结合，形成了细胞病理学，这是现代细胞学的定义名称，特指以细胞学为基础的病理学。细胞学的研究往往采取与组织学的结果对照的方法，虽然这是一个较早的方法，但被赋予新的内涵。即细胞学取材来自同一组织，理应表现相一致，形成组织学内容细胞学观察，是形态学对照，而不仅仅是与最后的结果对照。

（四）现代生物学研究技术与细胞学的结合

近年来，有较多的文献报道对一些新技术、新方法在细胞学标本上的应用做出分析，认为是可行的和成功的，这些方法和技术是免疫细胞化学（ICC）技术、超微结构技术、细胞培养技术、PCR基因扩增技术、分子生物学技术及染色体技术。这些新技术的成功应用，使细胞学诊断技术从单纯的形态学概念转移到多参数、综合分析的阶段。但细胞学诊断的最终判断还是细胞形态学。有些技术基本不用来判断良恶性质，如免疫细胞化学技术及超微结构技术；有些技术需要专用设备和实验室技术条件，或不适用于在临床上进行大规模使用。对于疑难病例或有争议的病例不妨采用这些新技术得出可信度高的实验结果。

（五）采用逻辑思维的方法判读结果

疾病种类繁多，形态学复杂多变，如何理出这些千头万绪的线索来？采用逻辑思维的方法，通过概念、现象、归纳、判断、推理等思维方式来解释疾病的形态学意义。所有疾病都有其细胞病理学形态表现，医师往往是通过每个病例的实际情况归纳为一般概念和结论，从而从一般规律来判断下一个病例的形态学结论，这就是演绎。将显微镜下的所见分解为不同部分，深入研究其意义，分析其各个方面的众多特性。然后再把分解开来的不同特性重新组合为一个统一整体，如细胞的组成结构特点，即整体特点分别是形态分析的各个方面特性的有机联系（即综合），得出诊断结论，这是最全面、最客观、最有证据的判断结果。分析侧重于部分的把握，对每种形态学表现进行归纳，分析其形态学意义。综合则侧重于整体的概括，将分析的各种形态学表现概括成一个最接近真相的结论，即诊断成立。通过这种理性思维的方法得出的结论，才是客观的事物本质。学会并掌握这个方法，有利于细胞病理学的诊断结论的确立。

浆膜腔积液细胞病理学诊断在判读镜下所见时应用的思维必须要有基础知识和临床经验结合的思路，这个思路应该以细胞形态学为基础，以症状、体征、影像学和原发灶的病理结果为参考，综合整体情况得出结论。下面是诊断思路的图示（图1-3），供参考。

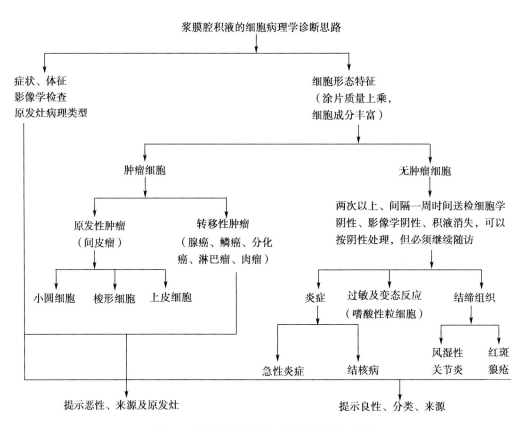

图1-3　浆膜腔积液细胞病理学诊断的思路

　　细胞形态学诊断常用的排除法是用逻辑思维分析判断的一个实例。如根据一个病例的镜下所见，细胞学医师是这样使用排除法判断的。

　　①镜下所见是什么细胞？

　　②细胞的形态学是良性还是恶性？

　　③如是恶性细胞，那么是什么细胞来源的恶性细胞？

　　④不像是癌细胞，可能是间皮细胞来源。

　　⑤恶性间皮细胞的形态学特点的证据符合，进一步鉴别诊断。

　　⑥免疫细胞化学染色符合间皮源性细胞，再进一步寻找证据。

　　⑦电镜观察符合间皮特点。

　　⑧临床症状、体征与实验室数据符合。

　　⑨综合以上分析结果，得出结论：恶性间皮瘤。

前五项采用排除法，不是这个（排除）是那个（归纳）；后四项循证归纳，找出证据，得出结论，细胞病理形态学诊断一般采用的都是这些证据的思维方式。"形态学预示着生物学行为"（K. Frost），反过来，生物学行为及其活跃性、稳定性或移行中的水平，可靠地反映在组织和细胞的结构中。准确认识这些形态学变化的意义是不言而喻的。而形态学是复杂多变的，故必须用理性思维。

（六）统一的诊断语言

现代细胞学对诊断语言有着严格的要求，近年来，随着子宫颈细胞学诊断语言即Bethesda系统（2001版，2004年出版）的成功应用，相继出版了甲状腺穿刺细胞学的Bethesda系统（2010版），一些成功经验的进一步总结，将引导细胞学在其他领域中统一的诊断用语。笔者曾经使用的浆膜腔积液的诊断语言（1988—2004年）见本节"五、诊断用语"。

四、综合判读

浆膜腔积液的出现往往是疾病所造成的结果之一，因此在标本送检之前已有许多症状、体征。同时可能还具有一些影像学或原发灶病理学检查的结果，这些病史、体征和检查结果对细胞学诊断具有很强的参考价值。为求诊断准确，必须要求临床医师提供准确可靠的病史。

（一）大体观察记录内容

与组织学标本的接收和检查相同，当及时（尽量快速以保持新鲜）送检的标本接收后，应立即进行处理，首先应观察外表性状，大体观察的内容如下。

①标本数量不得少于10mL，视情况分10～50mL、100mL、200mL以上，强调标本量越多越好。

②外形可分为透明状、凝固状及乳糜样等；颜色分为清亮无色、淡黄色清亮、黄红色（少量出血）、红色血性、血性混浊、乳白色等。

③离心后的标本也要观察其性状、色泽等情况。

④如果标本为漏出液，那么所有漏出液均为良性积液；如果标本为渗出液，那么所有恶性积液均为渗出液。

上述这些观察对提高浆膜腔细胞学诊断的阳性率是必要条件：标本数量愈多，镜下所见的细胞数量愈多；凝固状态的漏出性积液很少查到肿瘤细胞；血性非凝血性积液往往可找到肿瘤细胞等。很显然这些大体观察是具有意义的。

（二）镜下观察内容与判断思路

显微镜观察的细胞形态学特征是浆膜腔积液细胞学的基本要素，也是诊断疾病或判断积液原因的依据。这种依据必须以形态学特征为基础。一般根据形态学依据和病史、体征、大体观察以及原发灶病理类型，即可做出诊断，这些要素的思路如下。

在诊断思路中，症状、体征、影像学检查及原发灶病理类型的参考是必需的，但前提是这些依据必须可靠，否则很可能误导。如在细胞形态学特征判断中，首先出现的问题在于有无肿瘤细胞，这是关键的问题。依照肿瘤细胞的判断标准，大多数情况下，肯定肿瘤细胞的性质对有经验的病理医师是没有疑义的，假阳性结果较少见。而且大多数误判仅出现在原发性肿瘤类型（间皮瘤）的判断中，而对于判断无肿瘤细胞（即否认肿瘤的存在）则应慎重对待。困难之处在于浆膜腔积液的细胞学诊断存在有较多的假阴性病例，一般报道在10%～30%，这里面诊断医师的水平和经验缺乏是主要原因。另外由于积液中出现肿瘤细胞还有一个时间或病程问题，无肿瘤细胞并不代表该患者不存在肿瘤。这种不易判断的情况使得诊断非肿瘤性疾病充满风险，Graham报告的6例腹水和3例胸腔积液假阴性病例在重复检查时均发现有恶性细胞存在，因此诊断思路中，若在两次标本的检查中未发现肿瘤细胞，应结合症状、体征及影像学诊断情况。对于病理类型的参照，一般须借片亲自观察或经两个有经验的病理医师判断结果，否则可能因个人水平和错误判断的因素造成误判。在有明确的诊断依据的情况下对非肿瘤性疾病做出判断是较可靠的。

在细胞形态学上同样存在判断误差、经验误导等导致诊断错误的情况。虽然细胞学诊断在一定程度上取决于显微镜检查的结果，但仅一个假象就可导致根本性错误。有时，反应性增生的间皮细胞与腺癌细胞很相似，在某些肿瘤，如肺腺癌侵入间皮邻近组织时，会产生大量增生的"异型"间皮细胞，在积液中常见这种情况，其实并非腺癌细胞。但经开胸探查或随访结果，便得出该患者就是癌症患者的简单推理性结论，将这种间皮细胞误认为腺癌细胞。在以后的诊断中将所谓的异型间皮细胞误认为腺癌细胞而造成误诊，实质是推理错误和被假象误导。

由制片、固定及染色所造成的细胞形态变化也是误诊的原因之一。如离心后的沉淀中有过多渗出液导致涂片背景不清晰，过早固定而造成涂片上的渗出物移动而出现丝状背景及细胞质因收缩而变形，使观察判断困难；过度干燥涂片而造成细胞特别是核着色不佳或形成退变细胞自溶形态等均可致使显微镜观察的失误。

五、诊 断 用 语

近年来，随着细胞学诊断的发展，规范诊断语言成为一种趋势，但浆膜腔积液细胞病理学诊断却一直没有相应的诊断用语。自1988年草拟诊断用语，经历数十年的应用，经征求修改意见，几易数稿，于2000年笔者提出并在诊断实践中应用，获得一些经验。浆膜腔积液细胞病理学诊断用语如下。

（一）浆膜腔积液细胞学涂片的制作方法（见本章第四节）

（二）描述性诊断语言

1.恶性改变阴性

①间皮细胞呈良性改变（包括反应性改变），未见其他上皮性细胞或恶性肿瘤细胞。

②大量变性坏死的中性粒细胞（脓胸）。

③大量淋巴细胞（与结核性胸膜炎/腹膜炎相关或无关）。

④坏死或其他改变（与标本处理的结果相关或无关）。

⑤大量嗜酸性粒细胞（与变态反应相关）。

⑥发现微生物，可能是细菌、真菌或病毒所致细胞改变，能分类者尽量分类。

2.间皮细胞异常

①间皮细胞异常，倾向于增生或修复性改变。

②间皮细胞异常但其意义尚不明确。

③间皮细胞异常倾向肿瘤或潜在意义上的间皮瘤可能。

④高度怀疑恶性间皮瘤，建议影像学导引下经皮胸穿活组织检查或ICC标记进一步证实。

⑤恶性间皮瘤，须除外腺癌可能，建议活组织检查及免疫细胞化学染色证实并综合判断。

3.上皮细胞异常

①少量上皮细胞，但其存在的意义在于可能为恶性肿瘤，可提出肿瘤可能的类型。

②肯定恶性上皮细胞，其类型可能是：

• 鳞状细胞癌。

• 腺癌。

• 小细胞癌。

• 低分化癌。

4.淋巴细胞异常

①淋巴细胞异常，可能是恶性淋巴瘤，但需除外结核。

②淋巴细胞异常，可能是恶性淋巴瘤，建议查找可能的病灶并做活组织检查或免疫细胞化学染色证实。

5.生殖细胞肿瘤与其他肿瘤

建议只做定性、可能性和形态学描述提示性报告，如果有相关部位肿瘤的手术结果和病理学检查结果，经重复检查组织切片或免疫细胞化学标记等证据支持，则可参考诊断符合某某肿瘤等。

• 精原细胞瘤。

• 恶性的未成熟性畸胎瘤。

• 恶性卵黄囊瘤。

• 胚胎癌。

6.其他肿瘤

• 肉瘤。

• 恶性黑色素瘤。

第三节　浆膜腔积液的采集方法和肉眼观察

一、采 集 方 法

积液吸引术

1.胸腔积液吸引术

①患者取坐位，头及臂伏于桌上或椅背上。

②常规穿刺点位于腋后线的第9、10肋间或肩胛线第8、9肋间，亦可取患侧胸壁听诊浊音区的中心点，采用B超定位更佳，可准确定位及指导进针深度。

③常规皮肤消毒。

④连接引流管的7号针，紧贴肋骨上缘，以垂直于胸壁的方向刺入，当进针2～5cm出现落空感，即达胸腔抽吸液体。

⑤穿刺过程中，如患者频繁咳嗽，应立即停止操作，如出现胸膜反应（头晕、心悸、胸部压迫感、呼吸困难、发绀等），也应立即停止穿刺，并进行观察与处理。

2.腹水吸引术

①术前准备：排尿。

②取仰卧或侧卧位。

③进针点：脐与耻骨联合连线之中点旁开1cm，进针2～3cm；脐与左髂前上棘连线1/3及其交界处，左右对应点（图1-4）。

④采用B超导引穿刺吸引更佳。

上述穿刺吸引术中应仔细观察患者反应及液体流入瓶中时的情况，体会手感，尽量避免穿及内脏器官，术后观察患者0.5～1h。操作一般由临床医师进行，也可由细胞学医师操作，无论何人操作都必须以安全、准确为出发点。

腹水标本也可来自手术中的冲洗液，如盆腔全子宫切除清扫术，可用生理盐水冲洗

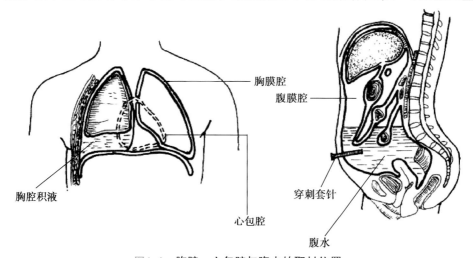

图1-4　胸腔、心包腔与腹水的取材位置

后，收集液体标本送检，目前已成为妇科肿瘤外科手术治疗的有效评价手段。1975年国际妇产科协会对卵巢癌进行分期，其主要目的是协助制订治疗方案，在子宫内膜癌、卵巢癌治疗方案方面具有积极意义；识别恶性肿瘤的腹膜微小种植、评价预后及协助对卵巢癌的分期等，对于判断上述肿瘤在手术后是否进行化疗和化疗方案的制订具有决定性价值。

积液标本抽取后盛于干净不带药物残渣的盛具中，贴好标记，立即送检。实验室收到标本核对无误后，立即处理并将其制作成涂片标本。

二、肉眼观察

与组织学标本的接收和检查相同，当及时（尽量快速以保持新鲜）送检的标本接收后，应立即进行处理，首先应观察外表性状，大体观察如下内容。

1.数量

标本量不得少于10mL，视情况分10～50mL、100mL、200mL以上，强调标本量越多越好。

2.外形及颜色

外形可分为透明状、凝固状及乳糜样等；颜色分清亮无色、淡黄色清亮、黄红色（少量出血）、红色血性、血性混浊、乳白色等。

离心后的标本也要观察其性状、色泽等情况。

这些观察对浆膜腔细胞学诊断的阳性率的提高是必要条件：在处理标本正规情况下，标本数量愈多，镜下所见的细胞数量愈多；凝固状的积液（多为漏出液）很少查到肿瘤细胞；血性积液往往可找到肿瘤细胞等。很显然这些大体观察是具有意义的。

第四节　积液涂片的制作

一、积液标本的制作

采集到的积液标本应及时送检，接到送检标本也应立即离心处理，以保持标本的新鲜性。标本无需加固定液和防腐剂，因为经过固定处理的标本离心沉淀后因蛋白质凝固，与载玻片结合（黏着）度低，在染色过程中有可能掉片（使细胞脱离玻片），尤其是在免疫细胞化学染色时更易掉片。

送检的积液标本要求量愈多愈好，一般在100～500mL为宜。现介绍简单的MBW阶梯式沉淀离心印片法（以下简称MBW印片法，是笔者所在实验室常用的制片方法），供参考使用。将标本在阴凉处静置5min，轻轻倒去1/2左右；若多于100mL应再次静置5min，弃去1/2，直至剩余50mL左右的自然沉淀标本，分别置于两个容量为50mL的塑料离心管中。平衡后以2000 r/min的速度离心5min左右，轻轻取出离心管至污水池中将离心管底朝上，彻底倒去上清液（若沉淀物量过多时则需轻轻倾斜离心管，缓缓倒去上清液，如上清液仍然显多，可再次离心处理）。采用镊子夹脱脂干棉球蘸取沉淀物，在玻片上轻轻印片，潮湿状态下（以竖起载玻片时涂抹物不流动为标志）置95%乙醇固定液中1～2h，进行染色。此法的优点是沉淀物量多和背景无液体遮盖细胞，因棉球将液体吸入内部，而棉球表面的大量细胞成分被印在载玻片上，其片薄而均匀，细胞数量多，结构清晰，背景干净（图1-5～图1-7）。

　　以下几点是制作一张好涂片的关键：送检标本必须抽吸后立即送检，接收标本后也要立即进行处理；标本量要求多，多涂片用于多种染色有助于确立诊断；液体标本内不加固定剂或防腐剂；阶梯式沉淀（自然沉淀和离心沉淀结合进行）；彻底倒去上清液，剩余水分越少越好。沉淀物不能直接放在玻片上，采用棉球或泡沫塑料等具有吸水性的物体，将沉淀物中的剩余水分吸出，其表面则为附着的细胞成分；印片时动作要轻，避免挤压；玻片在潮湿状态下（竖起载玻片不能流动情况下）投入固定液，固定1～3h。固定的效果取决于关键的步骤，应使标本始终处于潮湿状态，不能使细胞长时间处于干燥状态，这样才能显示湿式固定的效果（图1-6、图1-7）。

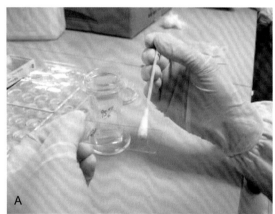
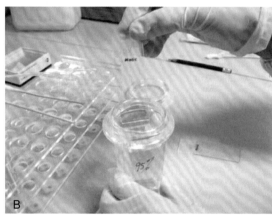

图1-5　印片法操作

从经离心沉淀的离心管（完全倒去上清液）管壁上以脱脂棉签蘸取细胞直接在载玻片上印片（A），在潮湿状态时立即投入95%固定液中（B），2h后染色

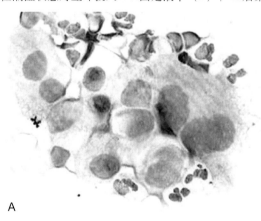
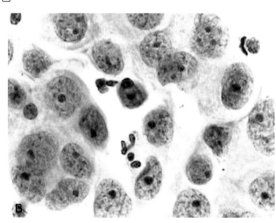

图1-6　固定的效果

同一张涂片的不同部分，经不同状态固定的细胞结构，细胞已干燥处（A）固定后细胞与核着色淡，基本看不出核内结构；潮湿处（B）固定后核染色质着色适度，核内结构显示很清晰。MBW印片法制片（Pap×400）

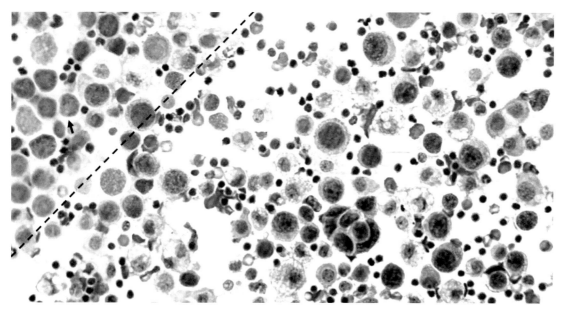

图1-7　干式固定与湿式固定的效果

同一标本涂片干燥处（虚线三角区域）与潮湿处（右下）固定的不同效果：在显示核结构内容方面不同，右下图内核膜、核染色质以及核仁清晰，而虚线区内细胞核不能显示这些结构，而箭头所指的高核质比细胞就是肿瘤细胞。印片法制片（Pap×400）

涂片的数量一般在2～4张为宜，可分别做各种常规染色，若直接进行细胞化学染色或免疫细胞化学染色可适当多做一些涂片（图1-8～图1-10）。经上述步骤处理的标本，

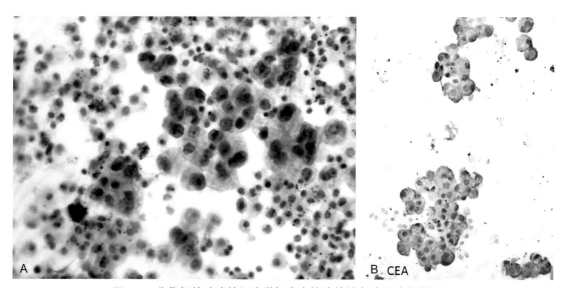

图1-8　分化好的腺癌的细胞学标本直接涂片的免疫细胞化学标记

在细胞量少的情况下，细胞形态"单一"，难以辨别其良恶性（A）；但因有腺癌细胞的核偏位特点，选择癌胚抗原（CEA）标记，表达阳性（B）。（A，Pap×400；B，CEA×400）（宁夏医科大学附属第二医院病理科贾支红医师提供病例）

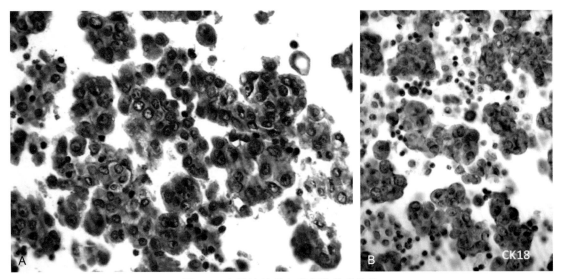

图1-9　直接涂片的免疫细胞化学染色

间皮细胞增生时可以出现成团的细胞，其平面感强（A，HE×400）；涂片经2h的固定，可直接在涂片上行免疫细胞化学染色（B，CK18×400），其效果与细胞块的标记不相上下

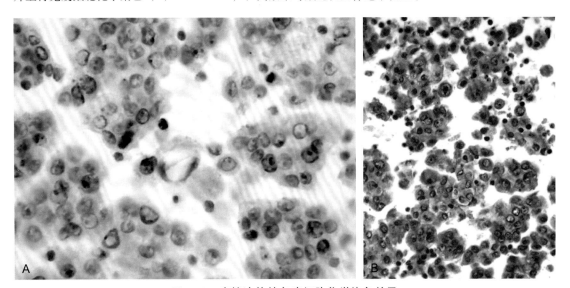

图1-10　直接涂片的免疫细胞化学染色效果

直接涂片上的免疫细胞化学标记的效果佳，少数反应性增生的间皮细胞可清晰显示核着色阳性（A），也容易计数（Ki-67×100）；HE染色片对照（B，HE×400）

也可用于电镜取材，方法是用刀片切下或刮取约1/2的棉球蘸取的沉淀物，但不可带棉纤维，然后装入戊二醛固定液送检。

可以采用液基制片，标本由临床送达细胞学实验室。接到标本后立即按阶梯式沉淀离心，用持针钳夹棉球，将离心后棉球上的沉淀物用刀片刮去，置液基保存液中。立即送实验室制片机器制片即可（图1-11）。如有Cytospin细胞离心机，选用部分液体标本，可离心甩涂一次完成。

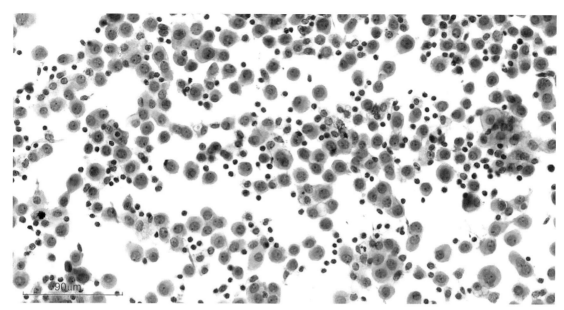

图1-11　胸腔积液标本液基法制片（模拟涂片截图）

涂片背景干净，细胞与细胞核结构清晰，图像反差大，即使放大倍数不大也能观察其中的形态表现。TriPath液基制片（Pap×400）

二、细胞块制片

在离心沉淀的基础上，经过丙酮或甲醛固定液的固定处理，形成细胞块，将沉淀物细胞做成石蜡包埋切片，用组织学方法观察细胞学形态内容，这种方法是近年来被推崇的技术之一（图1-12～图1-15），尤其重要的是用这种切片进行免疫细胞化学染色，其效果是优良的。但这种方法有一定局限性：在肿瘤细胞量极少的情况下，不易被检出；诊断者需要有细胞学诊断的判读经验；切片技术耗时长，出报告时间延长；需切片机等专用设备等。细胞学标本还可以直接用扫描电镜观察或制作透射电镜细胞切片观察，对诊断是很有用处的辅助手段（图1-16）。细胞块制作的步骤如下。

①标本预处理。立即处理胸腔积液、腹水标本，先沉淀离心处理，若血液过多，洗涤后先采用液基制片或用Cytospin制细胞片，细胞片作为对比与细胞块同样重要。剩余标本用丙酮固定。

②预留的胸腔积液/腹水离心后经丙酮固定后的标本经上、下摇动后置两个50mL离心管平衡后离心，1000r/min，5min。

③沉淀红细胞洗涤后离心，直至血液成分减少或离心管内的红色物质逐渐淡化变为白色物质。

④将沉淀收集于小试管中加入10%乙醛液中固定3h，上机脱水和透明处理后第2天直接包埋、切片、脱蜡、透明以及乙醇下行加水水洗，常规染色或免疫组织化学染色（IHC）。

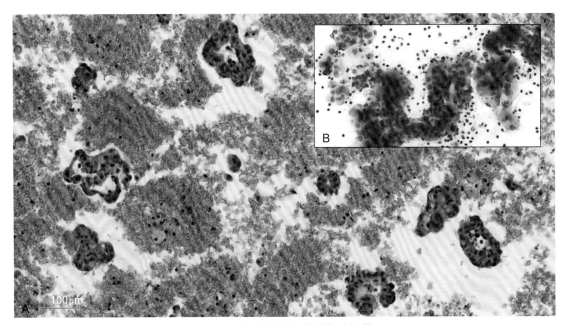

图1-12　细胞块与细胞学标本比较

细胞块标本（A，HE×200）与细胞学标本（B，Pap×200）有相同外形的索链样细胞团，在细胞学中可能是不完整的局部条索状或链状

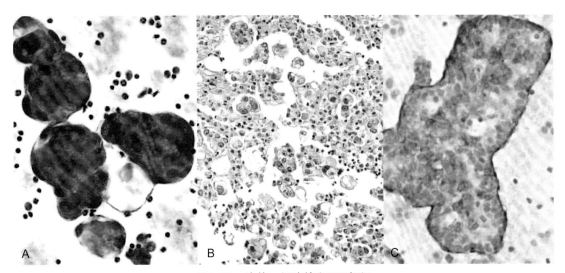

图1-13　涂片、细胞块和ICC标记

胸腔积液标本的离心涂片（A，Pap×400）、石蜡包埋切片（B，HE×400）及细胞块ICC（C，CEA×400）染色的图像

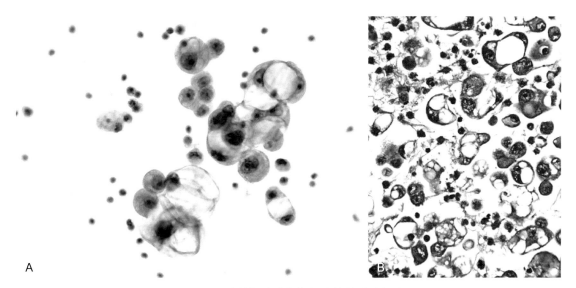

图1-14　**液基细胞涂片与细胞块的腺癌细胞**

胸腔积液标本的液基细胞学涂片（A），腺癌细胞成小的三维立体团，胞质中含大的分叶状黏液空泡；与同一次标本所制的细胞块所见相同（B）。A.液基制片（Pap×400）；B.组织切片（HE×400）

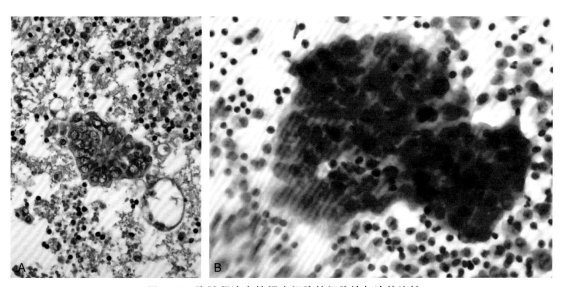

图1-15　**胸腔积液中的间皮细胞的细胞块与涂片比较**

阴性胸腔积液标本中的细胞碎片，显示小体积的间皮细胞呈片状团，细胞块或离心直接涂片标本均显示良性形态的间皮细胞。A.细胞块切片（HE×400）；B.直接涂片（HE×400）

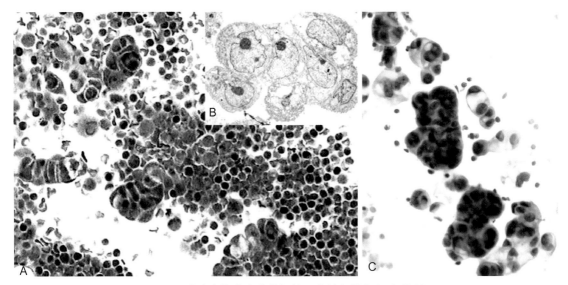

图1-16　胰腺癌的腹水半薄切片、电镜切片与细胞学所见

　　胰腺的腺泡细胞癌表现为胞质内含黏液空泡的腺泡细胞与胞质内无黏液空泡、均一深染胞质的立方样（润管细胞）或高柱状癌细胞（纹状管细胞）混合呈小管和腺泡形态（C）。A.电镜半薄切片（亚甲蓝染色×1000）；B.电镜切片（铅铀双染×3000）；C.腹水涂片（Pap×200）

三、免疫细胞化学标记

（一）涂片的要求

　　直接涂片、印片法涂片要求尽可能涂得薄而均匀，外力施压或强行抹平会造成细胞变形，制成的涂片不可用。若采用液基法制片，Parvin G. A指出膜滤法并不适合免疫细胞化学，因为滤膜会吸收免疫因子和色素原，这会使得背景着色而导致染色不合格。膜滤法在洗涤步骤时也很容易出现从载玻片上脱落的问题。浆膜腔积液离心涂片时，如果蛋白质含量高，可能会导致蛋白质薄膜沉淀覆盖于细胞上，从而阻止试剂充分渗透。在这种情况下，离心前应使用等渗盐水简单地洗涤细胞去除过量的蛋白质。细针吸取的和体腔积液的标本含血液过多时，可能会对免疫细胞化学造成干扰。这些标本可以保存在Saccomanno溶液中，它不仅可以固定标本，还可以溶解红细胞。虽然从先前染过色的涂片上移除盖玻片相对简单，但一些塑料和液膜质地的盖玻片不易移动，并且可能会影响免疫细胞化学效果。

（二）常用方法

　　免疫组化染色需要一系列环节及过程，包括常规组织切片、微小细胞块切片以及对细胞涂片标本等均可以做免疫细胞化学染色标记（图1-9、图1-10、图1-13、图1-17）。尤其是细胞涂片标本经乙醇或丙酮固定的细胞能够很好地保存抗原，而且细胞定位准确，适合用作免疫细胞化学染色标记。常用的方法有S-P法、PAP法、ABC法。目前常用的是S-P法，即链霉菌抗生物素蛋白-过氧化物酶法。此法可产生低背景、高放大效果，更加简便、敏感和特异。

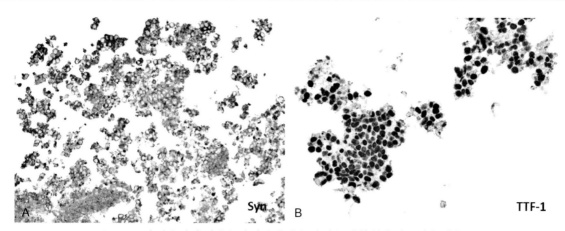

图1-17　胸腔积液中肺小细胞癌和非小细胞癌细胞块的免疫细胞化学标记

　　小细胞癌的细胞块常常用来进行免疫细胞化学的标记以与其他小细胞肿瘤区别：Syn阳性（A）说明其为神经内分泌肿瘤，即小细胞。TTF-1是区分非小细胞癌中腺癌与鳞状细胞癌的标志物，核表达阳性者为腺癌（B）。（A，Syn×400；B，TTF-1×400）（河南省开封市中医医院徐河流医师提供病例）

（三）浆膜腔常用标志物

　　浆膜腔积液标本中做免疫细胞化学标记的目的是鉴别肿瘤是原发性的间皮肿瘤还是转移的肺或乳腺的腺癌。常用的抗体选择有两组，将敏感度与特异度相结合的方案：

- 阳性反应：Calretinin 、Mesothelin、MC CK5 / 6、Vim、NSE 、thrombomodulin。
- 阴性反应：TTF-1、E-Cadherin、CEA、Moc-31、BG8（乳腺癌）、CD15。

四、积液标本的扫描和透射电镜超微结构观察

　　刮取部分经过沉淀离心处理的标本置于盛有戊二醛固定液的专用标本瓶中，送电镜室做电镜切片或进行扫描观察。

（一）透射电镜标本的制备

　　①取材。取细胞悬液迅速低温离心5000r/10min，去上清液。

　　②前固定。4%戊二醛（1/15mol/L磷酸缓冲液配制，pH=7.2）4℃固定1～2h。

　　③漂洗。用缓冲液漂洗2～3次，每次15min。

　　④后固定。1%的锇酸固定1～2h。

　　⑤漂洗。用缓冲液漂洗2～3次，每次15min。

　　⑥脱水。50%、70%、80%、90%、100%Ⅰ、100%Ⅱ梯度脱水，每次15min。

　　⑦浸透包埋。用Epon812配方（包埋剂与丙酮1：1浸透1h，包埋剂与丙酮3：1浸透3h。纯包埋剂装胶囊包埋，室温12h过夜，37℃：12h；45℃：12h；60℃：48h）。

　　⑧超薄切片。

　　⑨电子染色。铅铀双重染色。

　　⑩电镜观察。透射电镜观察、拍片。

（二）超微结构观察

超微结构观察的基础是细胞结构特点，不同的细胞有不同的表现，包括细胞外观、细胞核和细胞质内的细胞器在病变状态下具有的特殊性改变。常在小细胞肿瘤、软组织肿瘤、神经组织肿瘤及恶性黑色素瘤等肿瘤的鉴别诊断方面发挥着重要作用。国内作者在其报道中指出，电镜观察后得到的肯定诊断结果，弥补了光镜的不足，把细胞学观察从细胞形态提高到亚微结构（放大倍率5000以下）甚至到超微结构（放大倍率5000~20 000）的水平。

（马博文　鲍聚喜　倪晓琛）

第二章

间皮细胞及其良性病变

第一节　正常或良性间皮细胞

一、正常间皮细胞

正常情况下所见的间皮细胞大多为成熟的间皮细胞，但这些细胞不易在细胞学标本中见到。真正正常的间皮细胞在下列情况下可出现于细胞学标本中：胸腹膜穿刺（针吸活检）标本、外伤或手术中胸腹腔冲洗液标本。

文献中描述的所谓"正常"间皮细胞，其实均为各种致病因素所致，称其为良性细胞更确切一些。这些细胞通常为圆形或卵圆形，其大小与鳞状细胞中的基底层细胞及外底层细胞相似，直径10～20μm。

针吸穿刺、冲洗、手术及外伤等原因使间皮脱落，从而使正常间皮细胞出现在针吸涂片、浆膜腔冲洗液涂片等细胞学标本中，也因此使专业工作者得以观察到正常间皮细胞的形态表现，这些间皮细胞被称为"创伤性间皮细胞"。

正常间皮细胞往往成片状出现在细胞学涂片中，由于细胞间的连接结构未被破坏，细胞间连接紧密。细胞外形多为多边形，也可呈菱形、扇形（浆细胞样外形）、梭形等，少数可呈类圆形，细胞边界清楚。细胞的大小可不等，其直径小者约15μm，大者可达30μm。胞质丰富，嗜碱性染浅蓝绿色，个别可嗜酸性染红色或橘黄色，显示其具有双嗜色性。间皮细胞之间界限清晰、呈扁平样多边形与其他间皮细胞相互连接（图2-1）。在间皮细胞增生性反应或修复时，不但核增大明显，而且核之间的间距变小，说明细胞数量或密度加大（图2-2）。

正常间皮细胞的核大都位于细胞的中央，一般为单核，双核及多核极为少见。但在炎症或肿瘤等因素刺激下，间皮细胞在增生性反应状态下，出现双核、多核及核偏位的情况明显多见。正常间皮细胞表现为多边形或菱形呈单层平铺、相互间连接成片状；核膜薄而光滑无畸形；核染色质均匀细致；核仁细小不易见到；核表面由于覆以薄纱状的胞质，呈薄雾状核。

外科手术后的胸膜腔冲洗，可造成正常间皮细胞的反应性变化：间皮细胞核增大，深染和略有畸形，有核仁；胞质变红甚至发生嗜酸性变；细胞外形可保持多边形，也可变为类圆形或圆形、椭圆形和梭形。这些反应性和修复性变化很容易被误判为恶性细胞或"非典型细胞"，这是要特别注意的。细胞之间有连接结构，细胞呈平铺状，平面感强烈、缺乏三维团，细胞密度虽有增大，但无肿瘤时的拥挤重叠。较少发生松散解体呈散在分布的

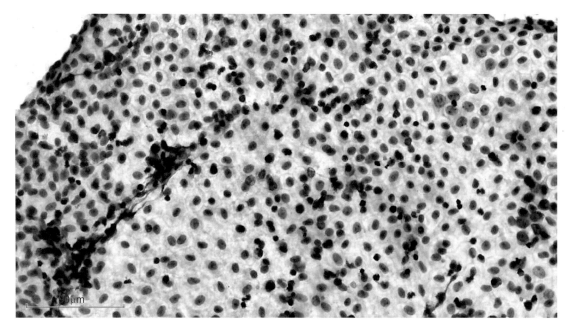

图2-1　腹腔卵巢癌手术中的冲洗液标本（模拟涂片截图）

　　术中盆腔冲洗液标本，多边形的间皮细胞构成一个大的细胞碎片，单层细胞之间界限清晰，连接结构保存完好，核间距大，核结构保存良好。MBW印片法制片（Pap×400）

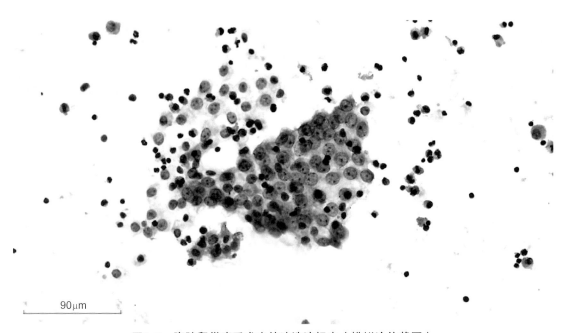

90μm

图2-2　腹腔卵巢癌手术中的冲洗液标本（模拟涂片截图）

　　与上图不同的视野中所见的反应性间皮细胞，为修复性反应的间皮细胞，其核增大，核膜增厚，核仁增大，与周围的间皮细胞的核形成对比。MBW印片法制片（Pap×400）

情况，这与退变或增生的间皮细胞尚有区别。

综上所述，真正正常的间皮细胞是在创伤时剥脱的细胞，由此而观察到正常间皮细胞的形态学特征如下。

①细胞成片存在，细胞之间界限清楚。

②细胞间有连接结构（由两个细胞间的微绒毛互相交错构成的透光带，称为"微裂隙"）。

③细胞外形呈扁平的多边形、菱形和类圆形。

④单核为主，双核及多核极少见。

⑤核染色质均匀细致，核可有增大、核膜略有不整，核仁小而清晰。

⑥胞质可呈双嗜性并深染，显示"厚"，这种变化贯穿于间皮细胞从增生到肿瘤的改变中。

⑦几乎在"创伤"的同时出现对创伤的修复性反应——修复性间皮细胞（图2-2）。

⑧随着冲洗力强度的增加，可见嗜碱性的幼稚型小圆形、小梭形细胞或中间型的浆细胞样间皮细胞，显示了间皮细胞的谱系形态过程。

二、良性间皮细胞

在疾病状态下积液中产生大量单个分布的间皮细胞，这些间皮细胞以成熟型细胞为主，同时会出现间皮细胞谱系过程中的阶段形态的间皮细胞，细胞大多呈圆形、椭圆形，这种细胞占90%以上，间或有少数小圆形、梭形间皮细胞。病理性病变时出现的细胞，大多数细胞带有增生性反应和致病因子损害细胞所致退化变性，故称之为良性间皮细胞。其形态改变十分复杂，见第二节、第三节的描述。

第二节　间皮细胞的谱系形态

基于鲁道夫·魏尔肖"所有细胞均来自它先前的细胞"的认识，有助于重新认识和确定间皮细胞的起源和发生、发展到成熟的每个阶段上的形态学特点——"细胞谱"，也就是病理学上所指的"分化"过程中的形态。正常情况下所见的间皮细胞大多为成熟的间皮细胞，只要仔细观察，就会发现这些谱系过程中的间皮细胞的形态确实见于细胞学标本中（图2-3～图2-8）。这对于间皮细胞肿瘤的分类、分型极有帮助，同时，也有益于诊断与鉴别诊断。

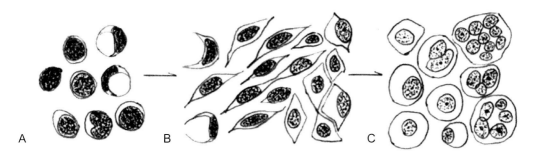

图2-3　间皮细胞谱系过程中的形态

A.小间皮细胞（原始间皮细胞或幼稚型间皮细胞）；B.梭形或菱形间皮细胞；C.成熟型上皮样间皮细胞

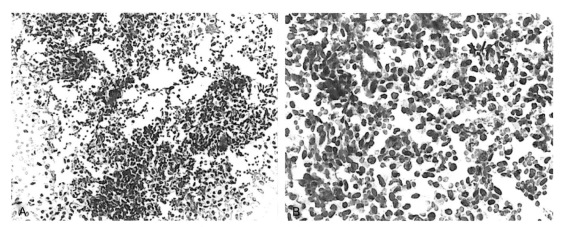

图2-4　腹腔手术后的冲洗液中的幼稚型间皮细胞

　　这种幼稚的间皮细胞不会大量见于积液标本中，而常见于胸腔或腹腔手术后的冲洗液中（A，Pap×100），其形态为小梭形细胞（B，Pap×400）或小圆形细胞，观察中常常忽略其存在或过度解释为间叶组织来源的恶性肿瘤。MBW印片法制片

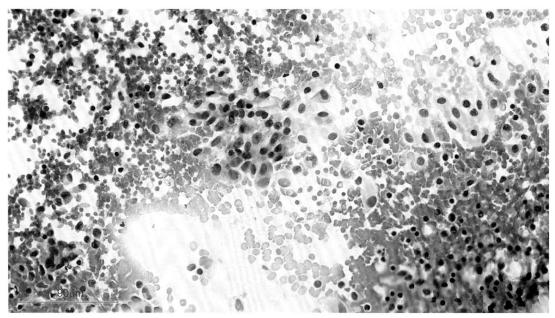

图2-5　梭形间皮细胞的继续分化（模拟涂片截图）

　　各种类型的间皮细胞在浆膜腔积液中的形态不一、大小不同，可以见到从梭形到浆细胞样型间皮细胞。MBW印片法制片（Pap×400）

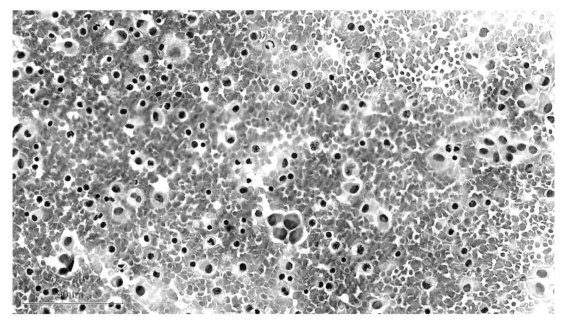

图2-6 浆细胞样间皮细胞（模拟涂片截图）

浆细胞样间皮细胞（含有梭形间皮细胞的分化痕迹——胞质两端尖锐的突起即"胞质突"）逐渐分化为胞质突消失的圆形上皮样间皮细胞，核偏位。MBW印片法制片（Pap×400）

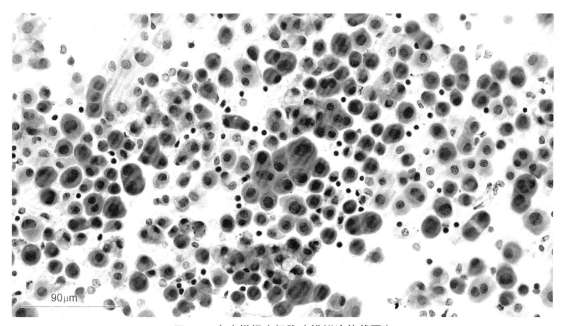

图2-7 上皮样间皮细胞（模拟涂片截图）

成熟的间皮细胞为上皮样间皮细胞，形态类似立方细胞或肝细胞样细胞，细胞体积增大，细胞间由微裂隙构成连接关系，胞质红染，核居中或偏位。MBW印片法制片（Pap×400）

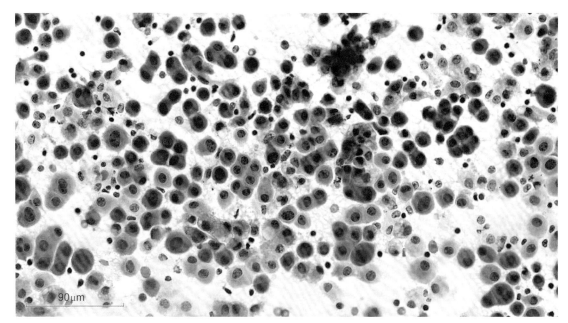

图2-8　上皮样间皮细胞（模拟涂片截图）

以上皮样型间皮细胞为主，其中可以见到少数胞质较宽的梭形间皮细胞和小梭形间皮细胞，"微裂隙"连接关系保持在成熟型间皮细胞之间。MBW印片法制片（Pap×400）

第三节　炎症时的反应性间皮细胞变化

一、形态特征

近年来的研究进展表明，增生与死亡是细胞生命过程中的基本形式，其贯穿于正常、非肿瘤性及肿瘤性疾病所致的形态学改变中。细胞的死亡包括坏死与凋亡，前者系非正常原因所致，后者是细胞在基因调控下的有程序性的主动死亡过程，这个过程包括Kerr描述的细胞浓缩、核裂解、凋亡小体形成和被吞噬、降解等超微结构变化。进一步观察到的细胞凋亡的形态学特征还包括细胞缩小、微绒毛消失、核质固缩、边集、核膜皱褶、胞质紧密、细胞器集中、胞膜起泡或出芽，形成凋亡小体、被吞噬、排泄等。以上形态在光学显微镜下亦有良好和清晰的表现，在细胞学诊断上要注意形态区别。无论细胞凋亡抑或坏死，所涉及的均是细胞在死亡过程中的变化，这些变化常常见于肿瘤情况下，包括形态学变化。注意坏死及其形态表现，对确认肿瘤性质和判读类型有帮助；在浆膜腔积液中有些肿瘤细胞常常发生凋亡，如恶性淋巴瘤等，从而通过逆向思维观察判断是否为肿瘤。

间皮细胞在正常、增生或转移性肿瘤等情况下均表现有退化变性的过程，在浆膜腔积液标本中可明显观察到其形态变化。研究观察表明间皮细胞在空气中很不稳定，大鼠腹膜间皮细胞暴露于空气中5min内便解体，保存在生理盐水中，30min内也会解体。间皮细胞的这种不稳定性，说明间皮细胞的退化变性、增生以及修复等是常见的变化。同时也提示标本送检和处理过程具有时效性。

　　间皮细胞增生是指在炎症、肿瘤等因素作用下的细胞数量增多或细胞体积增大的变化，这个量变指标在细胞学上仅是根据其数量比正常情况下多见判定，并没有计算上的意义。而且间皮细胞增生往往伴随着退化性改变，这种增生是典型的和良性反应性改变。而非典型增生的异型性改变包括肿瘤前和（或）肿瘤性的恶性改变。间皮细胞由于其位于内脏的表面和体腔的壁面，很难观察到非典型增生的间皮细胞，而偶见于浆膜腔积液标本中。

　　反应性间皮细胞的一般光镜形态学表现如下（图2-9）：

　　①细胞数量少，增生程度越严重细胞量越多。

　　②细胞群落小可成团：乳头状、球形、环状（腺样）。

　　③细胞核小或有增大，伴有小而明显的核仁。

　　④核膜光滑，核染色质均细。

　　⑤细胞质丰富，相连两个细胞之间有微小"裂隙"连接或顶端连接（即胞质突之间的连接）。

　　⑥增生越严重，越可能出现幼稚型间皮细胞及其分化过程中的中间型间皮细胞。

　　⑦可见典型核分裂象。

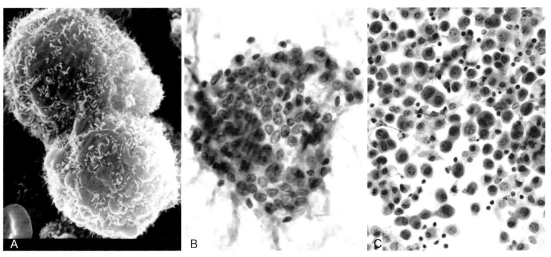

图2-9　病理状态下积液中的反应性间皮细胞

　　A.扫描电镜下胸腔积液标本所见的间皮细胞，具有细长的微绒毛，胞质松散（×2000）；B.增生的幼稚型间皮细胞，胞质稀少，核质比高（Pap×400）；C.成熟型间皮细胞，显示圆形外观，胞质逐渐嗜酸性，细胞间有"微开窗"连接以及顶端连接（北部战区总医院病理科郭宪生副主任提供扫描电镜图像）

二、数　量　变　化

　　前面已提及正常情况下间皮细胞很少脱落，而在炎症、肿瘤等刺激下，细胞呈增生状态，其数量异常增多，出现在浆膜腔渗出性积液的细胞亦增多。在炎症时可以出现较多的反应性增生的间皮细胞，这些细胞不但数量增多，而且表现为核增大、核仁增大与核膜清晰（图2-9B）。

三、细 胞 分 化

大多数由各种原因所引起的间皮细胞退化变性，均为成熟的间皮细胞，即分化良好的细胞。但是可见到潜在的分化形态踪迹（图2-9C），即细胞呈圆形或类圆形细胞，梭形细胞或其过渡型细胞（印戒样细胞）。部分间皮细胞分化成熟，病变中所见到的大多数为成熟型细胞。而这些未分化的或分化不全的幼稚型细胞亦少量混存其间，上述改变与因外力所获得的正常间皮细胞、间皮细胞异型增生和恶性间皮瘤的间皮细胞不同，分化成熟是退变间皮细胞的特点，因此利用这个特点可鉴别其与上述正常和肿瘤性间皮细胞之间的不同，这是至关重要的。而混存的未分化或幼稚型间皮细胞及其中间型形态的细胞，则被用来与转移性癌鉴别（图2-7～图2-16）。

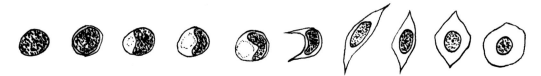

图2-10　间皮细胞或间皮瘤细胞的分化形态过程

从小细胞型间皮细胞到成熟型间皮细胞分化过程中的谱系形态展示了间皮细胞的谱系形态特点：小圆形细胞、印戒样细胞、小梭形细胞、菱形细胞和类圆形细胞等

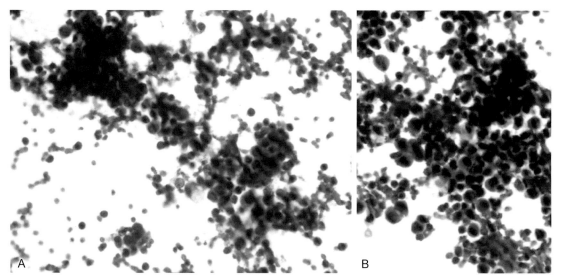

图2-11　未成熟型小圆形间皮细胞

这种间皮细胞见于早期反应性增生时期的间皮下细胞，平常很少见到。以小圆形细胞为主，呈高核质比（A、B）；其中有些细胞表现为类圆形或多边形，胞质增宽，为分化中的中间型间皮细胞（B）。所有细胞胞质强嗜碱性蓝染。MBW印片法制片（Pap×400）

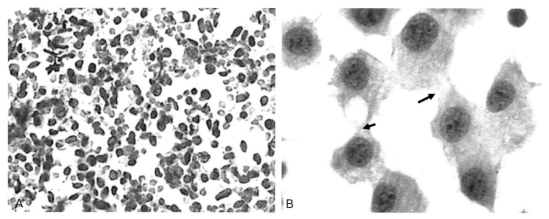

图2-12　小间皮细胞（未成熟型）与成熟型间皮细胞的比较

　　A.未成熟型小间皮细胞在盆腔冲洗液标本中，以体积小的小梭形细胞居优势，核椭圆形，核深染；B.成熟的菱形间皮细胞体积巨大，具有较宽的顶端连接（箭头），胞质显著增多与染色较淡，核也增大。MBW印片法制片（Pap×400）

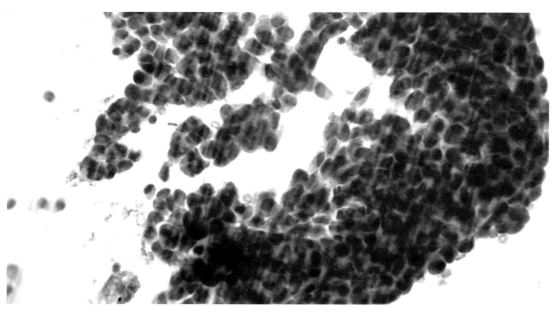

图2-13　小圆形或小梭形间皮细胞

　　积液标本中的小圆形或小梭形间皮细胞同样也反映了间皮细胞的前期分化，以密集型的细胞碎片形式或散在形式出现，胞质稀少，高核质比。MBW印片法制片（Pap×400）

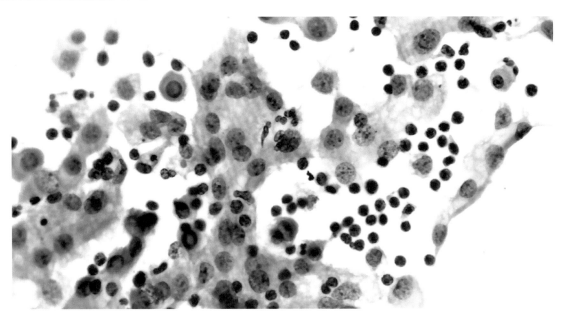

图2-14 梭形-多边形-圆形过渡型间皮细胞

居多数的成熟的圆形间皮细胞标本中也可以见到梭形的间皮细胞，以顶端连接的形式出现，这是间皮分化的标志。MBW印片法制片（Pap×400）

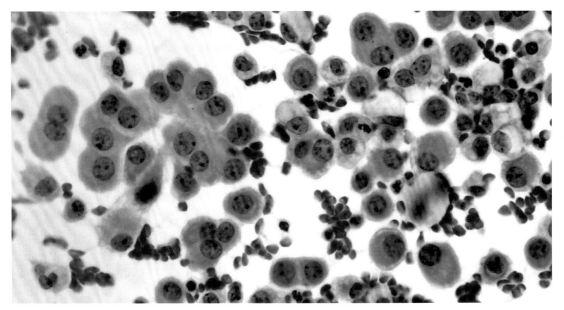

图2-15 圆形或成熟型间皮细胞

成熟型间皮细胞可以呈花瓣样的完整或局部腺样排列，缺乏三维立体感，细胞分布较松散。与散在的间皮细胞同样有增大的核与突出的核仁，易被误认为是腺癌细胞。MBW印片法制片（Pap×400）

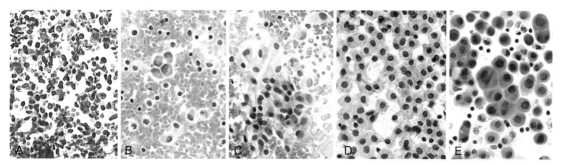

图2-16　良性间皮细胞由幼稚到成熟的形态过程

A.小细胞型间皮细胞；B.浆细胞样间皮细胞；C.菱形间皮细胞；D.多边形间皮细胞；E.类圆形间皮细胞。其中缺乏印戒型和黏液样间皮细胞。MBW印片法制片（Pap×400）

四、退化变性

在浆膜腔积液涂片中极为普遍和多见，识别其形态特征，有助于判断良恶性，区别原发性或继发性肿瘤类型。间皮细胞的退行性改变分为两种，一种为肿胀变性，居多数，另一种为固缩变性，少见。

（一）肿胀变性

浆膜腔内脱落的间皮细胞长时间浸泡于胸腔积液（或腹水）中，在渗入与吮入作用下，内外压力不同，致使细胞体积肿胀并发生相应的一系列变化，称为"肿胀变性"。与固缩变性不同的是，肿胀变性由胞质开始，逐渐发生细胞死亡。

间皮细胞脱落后，由于细胞膜渗透压的改变，细胞质内开始发生液化变性，即增大的细胞内出现一个或多个液化空泡，这些空泡使间皮细胞的胞质淡染变薄和体积增大而成为退变的间皮细胞。这种变化较少出现在间皮瘤（上皮样细胞型）的细胞改变中，肿瘤性间皮细胞胞质中往往出现部分细胞具有黏液空泡，甚或出现细胞外黏液将肿瘤细胞紧密黏合成团的现象。这种黏液的产生可能是细胞内产物或分泌物，有些学者认为，在间皮瘤的分类中应增加黏液型恶性间皮瘤类型，说明在细胞内外或具黏液。在良性间皮细胞的观察中往往将浆液性空泡误认为黏液空泡，甚至将胞质内含浆液性空泡的巨噬细胞误判为黏液空泡，因此有了"间皮细胞胞质呈泡沫样小空泡"的描述。很多学者采用标记组织细胞或巨噬细胞并具有高度特异性的CD68，对这种"泡沫样空泡的间皮细胞"进行ICC标记，结果令人震惊，CD68强阳性，而仅有少数细胞被对间皮细胞高敏感的Calretinin所致，从而颠覆了多少年来的认识误区。认识到这种变化对鉴别间皮瘤细胞与腺癌细胞有利，积液标本为浆液性渗出、细胞外压大于细胞内压而进入细胞内，造成间皮细胞肿胀变性。间皮细胞的黏液空泡仅出现在幼稚型的印戒样间皮细胞，出现机会极少；间皮瘤细胞胞质中的黏液空泡为强嗜碱性的分叶状空泡，或幼稚型的小印戒瘤细胞的较大黏液空泡，这两种细胞在肿瘤中较多见；而腺癌细胞的黏液空泡为微小颗粒样或较大的分叶状，透光度好和着色淡，胞质内的空泡多为黏液性或分泌性颗粒样物质，如印戒细胞癌。

退变的间皮细胞呈肿胀变性时，其核的变化也呈肿胀改变，亦称核溶解，核明显增大，但染色质变疏松、淡染。在一些病例的病变中出现多个双核及多核间皮细胞，核位一般居中，"印戒样间皮细胞的核则被浆液性空泡挤向细胞的一端而出现偏位"。这种退变现象为一种假象，与真正的印戒样间皮细胞不同，后者为体积很小的幼稚型间皮细胞，在阴性病例中少见。

（二）固缩变性

固缩指的是细胞与核的体积变小，以正常细胞为对照，相应细胞的体积小于正常细胞的约一半大小；核固缩的特征为体积小而深染甚至染为墨碳状核，可有"核周晕"。变性细胞的特点是细胞体积小、核固缩、核崩解、核碎裂、核消失等。与肿胀变性不同的是，固缩变性是由核开始发生细胞的死亡。在浆膜腔积液中，间皮细胞很少发生固缩变性，在退变时所发生的细胞体积变小、核亦变小的变化称"固缩变性"。核固缩是固缩变性的最重要表现，较正常为小，有时可出现核固缩而形成的"核周晕"，核形不规则或畸形，核染色质致密浓染，形成墨碳状核。有些细胞的核甚至出现核碎裂或核崩解，在胞质中出现数个核碎片，此时应注意不要误判为核分裂象。

五、间皮细胞的改变与反应性细胞

（一）巨噬细胞与间皮细胞

前面已经论述以往对间皮细胞的形态学认识，包括很多细胞实为巨噬细胞而被认为是"间皮细胞"，由此产生对间皮细胞的错误认识或过度解释，甚至有过"间皮细胞可以具有吞噬作用"这样的结论，其实质是混淆了两者的属性，人为地将巨噬细胞的变化解释为间皮细胞的变化，以至于出现大量的判读、判断错误，影响诊断。常见的错误是在积液中发现的所谓"印戒样间皮细胞"及其变型，即大量的巨噬细胞同样也具有胞质内泡沫样空泡或较大的空泡，将核挤向胞质的一端，覆盖部分核内容而形成"印戒样""空泡样"或"泡沫样"改变，其实是浆液被细胞吮入或细胞内外渗透压变化而引起的进入（或称"压入"）。近年来，有些学者对良性积液中的细胞成分进行CD68标记，阳性的细胞远远多于阴性细胞（图2-17C），说明巨噬细胞不容忽视，即大多数所谓的"印戒样、空泡

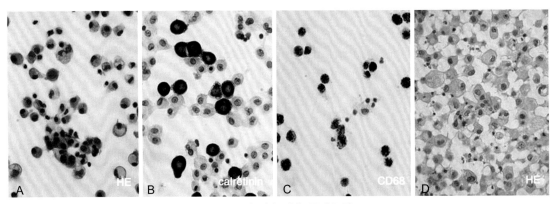

图2-17　间皮细胞与巨噬细胞

A. HE染色图片中分辨间皮细胞较为困难；B. Calretinin阳性者为间皮细胞；C.泡沫样胞质的细胞CD68标记阳性，说明其组织细胞属性；D.细胞块切片中的细胞大部分为组织细胞（A、D，HE×400；B、C，Calretinin×400；CD68×200）（浙江大学医学院附属第一医院病理科丁伟提供）

状和泡沫样间皮细胞"其实为巨噬细胞。这是一种假的"印戒样、空泡状和泡沫样间皮细胞"，是长期以来人们对它的认识不足而造成的误判。因此建议使用巨噬细胞来替代组织细胞一词，很多细胞学医师对组织细胞的认识等同于巨噬细胞，而组织学上组织细胞具有两个层面的含义，在涉及组织和细胞时称组织细胞，而有时称组织细胞时含吞噬的意思，两个概念易混淆。巨噬细胞的概念应定位于：来源于单核巨噬细胞系统，具有潜在吞噬作用或已经有吞噬现象的细胞。

巨噬细胞的作用是吞噬不能被吸收的解体的细胞碎片、凋亡小体、细胞产物或分泌物、微生物及其他蛋白质分解物等，在一些情况下（如出血、衰竭等），可以见到吞噬红细胞及其产物含铁血黄素（图2-18、图2-19），在心力衰竭患者的痰和浆膜腔积液中可以查到"心衰细胞"，但这仅仅是一个初步提示。不是所有的含有含铁血黄素颗粒的巨噬细胞都可以判定为"心衰细胞"，只要浆膜腔内有出血和吞噬细胞均可以少量出现这种吞噬含铁血黄素颗粒的巨噬细胞（图2-18黑色箭头）。背景干净，可有少许间皮细胞，少有退变现象。但较长时间的创伤性大量出血患者的积液中也可以发生类似的"心衰细胞"，此时不能诊断为心力衰竭。

（二）胞质双嗜性

胞质双嗜性为退变的间皮细胞所发生的重要变化，即有些细胞的胞质染为蓝色（嗜碱性），另一些细胞的胞质则染为红色（嗜酸性）。由嗜碱性到嗜酸性，可能代表着间皮细胞的功能变化，在肿瘤性间皮细胞中亦可出现这种嗜碱性变化。

（三）假性细胞团结构

由肿胀变性的间皮细胞相互紧贴融入形成（图2-15），很容易被误诊为腺癌。

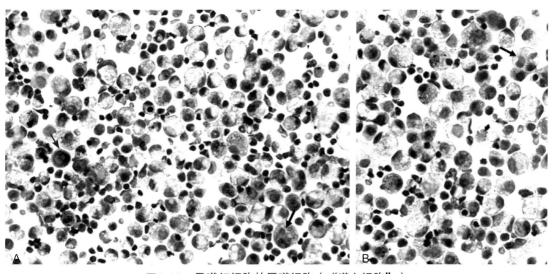

图2-18　吞噬红细胞的巨噬细胞（"噬血细胞"）

慢性出血性疾病在有浆膜腔积液时可出现吞噬红细胞的巨噬细胞（A、B，黑色箭头），部分细胞胞质内的红细胞裂解后被氧化，形成含铁血黄素颗粒，在心力衰竭患者的积液或痰液标本中出现时则被称为"心衰细胞"。偶见间皮细胞（A，蓝色箭头）。MBW印片法制片（Pap×400）

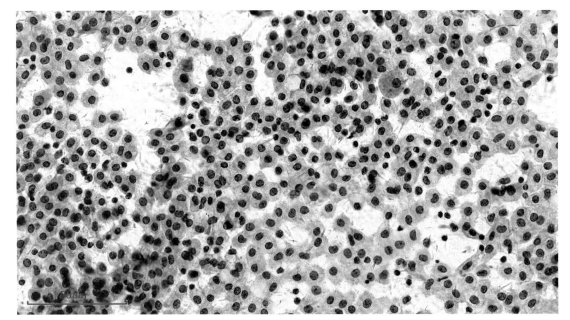

图2-19　成熟型间皮细胞与胞质内有含铁血黄素颗粒的巨噬细胞（模拟涂片截图）

不是所有的含有含铁血黄素颗粒的巨噬细胞都可以判定为"心衰细胞"，只要浆膜腔内有出血和吞噬细胞均可以少量出现这种吞噬含铁血黄素颗粒的巨噬细胞。背景干净，少有退变现象。MBW印片法制片（Pap×200）

上述变化的复杂性和程度上的不同，使间皮细胞在体积上、形态上的变化差异较大，在经验不足时，很易出现肿瘤细胞的错误诊断结论，需要予以特别重视。多了解退变间皮细胞的形态变化，有利于鉴别，也有利于诊断。

（四）关于间皮细胞的化生性变化

化生是一种类型的成熟型细胞转变为另一种类型的成熟型细胞的过程，其形态与功能均发生改变的一种细胞适应性变化，常见的有腺上皮下方储备细胞的增生与鳞状细胞化生等。间皮细胞的化生一般指由单层扁平上皮转变为单层立方上皮的变化，这种变化是否有功能上的改变尚待研究，如果在形态上确有相似改变，但细胞由大变小则让人难以理解。尸检取材标本的切片显示这些细胞往往存在于肋膈角及其折返处，解释为不同部位存在不同形态的间皮细胞可能较为合理。有人认为非正常增生为立方状或柱状的间皮细胞是对条件改变或有害环境做出的反应，很可能是源于细胞内酶的改变。正常扁平状（静止期）和立方状（活跃期）间皮细胞的酶组织化学性质有明显的不同。俞孝庭指出，当存在慢性炎症或其他各种刺激时，间皮细胞可转变为立方、柱状，出现黏液分泌，甚至形成管状、腺体样、乳头状等改变。这些现象大多存在，但细胞转变的可能性至今尚无结论。

单层立方上皮细胞是被各种小管所被覆的细胞，也包括肝、肾、肾上腺及甲状腺等器官的主要组成细胞，如肝细胞、肾细胞、肾上腺细胞及甲状腺滤泡细胞等。其细胞特点为立方形或呈类圆形或多边形，细胞体积较成熟型间皮细胞小，外形饱满并具活性，胞质丰富，部分胞质红染，含有嗜酸性粗颗粒，核亦肥大饱满，但无异型性改变。通常情况下，这些正常或良性的立方上皮细胞不可能出现在浆膜腔积液标本中。

所谓间皮细胞在各种刺激下亦发生单层立方上皮样的变化的说法，未经可靠的研究确认，目前确定这种变化是否是化生性改变为时尚早：间皮细胞的体积由大变小（可能是收缩，但非萎缩或固缩，后者缺乏活性）；细胞核位置由居中变为部分偏位；无核周晕；细胞质逐渐变红或嗜酸，可有双嗜性；细胞外形饱满等。虽然间皮细胞的形态有类似单层立方上皮细胞样改变，但目前尚缺乏这种"逆向化生"可能性的证据。

一般认为，间皮细胞是一种单层扁平上皮样细胞，这种理论是建立在单层和扁平的外观基础上的。但由此产生的疑问却无法解释，如既然是扁平上皮，那么应该与鳞状细胞相似或多发生鳞状细胞癌，而实际却相反；再如双向分化等。间皮细胞应该被视为一种特殊的有着从小而幼稚的原始细胞到完全成熟的菱形或类圆形细胞的谱系进展的细胞（图2-16），可能包括一种"挤扁"或"收缩"的立方样细胞，间皮细胞的体积或表面积增大可能与浆膜腔的面积大有关，它是一种具有间叶组织本质的具有"膜性""伸缩性"或"弹性"覆盖细胞而非"上皮"细胞。因而有"立方样间皮细胞"为间皮细胞从幼稚到成熟过程中的一个阶段形态的观点。这种观点存在如下已确定或未能完全确定的观察和认识。

①在浆膜腔积液中观察到的成熟前或成熟型间皮细胞与立方细胞外形相似。

②无论是组织学还是细胞学所见的上皮样细胞型间皮瘤均与腺癌形态类似，仅凭光镜难以鉴别。

③虽然角蛋白是鳞状细胞的标记抗体，但同时也是间皮瘤与腺癌的阳性标志物。

④鳞状上皮一般不存在双向分化，而腺上皮与基底膜之间的肌上皮细胞或柱状上皮下的储备细胞有鳞状分化特征，这与间皮细胞的双向分化相似，但浆膜腔中不存在正常腺细胞的幼稚型前体细胞，而存在转移的腺癌或鳞状细胞癌细胞，角蛋白阳性的鳞状细胞并不代表其由间皮细胞化生而来。

⑤虽然可以观察到间皮细胞与单层立方细胞胞质嗜酸性变相类似的形态学变化，但这可能只是其谱系过程中的一个"巧合"或病理过程因素所致。

⑥间皮瘤细胞在电镜下特点是有丰富而细长的无根微绒毛，以及两个相邻多边形间皮细胞之间具有微绒毛性"微裂隙"样连接和梭形、菱形细胞之间的顶端连接，而单层立方细胞的肿瘤来源腺癌（如肝细胞癌、肾细胞癌及甲状腺大嗜酸性细胞腺癌等）则不具备这种形态结构。后者共同具备的线粒体增多则在间皮细胞（细胞器集中）尚未能证明。

⑦静止状态的间皮细胞以磷酸戊糖途径的酶为主，而活跃状态的间皮细胞则以有氧氧化的酶为主。活跃状态的间皮细胞中粗面内质网和线粒体的增加表明其功能状态活跃。这与单层立方细胞的功能变化有相似之处，但仅仅局限在线粒体数量稍有增多。

这些观察点不能肯定两者完全相似，说明间皮细胞与立方上皮细胞两者不同的属性，一个属间叶组织来源（可由波形蛋白等间叶组织标志物阳性得到证明），另一个则属上皮组织来源（可由相关上皮组织标志物证明）。虽具有相似的形态表现和功能变化，但从各个方面提出将间皮细胞视为立方细胞还需做进一步的研究才能确认这种可能，故本书不采用"间皮细胞的立方细胞化生"这一描述。

　　上述间皮细胞（典型增生）的数量变化、分化、修复以及退化变性等变化是间皮细胞在各种刺激下所发生的非肿瘤性改变，也是浆膜腔积液标本中辨识良性或恶性细胞的重要鉴别点。正确认识这些有时貌似恶性特点的细胞，对于判断良性或恶性有着重要的价值，这是细胞学观察细胞的优势，同时也是细胞病理学工作者的镜检基本功，在与间皮瘤细胞或腺癌细胞的鉴别诊断中将发挥作用。

六、修 复 变 化

　　间皮细胞的增生、成熟谱系过程与病因密切相关，有损伤必有修复，这是人体细胞为适应环境变化而具有的特殊功能。间皮细胞的修复性变化从对损伤反应的细胞增生开始，刺激激活幼稚型间皮细胞增生，随后细胞数量增加。在形态学上的表现为核增大，核质比增加，更为重要的是，出现明显增大的核仁与粗颗粒状染色质，由于连接较紧密而造成细胞成团或腺样排列增多，这与其他修复性细胞的变化类似。手术得到的冲洗液标本中常见修复性间皮细胞（图2-20、图2-21），需要指出的是这种变化与非典型变化或恶性肿瘤性变化常混合在一起，如果将这种修复性间皮细胞与肿瘤细胞均判读为肿瘤细胞，就有可能把标本中的修复性间皮细胞误认为恶性细胞而导致误诊。心肌梗死患者的胸腔积液标本中

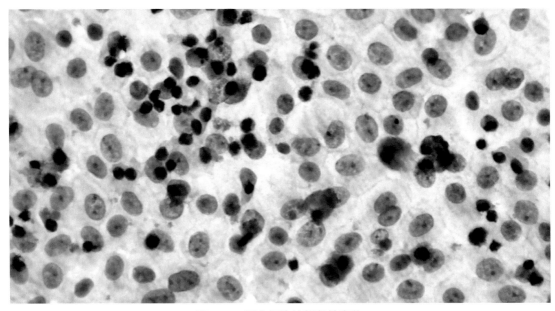

图2-20　间皮细胞的修复性变化

　　胸腔积液标本中的修复性"膜状"间皮细胞团呈平面，多边形细胞，边界清晰。核间距增大与核增大很明显，但大小较一致，核仁增大，核染色质细腻均匀。由于核的增大与核仁明显也容易被误为异型细胞。MBW印片法制片（Pap×400）

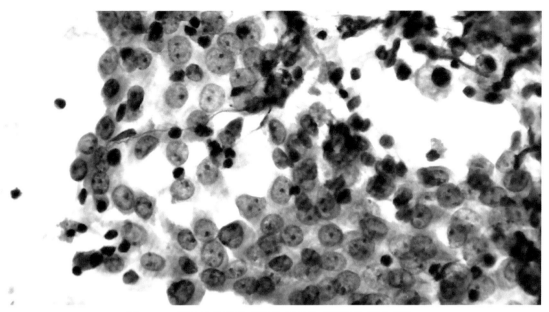

图2-21 腹腔冲洗液中所见的修复性"膜性"间皮细胞

从盆腔手术中收集的冲洗液标本，镜下见合体样细胞碎片，间皮细胞的核膜增厚、核仁显著增大，显示生长活跃。MBW印片法制片（Pap×400）

的间皮细胞具有核增大、核染色质增粗、核仁增大、核质比大等类似于异型性的变化，接触积液标本少的细胞学医师或初学者容易把它们当作恶性间皮瘤而造成误诊。

七、细胞成团变化

除了炎症反应时出现的假性细胞团外，年轻患者的间皮细胞增生还可以形成大量的反应性间皮细胞团。这些细胞团的外形可以是条索样、管状、球形或分支样团，其大小也不尽相同，但以小的球形、微腺体样和管状最为多见。细胞团的细胞要小于散在或平铺状成熟型间皮细胞，故胞质与核均显示深染，很容易误判为腺癌或恶性间皮瘤细胞。细胞的体积小，说明了其为幼稚型间皮细胞；成团细胞中有近1/3的细胞发现有黏液空泡，即幼稚型印戒样间皮细胞，从而印证了间皮细胞分化谱系过程中的印戒细胞属幼稚型小间皮细胞类型，而那些成熟型间皮细胞或吞噬细胞由于细胞内外渗透压不同，导致细胞内充满液体时的细胞变化不同于此。一个发育期青少年的急性胸腔积液标本（图2-22、图2-23），这些"成团"结构的细胞可能与修复或反应性增生相关。间皮细胞大规模增生导致的间皮细胞尤其是成团间皮细胞增多，使成团细胞易被误认为是恶性肿瘤细胞，这是需要重视的，特别是部分细胞团的间皮细胞内含有黏液空泡使细胞团体积膨大，很容易被误判为恶性肿瘤细胞（图2-23）。需要鉴别肿瘤是分化型腺癌还是间皮瘤，这些将在第三章间皮瘤相关的鉴别诊断讨论中加以分析。

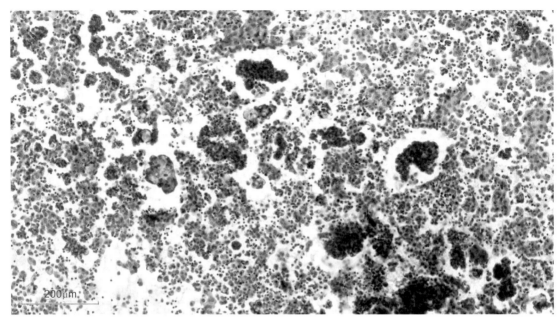

图2-22　反应性增生的成团间皮细胞（模拟涂片截图）

　　间皮细胞以平铺状和三维团的排列方式大量出现在患者的胸腔积液中，从间皮细胞增生的表现可以看出成团的细胞染色深于平铺的细胞。MBW印片法制片（Pap×100）

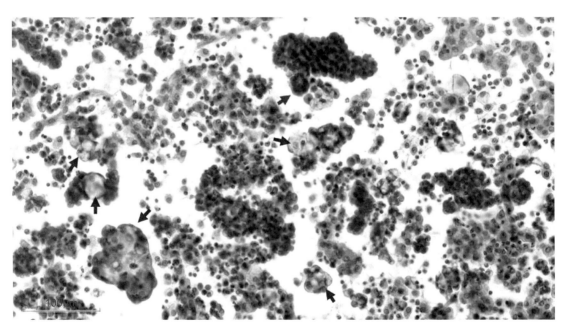

图2-23　高倍镜下的成团间皮细胞（模拟涂片截图）

　　细胞团中间皮细胞具有两种形式：非黏液细胞与黏液细胞。非黏液细胞胞质深染，体积小，嗜碱性，可见微小腺样团（红色箭头）；黏液细胞胞质中有空泡（蓝色箭头），类似印戒样细胞，胞质淡染，体积大。这些细胞均不具备异型性特点。MBW印片法制片（Pap×400）

第四节　急性或慢性感染性浆膜腔炎症和微生物

一、炎症的改变

急性感染性炎症一般指急性炎症，多为化脓性改变。其致病菌以金黄色葡萄球菌、肺炎链球菌、大肠埃希菌、链球菌和厌氧菌多见。致病菌侵入胸膜腔，引起感染积脓称为脓胸。脓胸常继发于化脓性感染或外伤，如肺部病灶直接侵入或破溃到腔内，或邻近器官感染经淋巴或直接入侵（肝脓肿、化脓性心包炎等）。腹水的炎症也由类似方式引起。此外，严重的感染[如败血症、损伤或手术感染（手术器械消毒不彻底或术后感染）等]均是造成浆膜腔急性感染性炎症的原因。急性感染性炎症具有很重的临床症状，一般不需要细胞学检查，但发现大量变性坏死的中性粒细胞，可以提示治疗方向。

微生物引起的炎症性病变主要有反应性改变和出现微生物形态两方面。大量的变性坏死的中性粒细胞（即"脓球"）是主要所见，吞噬细胞与多核巨噬细胞反应性增生，在涂片中很常见。这些巨噬细胞体积较大，胞质丰富并呈泡沫样而显得淡染，其内具有吞噬的粒细胞碎片；核呈长椭圆形或肾形等，核染色质均匀分布呈细颗粒状，有小的核仁，常常被CD68标记阳性。炎症的程度较小时，涂片中可能仅有少数中性粒细胞渗出，可以见到成熟型间皮细胞散在少量分布，同时伴有泡沫样胞质的巨噬细胞（图2-24，圈内或箭头）。慢性炎症时可出现反应性淋巴细胞，其中包括未成熟和成熟形态的浆细胞。

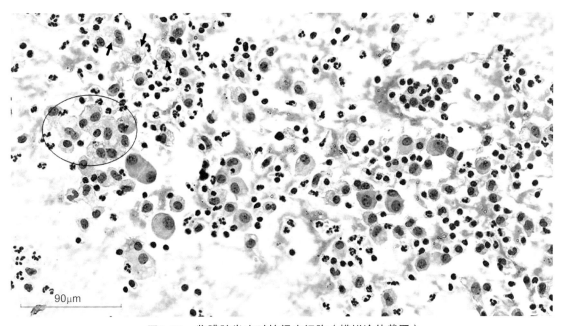

图2-24　浆膜腔炎症时的间皮细胞（模拟涂片截图）

在成熟型圆形上皮样间皮细胞背景中见多量中性粒细胞和少数淋巴细胞，组织细胞增多。MBW印片法制片（Pap×400）

二、细　　菌

（一）致病性杆菌

种类很多，如大肠埃希菌、结核分枝杆菌以及幽门螺杆菌，一般性杆菌具有很强的致炎性，如嗜血菌或其他致病性链杆菌（图2-25），其形态为短节样链杆状，2～3 μm，宽约0.5 μm，以3～5节为一链，较恒定。

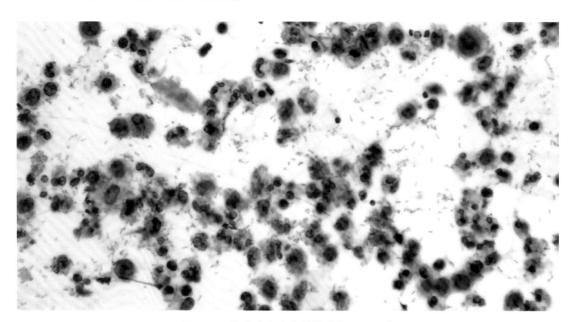

图2-25　浆膜腔积液中的微生物——细菌

脓胸病例的积液标本中见大量变性的中性粒细胞，同时可见大量的致病性链杆菌。MBW印片法制片（Pap×400）

（二）幽门螺杆菌

2005年，澳大利亚科学家巴里•马歇尔和罗宾•沃伦发现了导致人类罹患胃炎、胃溃疡和十二指肠溃疡的罪魁祸首——幽门螺杆菌，突破性地改变了世人对这些疾病的认识。《中国医学论坛报》介绍了他们工作的主要经历，同时配发了幽门螺杆菌的电镜扫描图（图2-26C）。笔者曾经在胃大部切除术患者的腹水中发现与幽门螺杆菌扫描电镜图所示形态相似的粗大杆菌（图2-26A、B）。

（三）结核分枝杆菌

结核病是由结核分枝杆菌引起的一种慢性传染病。一般认为，结核是一种由特定病原菌（结核分枝杆菌）感染的、具有特殊形态学变化的炎症。从感染结核分枝杆菌引起机体局部反应到结局，均表现出相应形态学变化即基本病变。当然结核病的发展和结局取决于机体抵抗力（免疫能力）和结核分枝杆菌致病力之间的矛盾关系。当人体抵抗力增强时，细菌逐渐被控制或消灭，病变转向愈复；反之则转向恶化。

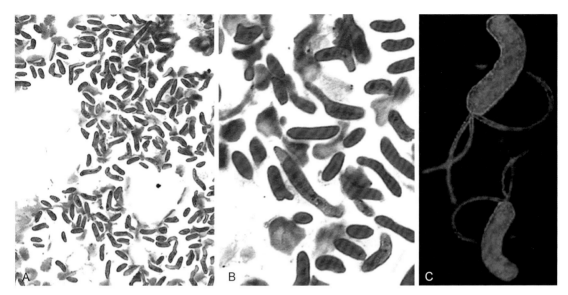

图2-26　**胃癌患者术后1个月在腹水标本中所见**

外院病例经胃溃疡手术（胃大部切除，病理结果不详）后1个月出现大量腹水送检。镜下发现大量微生物（A、B），考虑是细菌，与幽门螺杆菌的扫描电镜图像（C）比较具有相似之处。A、B. MBW印片法制片（A，Pap×400；B，Pap×1000）；C.扫描电镜（×4000）

1.结核病的基本病变

（1）渗出为主的变化　　好发于肺、浆膜、滑膜和脑膜等处。在结核性炎症的早期或抗体免疫力低下，菌量多、毒力强或反应较强时，表现为浆液性或浆液纤维素性炎。浆膜腔出现的积液来势迅猛，以此种变化为主要病变。早期可渗出中性粒细胞性积液，但以巨噬细胞的反应增生为主要所见，在渗出液和巨噬细胞内易查见结核分枝杆菌。

（2）增生为主的变化　　当菌量较少，毒力较低或人体免疫力较强时发生以增生为主的改变。巨噬细胞来源于单核细胞或组织细胞，能吞噬和杀灭结核分枝杆菌，在结核分枝杆菌菌体被破坏后释放出的磷脂作用下，巨噬细胞或单核细胞逐渐转变为上皮样细胞（epithelioid cell），上皮样细胞多个发生融合形成朗汉斯巨细胞。由上皮样细胞、朗汉斯巨细胞以及外围集聚的淋巴细胞和少量反应增生的成纤维细胞构成结核结节，这就是所谓的结核性肉芽肿。此种变化常见于淋巴结结核的针吸细胞学标本中，而极少见于浆膜腔积液标本中。增生性变化可伴有少量干酪样坏死。

（3）坏死为主的变化　　在结核分枝杆菌量多、毒力强，抗体抵抗力低或变态反应强烈时，上述两种病变均可继发干酪样坏死。干酪样坏死物无黏性，易裂隙，在细胞学标本中可以见到坏死的细胞成分为淋巴细胞，表现为淋巴细胞样"影细胞"。

结核的三种变化是其基本病变，对结核病的诊断起着重要作用，但由于病变的阶段不同、菌量不等、毒力强弱不均以及抗体的免疫反应不同，可出现以1～2种变化为主的情况。细胞学诊断的依据欠缺，造成诊断困难，这是必须要加以重视的。采用细胞学标本查找结核分枝杆菌可以解决部分病例的诊断问题，但其阳性率很低（抗酸染色法），文献报道的对结核分枝杆菌基因扩增的方法可能是一个实用、有前途的检测方法。

2.浆膜腔积液细胞学诊断胸膜/腹膜结核的文献复习

对于浆膜腔积液标本细胞学诊断结核的文献最早发表于1960年，Spriggs报道了一组胸腔积液标本的检查结果，认为是可靠的，并指出涂片中淋巴细胞增多、间皮细胞稀少，两者可能是诊断结核性胸膜炎的重要形态学指标。关键性的指标——淋巴细胞在浆膜腔积液标本的出现率很高。慢性炎症、结核、淋巴瘤、转移性肿瘤等均可出现淋巴细胞，因此凭借淋巴细胞诊断结核性胸膜炎、腹膜炎较困难，其准确性有局限。寻找诊断依据，制订诊断标准仍是浆膜腔积液细胞学诊断亟待解决的重要课题。

诊断结核的形态学依据——上皮样细胞、朗汉斯巨细胞以及坏死究竟会不会出现在浆膜腔积液的标本中呢？马正中报道一组45例结核性胸膜炎胸腔积液标本中无一例有构成结核的主要细胞成分即上皮样细胞和朗汉斯巨细胞出现，指出胸腔积液标本的结核变化为渗出性变化，没有上述经典特征性的细胞表现，采用"淋巴细胞增多、间皮细胞稀少"同样得出结论。Light明确指出，结核性胸膜炎时间皮细胞数量占涂片总数的1%以下，若间皮细胞多时，可以除外结核性胸膜炎。细胞学的这种表现的病理学基础是结核性胸膜炎多数是以渗出为主，病变广泛，胸膜表面的间皮细胞大量破坏或被纤维蛋白覆盖难以脱落，间皮细胞之间的连接结构尚未被破坏，脱落的间皮细胞稀少，因而所见为大量的淋巴细胞。以上表现在多数情况下可以作为细胞学诊断结核性胸膜炎的依据。大多数浆膜腔积液中出现的浆膜腔结核是渗出性为主的病变，其细胞学特点为淋巴细胞增多而间皮细胞稀少。根据越来越多的观察分析，认为这不是仅有的特点，诊断的证据有增多的可能性。

3.细胞学诊断的形态学、诊断标准

形态描述　淋巴细胞的大量出现仍是占优势的主要改变，结核性胸（腹）膜炎的胸腔积液/腹水标本中，出现上皮样细胞也并非罕见，只是未注意到其形态学意义和未能证明上皮样细胞单个存在的现实。从结核性胸（腹）膜炎的发病机制来看，菌体播散至胸（腹）膜，一方面引起浆液性渗出，形成胸腔积液/腹水，此时即有早期的免疫应答反应，出现大量淋巴细胞；另一方面机体的免疫应答反应根据菌力不同及机体差异，出现从单一的上皮样细胞到形成结核性肉芽肿甚至坏死改变的变化。这些变化在结核性胸（腹）膜炎时的胸（腹）膜活检和手术切除的标本中是经常能够见到的。在结核性胸膜炎向胸膜外浸润形成胸壁膨起的肿块穿刺标本中亦可得到证实，可以是以坏死为主的改变，也可以出现结核性肉芽肿为主要改变。因此在结核性胸（腹）膜炎的胸腔积液/腹水标本中出现上皮样细胞、朗汉斯巨细胞甚至坏死等改变不足为怪。从临床上看，大多数结核性胸（腹）膜处于渗出病变期，其症状体征是严重的和明确的，即在结核的早期病变阶段就可被发现和治疗，其他阶段也就少见了。在积液标本中见到的上皮样细胞大多为单个散在的细胞（图2-27），其胞质均匀淡染，呈圆形或边缘圆滑的多边形，核椭圆或杆状贯穿胞质中央，核染色质纤细（图2-27～图2-29）。少数情况下可以见到多个细胞融合形成合体样胞质（图2-30），其内有多个杆状核，这种合体样群与淋巴细胞、朗汉斯巨细胞共同形成

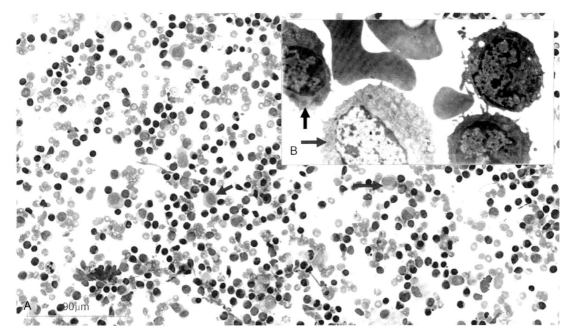

图2-27　结核性胸膜炎标本中的上皮样细胞（模拟涂片截图）

　　结核性胸膜炎的标本见大量的淋巴细胞（A），间皮细胞的数量极少或不见，可以出现少数由单核细胞衍变而来的上皮样细胞（B，红色箭头），其体积大于淋巴细胞，胞质量较多，胞质中有纵贯的淡染长型核，核淡染。黑色箭头为淋巴细胞。A. MBW印片法制片（Pap×400）；B.铅铀双染×3000

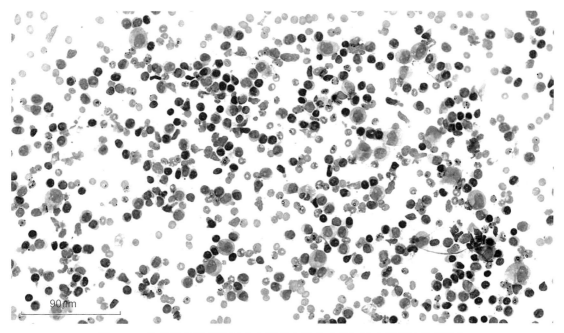

图2-28　结核性胸腔积液标本中的孤立性上皮样细胞（模拟涂片截图）

　　大量的核深染的小淋巴细胞背景中见有染色浅、体积稍大的类圆形上皮样细胞，其核呈淡染的杆状贯穿于胞质。MBW印片法制片（Pap×400）

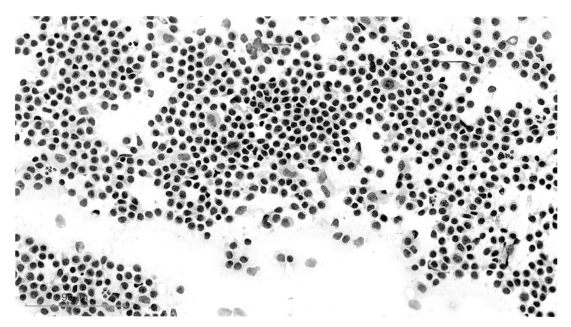

图2-29　结核性胸膜炎的胸腔积液中的大量淋巴细胞（模拟涂片截图）

　　涂片中见大量的淋巴细胞，其间有散在单个胞质较多的上皮样细胞，无间皮细胞。MBW印片法制片（Pap×400）

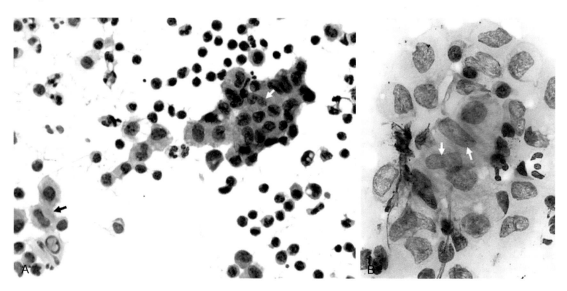

图2-30　合体样上皮样细胞的形成

　　淋巴细胞、炎症细胞及少数间皮细胞背景中见有成片的合体样上皮样细胞（A，白色箭头）或散在孤立分布的上皮样细胞（A，黑色箭头），其核椭圆形、杆状或肾形，成片细胞之间呈融合样，细胞边界不清。MBW印片法制片（Pap×400）

"结核结节"的原始雏形。观察中注意到单个上皮样细胞的出现还在一些反应性病变或肿瘤性病变中可以被观察到，因此单个上皮样细胞的出现不是一个特异性改变，结核的诊断过程仍然是一个排除法思维和循证思维的过程。

4.鉴别诊断

与慢性炎症的区别，一些慢性炎症或由急性炎症转为慢性过程的标本中可出现大量的淋巴细胞或浆细胞（图2-31、图2-32）。有些病例的标本中还同时出现大量的间皮细胞（图2-32）。这种情况下不能确定为结核改变，因为结核在积液标本中的诊断标准是大量转化期淋巴细胞且间皮细胞少见或极少见，并见上皮样细胞等结核的特殊改变，特别是合体样上皮样细胞与上皮样细胞核型相同的朗汉斯巨细胞以及坏死的出现。在淋巴细胞和间皮细胞反应增生同时出现时要仔细根据病史分析患者的疾病过程，做出审慎的判读。

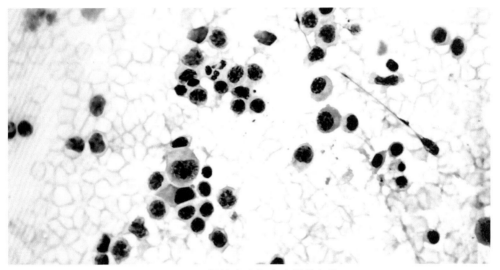

图2-31　慢性炎症标本中的浆细胞

涂片中的淋巴细胞数量稀少，其中的浆细胞从原始的前浆细胞到成熟型浆细胞，甚至可有核分裂象的出现，这些细胞要谨慎解释，需要除外淋巴瘤或浆细胞肿瘤的存在。MBW印片法制片（Pap×400）

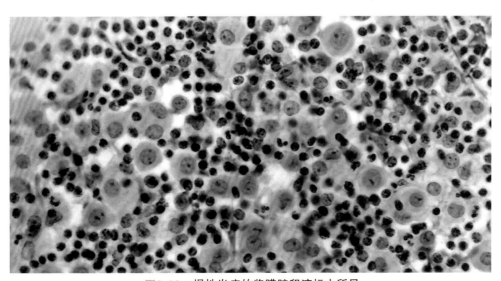

图2-32　慢性炎症的浆膜腔积液标本所见

大量的上皮样型圆形间皮细胞与大量的淋巴细胞混合存在，显示了慢性炎症的浆膜腔积液的形态表现，这种形态表现下细胞学不要轻易判读为结核。MBW印片法制片（Pap×400）

三、真　　菌

积液标本中可见微生物的形态，一般多为真菌孢子和假菌丝。真菌假菌丝的竹节端有收缩的痕迹，多数菌体以孢子形式出现（图2-33A），并伴有严重的炎症。液基标本在高温（26~33℃以上）不通风状态下持续久置引起发酵，涂片中可见粗大的以菌丝为主要形式出现的真菌，竹节端少有收缩痕迹，背景中一般无炎症表现，这种情况属于标本保存不当所致。严格意义上讲，虽然这两种真菌均属酵母菌属，但白假丝酵母菌为致病性真菌，而图2-34B则为污染或发酵原因引起的非致病性酵母菌的衍生。圆酵母菌属条件性致病污染真菌，其菌丝较宽、棕色，分生孢子梗较短、厚壁、直或弯曲，两端钝圆，分隔处狭窄（图2-34、图2-35），偶见于积液标本中。少数情况下积液标本中可发现真菌与细菌的混合性存在，以致病性杆菌和炎症背景为主要形态所见，而真菌菌丝在积液中属少数。

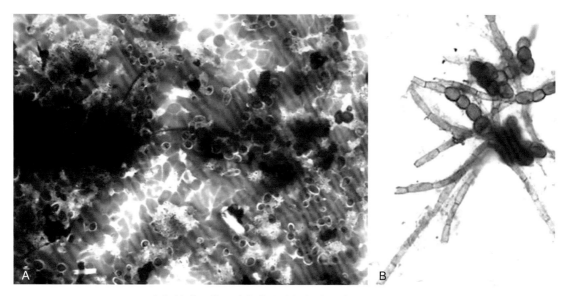

图2-33　白假丝酵母菌、放线菌感染与标本污染非致病酵母菌形态对比

及时处理的胸腔积液标本中的大量白假丝酵母菌真菌孢子与放线菌（A），与久置标本中因发酵而产生的非致病性酵母菌（B），在形态上后者菌丝及孢子体积更粗大。间皮细胞的退变严重。MBW印片法制片（Pap×400）

四、病　　毒

病毒所引起的积液标本中出现病毒形态在光镜下不能被观察到，但病毒所致的细胞改变是现实存在的。近年来大量的文献已经注意到其存在的事实，有作者指出根据这些细胞变化或细胞破坏的形态，结合临床特点，可以大致判断病毒类型的可能性，有利于对患者的进一步检测和诊断，也可以对治疗方案的制订提供有益的参考依据。

获得性免疫缺陷综合征（AIDS），即艾滋病，是继发性免疫缺陷病中一种发病率日增、病死率高和播散威胁性大的疾病。自1981年由美国疾病控制中心首先报道以来，其

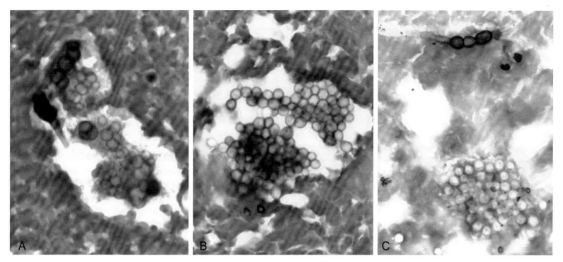

图2-34　胸腔积液中链格孢菌的真菌孢子

　　圆形孢子以簇状出现在涂片中，孢子外周似有膜，泡状（A、B、C）；部分体积大的孢子呈串珠样，外观饱满，染褐色，有拉长的尖尾（A、C）为典型的成结构的链格孢菌的排列形式，处于中间状态的是簇状浅蓝色孢子（A、B）；死亡的孢子呈白色空泡状（C）。MBW印片法制片（Pap×400）

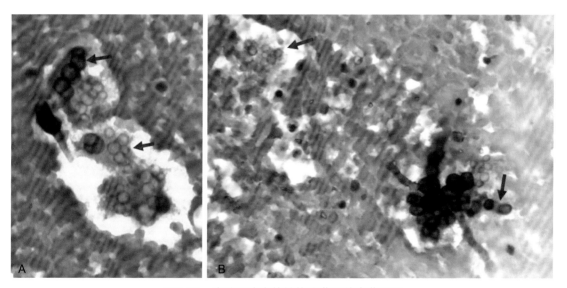

图2-35　胸腔积液中的链格孢菌属的真菌孢子

　　孢子的假菌丝从小簇群中伸出（A、B，红色箭头），与嗜碱性的蓝色孢子（蓝色箭头）相比，染为褐色的孢子（红色箭头）体积增大，假菌丝形成，表现为孢子的成熟形式。MBW印片法制片（Pap×400）

发病人数日趋增多，特点是T细胞介导免疫缺陷伴机会性感染和（或）卡波西肉瘤。临床表现为发热、持久性全身淋巴结肿大、体重下降，约50%患者有肺部机会性卡氏肺囊虫感染，包括曲霉菌、隐球菌、白念珠菌、巨细胞病毒、疱疹病毒、弓形虫等致病菌感染。有约1/3患者有多发性卡波西肉瘤、淋巴瘤等发生。

AIDS的病因是人类免疫缺陷病毒（HIV），在患者的淋巴样细胞和体液中可分离出HIV，HIV抗体在90%的患者中可被检出，而正常人群中则很少被检出（1%）。经HIV感染后不久出现一系列免疫缺陷导致很多病变，其中包括在一些细胞（如淋巴样细胞、组织细胞）中可找到病毒包涵体（巨细胞病毒）。AIDS所引发的肺部、消化道等病变，可引起浆膜腔积液。

1. 形态描述

以淋巴样组织细胞为主和少量的中性粒细胞构成了AIDS腹水涂片的细胞成分，极少见其他胸腔积液、腹水涂片常见的间皮细胞。

淋巴样细胞：形态似淋巴细胞，但胞质较丰富；核呈圆形或椭圆形，核染色质细致而均匀，具有小的核仁；胞质染浅蓝灰色。胞质内可见1～3个包涵体样物，呈圆形泡状，中心为嗜酸样病毒颗粒集合体物质（图2-36）。细胞散在分布，细胞间无连接结构，外形以圆形为主，可见有多边形样改变。这种细胞可能为巨噬细胞的前体细胞——单核细胞的变异形态。

由于感染致使中性粒细胞明显增多，形态多以变性坏死的中性粒细胞多见。

2. 鉴别诊断

含有包涵体的淋巴样细胞，并非AIDS腹水的特异性变化，可能存在于其他病毒或衣原体、支原体感染，如子宫颈涂片中滤泡性子宫颈炎所见淋巴样细胞内包涵体提示更具有衣原体培养阳性可能。确诊需HIV抗体检测阳性。由于感染致使中性粒细胞显著增多，应尽可能避免使用炎症这一诊断用语。

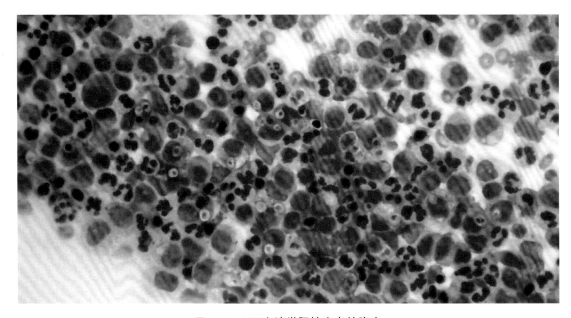

图2-36　HIV血清学阳性患者的腹水

涂片中在中性粒细胞的背景中见大量体积增大、胞质丰富的淋巴样细胞（类似单核细胞），其胞质中见包涵体，少数位于细胞核的表面近中位，但不能判读为核内包涵体。MBW印片法制片（HE×400）

第五节　变态反应或其他疾病

一、嗜酸性粒细胞增多反应

（一）起病原因

内源性或外源性抗原所致的细胞中体液介导的免疫应答可引起组织损害，通常称之为超敏反应或变态反应，其含义是指机体对某一抗原的异常或过度敏感的免疫反应。根据其免疫机制不同分为Ⅰ、Ⅱ、Ⅲ、Ⅳ型。Ⅰ型变态反应又称为过敏反应。

过敏反应在一般情况下并不引起组织损害，但可引起局部性和全身性反应。局部反应表现为组织水肿、嗜酸性粒细胞浸润等，全身反应可造成过敏性休克（如青霉素过敏）等。变态反应的发病机制十分复杂，对由变态反应所引发的胸腔积液、腹水的细胞成分进行分析，以求能取得对这类病变诊断的形态学改变的信息。

偶见的情况是由异物所致的液体标本的判断和由系统性自身免疫病所致的液体标本中的细胞分析。异物引起的过敏反应，主要由胸腹腔手术过程中遗留在胸腹腔内的异物所引起，如棉纱、手术器械等。这些致敏原与附着在肥大细胞和嗜碱性粒细胞上的IgE分子（嗜细胞抗体）结合，触发该细胞释放生物活性物质，引起平滑肌收缩、血管通透性增加、浆液分泌增加等临床表现和病理变化。出现大量胸腹腔渗出性积液则是其中重要的表现和反应。这种反应速度极快，反应强烈，症状明显。

结核或转移性肿瘤，初期反应也可出现嗜酸性粒细胞增多，这是机体对致敏因子的反应，观察时应注意是否具有其他诊断性依据，如上皮样细胞或肿瘤细胞等。

（二）形态描述

大量的嗜酸性粒细胞是过敏反应的主要细胞成分。细胞数量极丰富，形态饱满肥大，一般有两个嗜碱性染蓝紫色的类圆形核，分别位于圆形胞质的两极或一端，胞质嗜酸性红染，巴氏染色中呈橘黄色（图2-37A）或深伊红色（图2-37B），无论在何种染色中均显示强烈的嗜酸性，固定和染色俱佳的涂片用油镜（10×100倍）观察可见明显的嗜酸性颗粒。除嗜酸性粒细胞成分外，单核细胞增多也是一个值得注意的信息。其他细胞成分少，仅见少许中性粒细胞、淋巴细胞、吞噬细胞和间皮细胞。

（三）鉴别诊断

具有嗜酸性粒细胞的病变存在于几乎所有变态反应的情况中，包括纯粹的变态反应，其原因可能是物理、化学以及疾病等，也有可能是肿瘤情况下出现的现象。而且出现在肿瘤侵犯浆膜的早期渗出时，此时往往在浆膜腔积液中细胞数量极少，很容易被漏诊，尤其是在小细胞肿瘤的标本（图2-38）。

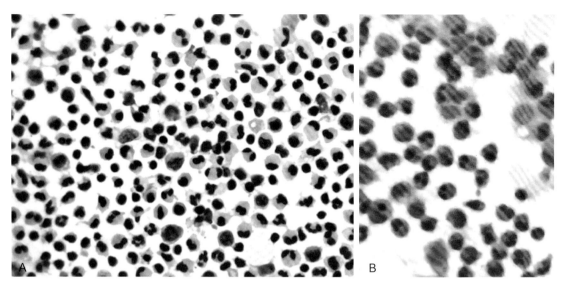

图2-37　嗜酸性粒细胞增多反应

镜下见大量的嗜酸性粒细胞，这些细胞肥大饱满，一般有两个相对的核，胞质强嗜酸性呈颗粒状，巴氏染色染为橘黄色（A）或深伊红色（B），还有少数的中性粒细胞以及淋巴细胞。MBW印片法制片（Pap×400）

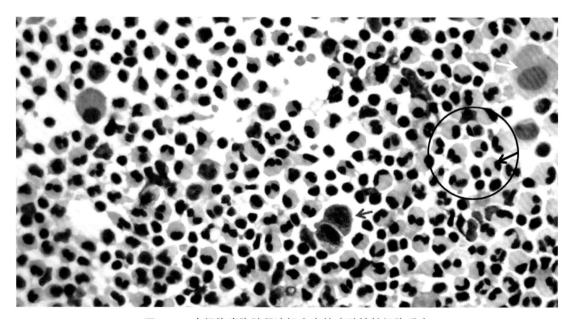

图2-38　小细胞癌胸腔积液标本中的嗜酸性粒细胞反应

大量的嗜酸性粒细胞背景下发现小细胞癌的两个互为核切迹的癌细胞（红色箭头）；少数间皮细胞（白色箭头）典型的双核嗜酸性粒细胞（圈内黑色箭头），胞质染为橘黄色。这是一个很容易漏诊的病例。MBW印片法制片（Pap×400）

二、朗格汉斯细胞组织细胞增生症

朗格汉斯细胞来源于骨髓内的幼单核细胞，同源细胞包括肝内库普弗细胞、肺内尘细胞、神经组织内的小胶质细胞、骨组织内的破骨细胞、表皮基底层内的朗格汉斯细胞（Langerhans cell）、脾小结边缘T细胞区的交错突细胞及淋巴小结生发中心的滤泡树突细胞等，这些细胞起着处理或传递抗原的作用，参与免疫反应。由朗格汉斯细胞异常增生引发的疾病被统一称为朗格汉斯细胞组织细胞增生症（LCH），以往曾被称为组织细胞增生症X，包括骨嗜酸性肉芽肿（of bone，EGB）、汉-许-克病（HSC）和莱特勒-西韦病（LS），由Lichtenstein（1953年）首先提出。

（一）发病范围

LCH可以发生在全身很多部位，如脑、肺、皮肤、胸腹膜、淋巴结、肝、脾及骨等多种器官和组织，累及部位如此之多，范围如此之广，是其他病变一般所少见的。LCH一般多发生于婴幼儿及儿童，也可发生于成人。累及浆膜腔的LCH可引发积液，但很少有文献提及在积液标中见到典型的朗格汉斯细胞和嗜酸性粒细胞。发现于浆膜腔的LCH少见，积液标本中被发现的更罕见。其中的多数由于被解释为良性而被忽视，缺乏深入的观察与探讨。

（二）基础细胞

朗格汉斯细胞。

（三）形态描述

LCH的基本病变为朗格汉斯细胞增生和嗜酸性粒细胞浸润。因此，这两种细胞也构成了在浆膜腔积液中诊断LCH的两种诊断性、特征性细胞。

朗格汉斯细胞的形态特征：细胞的外形可为圆形、卵圆形、梭形、多边形以及多突形，多核的朗格汉斯细胞表现为多边形、类圆形、多突形等。其核为卵圆形和肾形等，核染色深，核染色质颗粒粗糙，核仁小或不清，核内有明显的长轴核沟。胞质较丰富，弱嗜碱性染浅灰蓝色，有些细胞的胞质内有明显的颗粒状物。核分裂象可见（图2-39～图2-43）。

嗜酸性粒细胞的形态特征：细胞数量很丰富，以双核为主，其核饱满肥大和深染，胞质呈明显的嗜酸性改变和红染，此种嗜酸性粒细胞可谓之"饱满"型嗜酸性粒细胞。

以上两种细胞成分呈混合散在分布，细胞之间无连接和无聚团成巢倾向。背景中可出现较多的中性粒细胞，间皮细胞数量很少。

三、系统性红斑狼疮

系统性红斑狼疮（SLE）为多系统损害的自身免疫病，以抗核抗体为主的多种自身抗体存在为特点。SLE多见于年轻妇女，并具遗传倾向。临床表现为发热、皮损（面部蝶形红斑）及关节、肾、肝、心脏、血细胞、浆膜等损害，病程长，反复发作，预后差。

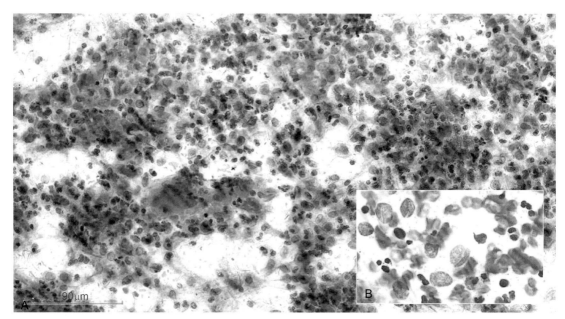

图2-39　胸腔积液中的朗格汉斯细胞组织细胞增生症（模拟涂片截图）

　　胸腔积液或腹水中可见到大量的朗格汉斯细胞（A），细胞呈多形性，核内有核沟（B，骨病变穿刺涂片），多核细胞多见，有少量的嗜酸性粒细胞。MBW印片法制片（A，Pap×200；B，Pap×400）

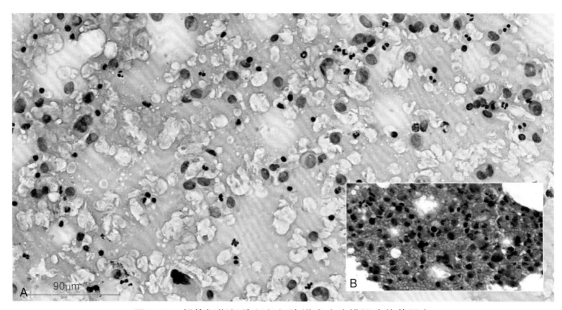

图2-40　朗格汉斯细胞组织细胞增生症（模拟涂片截图）

　　朗格汉斯细胞大小不一，胞质丰富，单核或多核，核内有核沟（A）；穿刺组织切片所见相类似（B）。骨穿刺直接制片（A，Pap×400；B，HE×400）

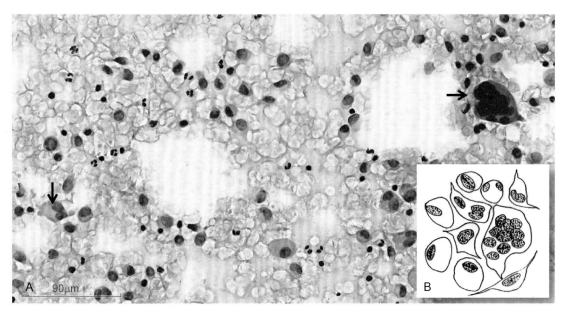

图2-41　朗格汉斯细胞组织细胞增生症（模拟涂片截图）

　　朗格汉斯细胞核偏位，细胞大小不一，形态多样，从圆形细胞、浆细胞样细胞到梭形细胞等呈多样形态，多核巨型朗格汉斯细胞常见。A.骨穿刺直接制片（Pap×400）；B.朗格汉斯细胞示意图

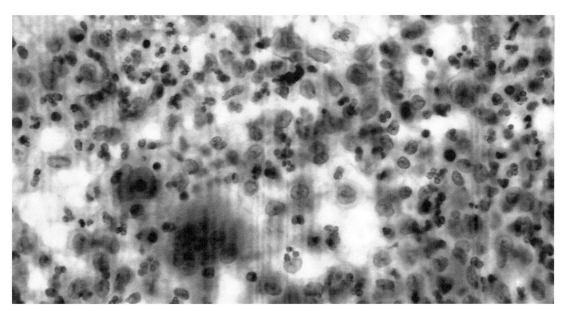

图2-42　胸腔积液中的朗格汉斯细胞组织细胞增生症

　　局部放大观察见核的结构一般呈椭圆形，核沟明显，有小的核仁，胞质丰富，细胞呈多边形、星形、卵圆形以及其他类型。多核巨细胞的核增大明显，核膜清晰，核仁增大，核沟不明显。MBW印片法制片（Pap×400）

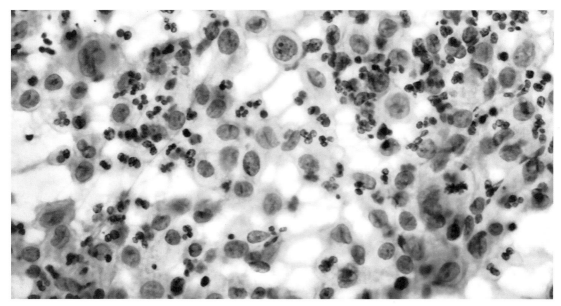

图2-43　胸腔积液中的朗格汉斯细胞组织细胞增生症

　　朗格汉斯细胞的核沟、小的核仁、细胞外形等具有明显的特征性改变，是辨认朗格汉斯细胞的有价值指标，背景中可有少量的中性粒细胞和嗜酸性粒细胞。MBW印片法制片（Pap×400）

（一）病变起因

　　SLE患者体内有多种自身抗体，主要为抗核抗体。这些抗核抗体并无细胞毒性作用，但可攻击变性或受损的细胞核，使染色质丧失而呈均匀肿胀状，并被挤出胞体，形成狼疮小体。狼疮小体对中性粒细胞、巨噬细胞有化学趋化性，在补体存在时可促进细胞的吞噬作用，其中吞噬了狼疮小体的细胞为狼疮细胞。狼疮细胞在浆膜损害的情况下可出现在浆膜腔积液中，这是浆膜腔积液诊断SLE的细胞学依据，具有重要的价值。

（二）基础细胞

　　狼疮细胞。

（三）形态描述

　　狼疮细胞的最主要特征是狼疮小体（图2-44A、B），这种小体呈淡紫色，故又被称为苏木精小体。其形成主要在中性粒细胞和巨噬细胞中，抗核抗体对变性和受损细胞的攻击，使染色质丧失而呈均匀肿胀状，并被挤出胞体。狼疮细胞可呈三种情况：一种为变性的中性粒细胞胞质中具有苏木精小体；第二种为巨噬细胞肿胀变性，其胞质内出现被吞噬的苏木精小体；第三种为被挤出胞体的苏木精小体，被多个中性粒细胞包围，形成花形细胞簇。这三种情况往往是合并存在的，均可作为诊断依据。

（四）诊断提示

　　诊断或判断时要注意：中性粒细胞与巨噬细胞表现为高度退化变性；狼疮小体的出现；特殊的胞体内或胞体外狼疮小体分布形式；狼疮小体呈圆形或椭圆形、染淡紫色。若狼疮小体过少或形态不典型，慎重诊断。

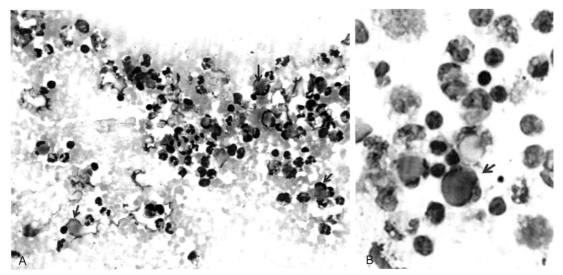

图2-44 狼疮细胞与狼疮小体

系统性红斑狼疮病例的心包积液（A）与胸腔积液（B）标本所见：胞质内有狼疮小体的狼疮细胞（A、B，红色箭头）。A.瑞氏染色（Wright's stain）×100；B.瑞氏染色×400（B图由河北省邯郸市第一医院细胞室高建军医师提供）

（五）鉴别诊断

化脓性感染的胸腹膜炎积液涂片中的退变中粒粒细胞、坏死物、污染物不能当作狼疮小体，注意涂片中特殊表现的重复性和可鉴别性。还要有典型的临床症状、体征，尤其是面部典型的蝶形红斑特征等。

（马博文　倪晓琛　鲍聚喜）

第三章

恶性间皮瘤

第一节　间皮瘤的临床表现和细胞学特点

间皮瘤为胸膜、腹膜、心包膜或睾丸鞘膜的原发性间皮细胞肿瘤，可分为良性和恶性。恶性间皮瘤又称弥漫性恶性间皮瘤，可发生于这些腔隙表面被覆的间皮细胞及其原始间皮细胞。曾经认为其发生的病因与吸入石棉明显相关，近年发现有一些病例并未有石棉接触史，但发生了恶性间皮瘤，其病因尚待调查。

一、间皮瘤的临床表现

间皮瘤以发生在胸膜者常见。胸膜间皮瘤的生物学行为通常由肉眼和CT来观测判断，单个孤立结节常为良性，术后很少复发，故亦很少有发生浆膜腔积液者。弥漫性或多发性病灶均属恶性，而且多有胸腔积液、腹水发生。CT扫描是很有用处的诊断手段，胸部X线片示胸腔积液较明确，但胸膜病变包括胸膜间皮瘤、胸膜斑块和胸膜增厚，一般是在没有积液的情况下所显示的，而恶性间皮瘤可有肺内或纵隔内侵袭性延伸，此时X线片确定诊断是困难的。实际上，间皮瘤的积液发生起病急，来势凶猛和量大（多次抽吸仍有大量积液），抽吸积液查肿瘤细胞是临床采取的确定诊断的常规措施之一。

恶性间皮瘤患者常伴有剧烈胸痛、气短等症状，若影像学证实有积液存在，就应抽吸积液进行细胞学检查。有作者报告约40%的间皮瘤患者不能根据积液的细胞学涂片获得诊断，这是因为良性纤维型或肉瘤型恶性间皮瘤一般较少引起胸腔积液或腹水。

恶性间皮瘤细胞学诊断时的难点常包括如下情况：

①缺乏临床医师提供的临床资料、症状、体征以及影像学检查结果。

②间皮瘤细胞常显温和。

③细胞学中甚至组织学中出现的上皮具有双相性或多相性。

④反应性/机化性胸膜炎可有非典型的间皮细胞。

⑤转移性腺癌可能会被误认为间皮瘤。

⑥缺乏影像学结果支持时，不要轻易诊断恶性间皮瘤。

近年来，对胸膜间皮瘤认识水平的提高和电镜、免疫组化技术的应用，使胸膜间皮瘤的诊断水平有了很大提高。由于间皮瘤细胞形态的多样性，光学显微镜下恶性间皮瘤组织学分型尚不统一。世界卫生组织曾将弥漫性恶性间皮瘤（DMM）分为上皮型、肉瘤型和混合型。

有学者认为，组织学诊断间皮瘤应当注重：结合肿瘤发生的特殊部位；寻找肿瘤双向分化，尤其当怀疑此瘤时应多取材制片观察；瘤细胞移行过渡现象；多种不同类型瘤细胞混合存在。临床表现危重，但瘤细胞核分裂象较少见等，这些诊断间皮瘤的经验是具有意义的。

二、细胞学特点

在浆膜腔积液中的恶性间皮瘤细胞形态与经皮针吸标本中恶性间皮瘤细胞有明显的差异。浆膜腔积液是良好的培养基，细胞可在其中生长和繁殖，保持其遗传信息。细胞因其繁殖的时点不同，而出现各种分化（或转化）中的形态，而显形态多样化，这在增生的间皮细胞（包括非典型增生或肿瘤性增生）的形态特点中非常突出。无论以何种类型为主，都会出现其他类型的间皮细胞，尤其以梭形细胞的出现为明显，这是最重要的间皮细胞分化形态之一，以往未引起足够重视。Klempman曾提到恶性间皮瘤由大、中、小三种瘤细胞混合存在，映射出体积大小的细胞具有间皮细胞的分化形态学痕迹的思路，可惜未进一步详细描述其形态学关系。于国与李维华观察了12例恶性间皮瘤细胞的超微结构，将其分为上皮型、纤维型、未分化型、过渡型和中间型，研究结果表明，几乎所有病例均可见上述五种类型瘤细胞，只是在数量上有所不同。

纵观恶性肿瘤细胞的形态学，不外乎两种情况：一种为瘤细胞的单一类型构成该肿瘤鉴别良恶性质和分类的特征；另一种为瘤细胞的多形性构成其形态学特征，此时应该注意到这些形态多样的瘤细胞之间的关系。恶性间皮瘤细胞的多样性造成该肿瘤往往是混合性类型，这些多形性细胞均起源于原始间皮细胞的致瘤突变，进而分化（或转化）为各种形态的瘤细胞，由于不是处于同一起跑线上的始分化，故出现各种类型细胞的混合存在。形态学上，良恶交汇、多形性混合、分化好与分化差交叉出现、前驱病变细胞出现等，形成了极难辨识的复杂形态学表现。

笔者认为，在间皮细胞肿瘤发生、发展过程中出现的瘤细胞会异常增多，同时也会出现前驱病变的非典型间皮细胞、增生反应的间皮细胞以及正常的间皮细胞，即正常细胞、肿瘤前驱细胞或肿瘤细胞均可以见到。而在转移性腺癌的标本中除了腺癌细胞外不会见到癌前病变细胞，这是一个有用的提示。

根据间皮细胞谱系所呈现的形态特点，相应的恶性间皮瘤的细胞病理学是对如下类型肿瘤的描述。

第二节　小细胞型间皮瘤

小细胞型间皮瘤细胞以体积小而未分化的小圆形细胞为主，呈弥漫性散在分布，小梭形瘤细胞参与构成，少数可呈巢状或堆集状。肿瘤细胞可分为三类：第一类为胞质稀少的高核质比的小圆细胞，其核染色质呈粗颗粒状，核膜薄而不易观察到，核仁小，胞质嗜碱性。第二类为印戒样小圆细胞，极少见，其胞质较第一种细胞稍丰富，一侧胞质内可见较大的黏液空泡将核挤向一侧，遮盖使之形成"新月状核"，核染色质稍粗糙，核仁小。第三类为小梭形细胞，偶见，其胞质分布于核的两端，呈尖锐的突起，嗜碱性或嗜酸性，胞质沿核前轴两端形成尖锐的短小突起，有的则仅存一端尖突的小三角形细胞，其核染色质深染，核仁或不清楚。

从所见的三种细胞来看，这种初看貌似以单一性的小圆细胞为主的间皮瘤类型，也存在着混合成分，尤其是小梭形细胞的参与，或为其谱系形态发展过程中的突出表现，有可能成为鉴别诊断的依据之一。另一显著特点是多见多核瘤巨细胞，这个特点证明了其良性病变中常见的间皮细胞分化中的独特现象——多核间皮细胞，在以单一的小圆形肿瘤细胞为主的肿瘤类型的细胞构成中同样存在多核瘤巨细胞（图3-1～图3-6）。这种巨细胞的胞质与间皮细胞

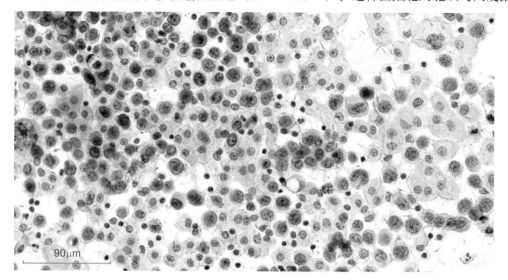

图3-1　散在或平铺状分布的小圆形间皮瘤细胞（模拟涂片截图）

一致性体积小的小圆形肿瘤细胞，还可见到一些胞质幅度宽的成熟型间皮细胞，与间皮瘤细胞的高核质比形成鲜明对比。MBW印片法制片（Pap×400）

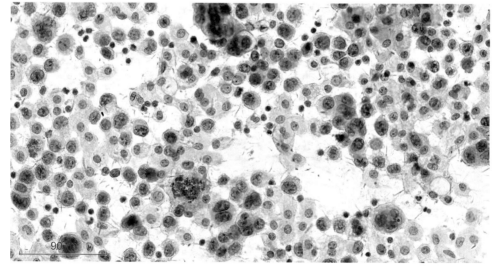

图3-2　小圆形细胞型间皮肿瘤细胞显示单一性改变并多见多核瘤巨细胞（模拟涂片截图）

满视野小圆形间皮瘤细胞，单核或多核。多核细胞的体积大，在涂片中显著多见，肿瘤细胞以小圆形为主，核位居中或偏位，可见巨型的核分裂象，显示肿瘤细胞的高度异型性特点。MBW印片法制片（Pap×400）

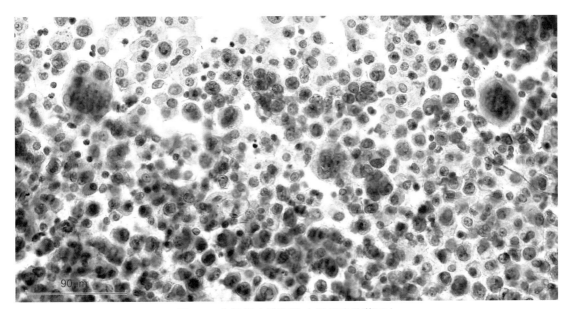

图3-3　多核间皮瘤细胞（模拟涂片截图）

　　肿瘤性巨细胞一般具有几个到十个左右的核，在涂片中非常显著，与良性的反应性多核间皮细胞不同的是具有异型性特点，以小圆形肿瘤细胞为主的高核质比细胞和多核瘤巨细胞是诊断的重要指标。MBW印片法制片（Pap×400）

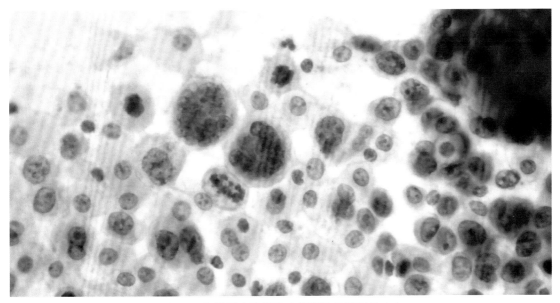

图3-4　多核间皮瘤细胞（模拟涂片截图放大）

　　散在和成团的小圆形细胞型间皮瘤细胞，其中的一些细胞具有较多的胞质，细胞增大，核增大，核膜不规整，核染色质呈粗大的2～5个质点，多见瘤巨细胞与核分裂象。MBW印片法制片（Pap×600）

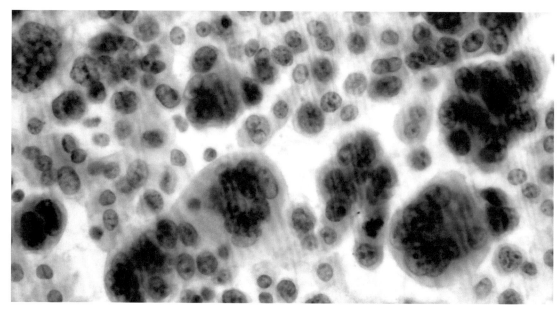

图3-5　多核间皮瘤细胞（模拟涂片截图放大）

多核瘤巨细胞的放大图所见：核数目不等，核拥挤重叠，核仁增大明显。MBW印片法制片（Pap×600）

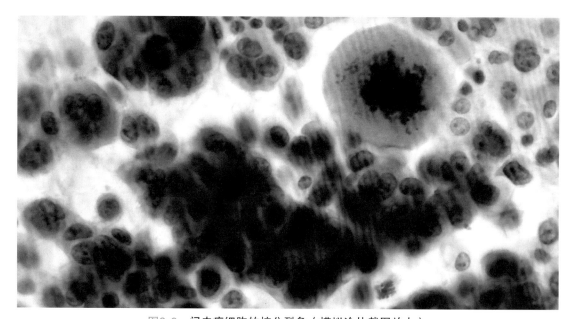

图3-6　间皮瘤细胞的核分裂象（模拟涂片截图放大）

成簇状、团状或散在的高核质比间皮瘤细胞中见巨型不规则核分裂象，为多核瘤巨细胞的核分裂象，同样显示了其恶性本质特点。MBW印片法制片（Pap×600）

或肿瘤性间皮细胞的胞质在质感、染色等特点上相同；多数细胞核的数目为3～7个；不典型核分裂象显著增多，说明其生长的活跃性。ICC标记的应用使得肿瘤的检出变得很容易。少数个案文献报道的印戒细胞型间皮瘤是一个不常见的类型（图3-7）。

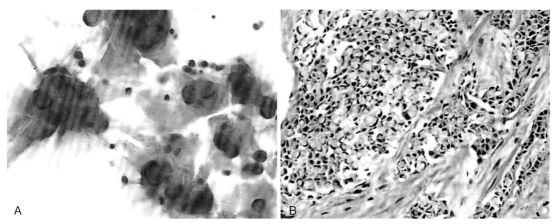

图3-7　印戒细胞型恶性间皮瘤

印戒细胞型恶性间皮瘤，细胞小，嗜碱性，核偏位，细胞处于透明质酸基质中，透明质酸大片红染，并非印戒细胞的胞质（A，Pap×400）应另有解释；组织学所见（B，HE×200）。MBW印片法制片

第三节　梭形细胞型间皮瘤

梭形细胞型间皮瘤细胞以梭形细胞为主或混合其他类型细胞存在（图3-8～图3-20），梭形细胞亦有两种：一种是小圆细胞型中混存的小短梭形细胞，也可以是以小梭形肿瘤细

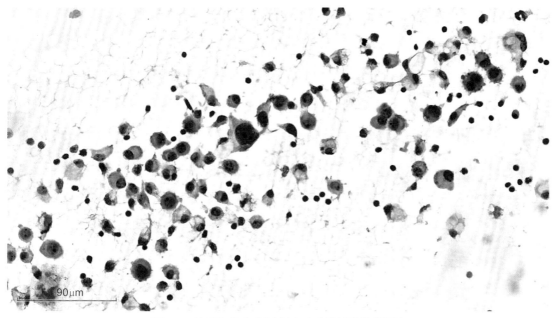

图3-8　梭形细胞为主型间皮瘤（模拟涂片截图）

散在的各种形状（小圆形、印戒形、星形以及类圆形等多形性）的间皮瘤细胞，偏核位。细胞大小不一，其中可见瘤巨细胞。MBW印片法制片（Pap×400）

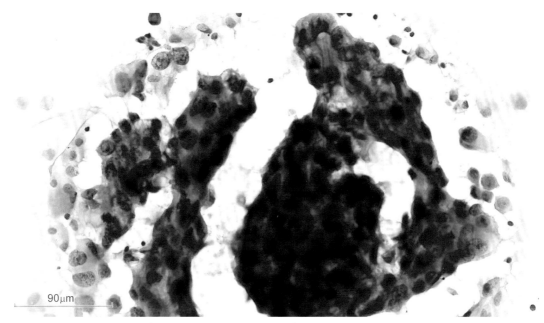

图3-9　梭形细胞为主型间皮瘤内条索状团排列（模拟涂片截图）

　　成条索状团的间皮瘤细胞以梭形为主体细胞形态，细胞团外周显示顶端有连接结构，细胞团中有少量的黏液空泡细胞，与腺癌的边缘部细胞的整齐和垂直排列不同，显示该肿瘤的间叶来源属性。MBW印片法制片（Pap×400）

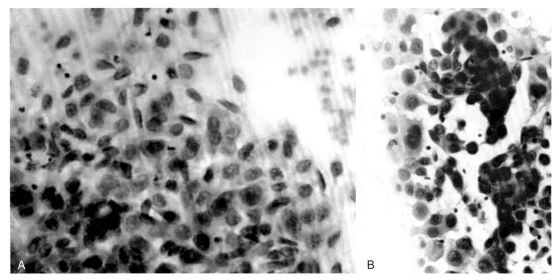

图3-10　梭形细胞型恶性间皮瘤不同时间标本的形态变化

　　以梭形细胞为主的间皮瘤细胞（A，HE×400），逐渐分化为上皮样型的间皮瘤细胞，但仍然存在少数梭形细胞（B，Pap×400），说明间皮瘤细胞的分化不在同一时点上。MBW印片法制片（Pap×400）

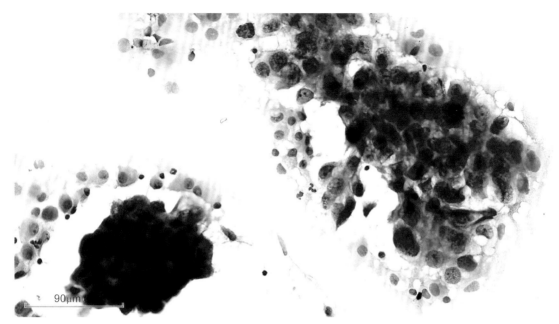

图3-11 成团间皮瘤细胞中的梭形瘤细胞（模拟涂片截图）

　　细胞致密的肿瘤细胞团中细胞表现为梭形间皮瘤细胞，但细胞的排列上具有上皮样型间皮瘤排列的初级特点。外周散在的细胞具有不同程度的异型性。MBW印片法制片（Pap×400）

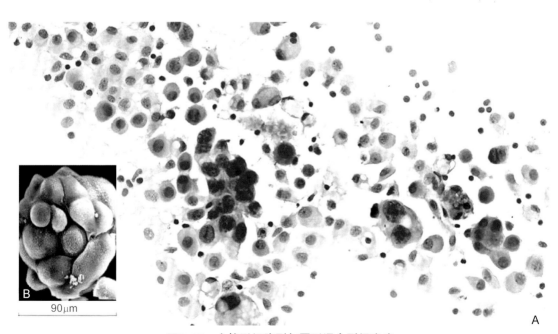

A

图3-12 小梭形细胞型与圆形混合型间皮瘤

　　小梭形的肿瘤性间皮细胞出现在以圆形肿瘤性间皮细胞中，体积小，高核质比，异型性明显，呈松散的平面团状（A），亦可见形态良性的间皮细胞，显示良恶交汇；扫描电镜所见为不同发育的梭形肿瘤细胞团，类似"煎蛋"样外观，表面有细小的微绒毛（B）。MBW印片法制片（Pap×400）

浆膜腔积液细胞病理学诊断图谱

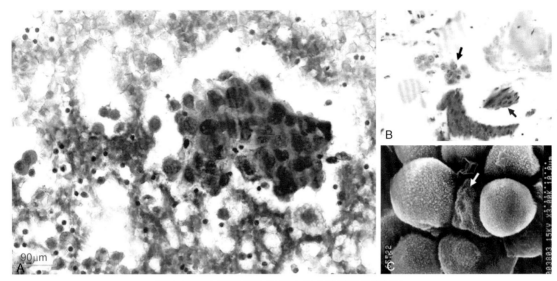

图3-13　小梭形细胞型间皮瘤（模拟涂片截图）

　　成片状的间皮瘤细胞，核增大，核染色质深染，核仁小而不清，核膜薄，胞质少量并红染，细胞碎片外周梭形细胞呈"倒伏"状（A）；CT导引下穿刺细胞块组织切片见上皮样细胞（B，黑色箭头）和梭形细胞（B，蓝色箭头）；扫描电镜见发育良好的瘤细胞与发育不良的梭形瘤细胞（C，白色箭头）。A.MBW印片法制片（Pap×400）；B.细胞块组织切片（HE×400）；C.扫描电镜（×2200）

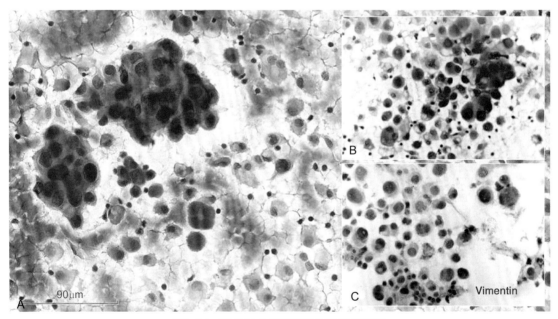

图3-14　恶性间皮瘤细胞的间叶来源属性

　　团状与散在分布的肿瘤细胞表现为多形性（A），另一例标本亦可见到梭形细胞、印戒样细胞和类圆形细胞（B），即使是以圆形细胞为主也可见细胞体积大小不一、异型性和分化不良的特点。ICC标记，波形蛋白阳性表达（C）。（A、B，Pap×400；C，Vimentin×400）

68

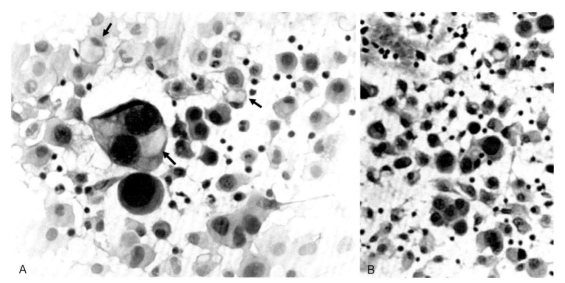

图3-15　恶性间皮瘤细胞的多形性

　　除了单核或双核的黏液型或非黏液型瘤巨细胞（A，箭头）外，更多见的是小细胞类型的小圆形细胞、印戒样细胞（A，箭头）以及小梭形细胞（A，B）等散在分布于视野中，显示细胞多形性（B），瘤巨细胞核高度深染，其他细胞形态表现"温驯"。MBW印片法制片（A，Pap×400；B，Pap×200）

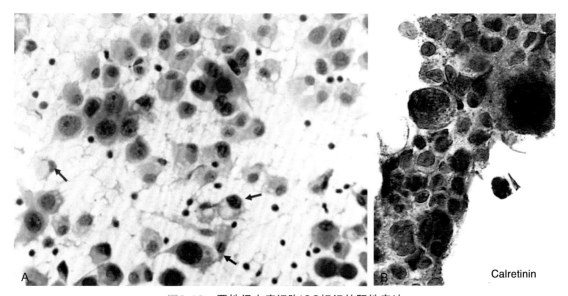

图3-16　恶性间皮瘤细胞ICC标记的阳性表达

　　小圆形细胞、印戒样细胞（A，蓝色箭头）以及小梭形细胞散在分布为主（A，黑色箭头）；ICC标记，瘤细胞Calretinin阳性表达，显示了间皮细胞的属性。MBW印片法制片（A，Pap×400；B，Calretinin×400）

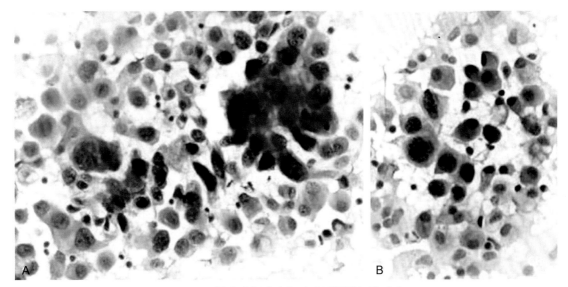

图3-17　间皮瘤细胞中与腺癌不同的细胞成分

　　肿瘤细胞由小圆形细胞、中等大小细胞到体积大的成熟型细胞转化（A，B），其中也不乏梭形细胞（A），显示了间皮细胞或间皮瘤细胞发育转化的谱系痕迹。MBW印片法制片（A，Pap×400；B，CR×400）

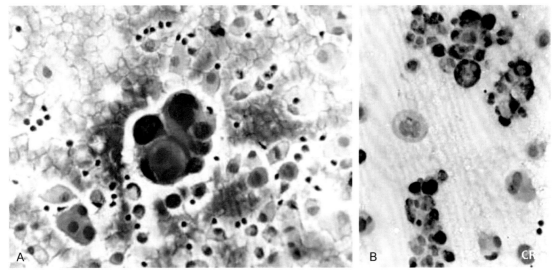

图3-18　恶性间皮瘤细胞类似腺癌三维团的表现

　　间皮瘤标本中偶见小的三维立体团，外周呈圆弧状，此时立即联想到腺癌细胞的可能性，这种现象出现时要全面观察标本的所有视野，如仍不能消除疑虑，有必要做免疫细胞化学标记。MBW印片法制片（A，Pap×400；B，CR×400）

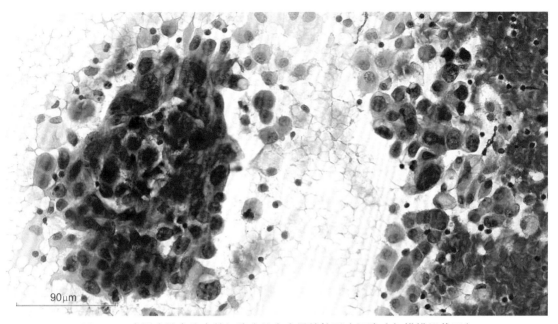

图3-19　成团或散在分布的细胞中均有大量的梭形瘤细胞（扫描模拟截图）

平面感强烈、松散的、由不同类型间皮瘤细胞组成的细胞团以体积小的圆形、梭形细胞为主要构成成分，表现出与腺癌三维团细胞不一样的形态特点，注意其连接结构的特点。MBW印片法制片（Pap×400）

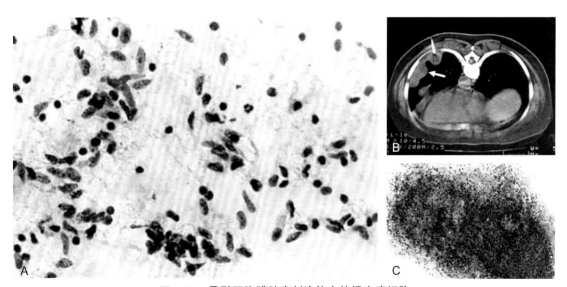

图3-20　导引下胸膜腔穿刺涂片中的间皮瘤细胞

胸膜腔穿刺标本中所见的以梭形细胞为主的呈簇状或成片分布的肿瘤细胞是主体细胞（A、C），很少见混合有其他类型的细胞，说明肿瘤处于某一时间点上的形态学状态；影像学CT扫描显示的胸膜肿瘤呈丘陵状（B），与成片瘤细胞所形成的"丘状缘"相应。A、C.穿刺直接涂片（Pap×400）

胞为主。另一种则是体积较大的长梭形或纤维形细胞，体积大并有较丰富的胞质，其核染色质深染，核亦呈梭形或长椭圆形，核仁清晰。积液标本中细胞的发育很快，因此形成各种类型的瘤细胞是常见的现象。除梭形细胞外，还混存有小圆形、印戒样及上皮样类型的瘤细胞。小圆形和印戒样瘤细胞在多数情况下为散在分布，偶见成簇状、小团状存在。更多见的则是介于梭形细胞与上皮样细胞之间的改变，其外形似梭形细胞，但其构成团状结构，显示了两者细胞之间的过渡形态。这种多形性的细胞表现，显示了间皮瘤细胞的间叶来源属性，波形蛋白标志阳性表达，也印证了其属性（图3-14C）。

第四节　上皮样细胞型间皮瘤

上皮样细胞型间皮瘤细胞以上皮样细胞为主要形态，其表现与腺癌的形态相似。上皮样细胞型间皮瘤形态表现具有上皮样瘤细胞的异型性特点，可分为低级别的类型和具有异型性或分化差的高级别类型。低级别肿瘤细胞呈乳头状或腺管样排列（桑葚样细胞团），细胞多数为矮柱状或立方形，细胞体积较小且大小较一致，排列整齐，胞质嗜酸性红染，显厚；核圆形或椭圆形，核染色质较细而均匀，较少见核仁，核膜薄而光滑规整，无畸形核，核分裂象不见或极少见。与良性间皮细胞相比较具有如下特点：核染色质稍显粗糙，核深染明显不同；细胞呈乳头状、小梁状、腺样细胞团等且细胞聚团倾向更明确，桑葚样细胞团外周细胞显松散；细胞间连接不紧密，核增大较明显。这种类型的细胞常因异型性不明显易被误以为良性，属低度恶性。高级别肿瘤细胞则表现为以散在分布为主，混合有成团肿瘤细胞存在。具有明显异型性的上皮样细胞型间皮瘤细胞是具有恶性生物学行为的间皮瘤类型。这种类型的间皮瘤较多见，其形态具有多种与腺癌相似的特点，使大多数学者认为间皮瘤诊断中最主要的是与腺癌的鉴别，两者多见混淆。

具有异型性的上皮样细胞型间皮瘤在良恶性质的判断上并不困难，除了这些恶性肿瘤细胞的一般性特点外，上皮样细胞型恶性间皮瘤细胞还拥有本身的形态学特点，可分为三种形态上皮细胞：菱形、膜性和类圆形上皮细胞。

一、菱形细胞性上皮样细胞型间皮瘤

菱形细胞从梭形细胞转化而来，为间皮瘤细胞的成熟形式，故在形态上有所相似，也可能是两种类型细胞的混合型。菱形细胞与梭形细胞不同的是，胞质幅宽显示为菱形，胞质质观显"厚"并深染。在HE和Pap染色下常为伊红色或绿色。细胞可分为两种：大菱形细胞和小菱形细胞（或小梭形细胞）。同时也可见有类圆形细胞相混出现（图3-21～图3-23）。菱形细胞性上皮样细胞型间皮瘤细胞有一很特殊的现象：细胞间的顶端相连接，形成顶端紧密连接，其中可见有大细胞与小细胞之间的连接。细胞大小极不一致，单核和多核的瘤巨细胞多见，其与小菱形细胞体积相比可相差10倍左右（图3-24、图3-25）。

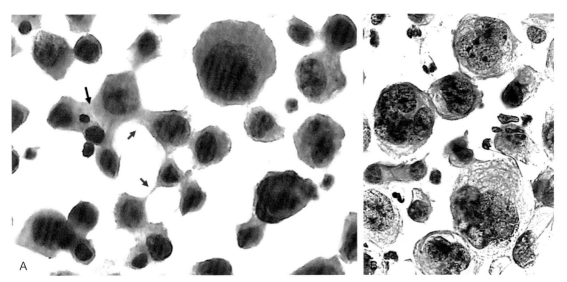

图3-21　菱形细胞性上皮样细胞型恶性间皮瘤与腺癌细胞的鉴别

细胞大小极不一致，瘤巨细胞多见。细胞之间具有顶端连接（A，蓝色箭头），也可见微裂隙样连接（A，黑色箭头），胞质深染显厚。腺癌细胞的胞质透光性好（B），淡染。MBW印片法制片（Pap×400）

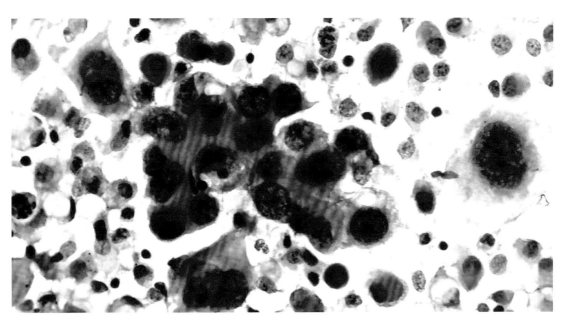

图3-22　间皮瘤标本中平面感强的呈松散簇状分布的肿瘤细胞

呈不规则排列、大小不等和具有平面感的间皮瘤细胞呈小簇状分布，不具备外周栅栏样排列的腺癌细胞团的三维立体感，多核瘤巨细胞较多见。MBW印片法制片（Pap×400）

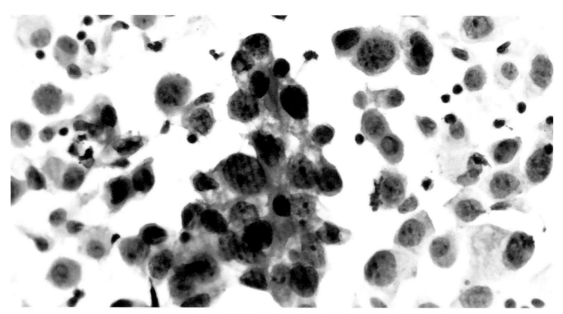

图3-23　间皮瘤病例标本中除肿瘤细胞外具有过渡形态的异型性间皮细胞

间皮瘤病例中各种类型的间皮瘤细胞混合，细胞团外周不规则，边缘部见"丘状缘"。周围细胞胞质增多，核仁小或不清。细胞较松散，表现"温良"。而中心细胞的核增大并有大核仁等，具有高度异型性。MBW印片法制片（Pap×400）

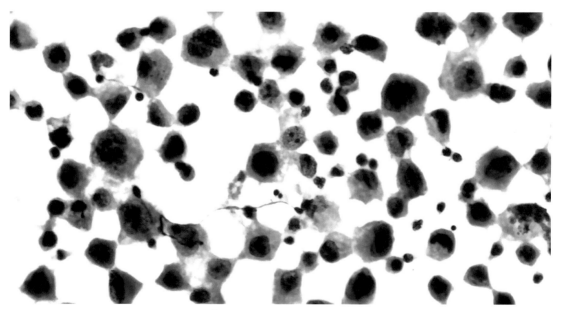

图3-24　菱形细胞性上皮样细胞型恶性间皮瘤

菱形细胞性上皮样细胞型间皮瘤的瘤细胞由梭形增大和胞质量增多的细胞形成，为间皮瘤细胞向成熟型细胞发育的一个末端形态细胞。细胞保留梭形的顶端连接，有些细胞发育为类圆形细胞，核偏位，胞质深染。MBW印片法制片（Pap×400）

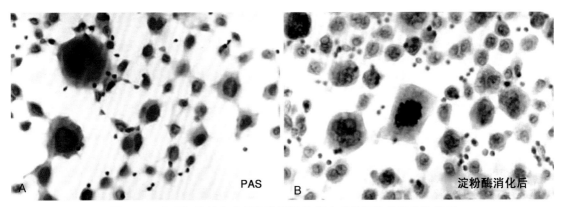

图3-25　菱形细胞性上皮样细胞型恶性间皮瘤的细胞化学特染效果

　　菱形细胞性上皮样细胞型间皮瘤标本的PAS染色弱阳性（A，PAS×400），几乎不能确定；经淀粉酶消化后无PAS阳性物质（B，淀粉酶消化后×400）

二、柱状膜性上皮样细胞型间皮瘤

　　间皮瘤细胞谱系进展过程有一个类似上皮样的发育成熟阶段，它带有梭形细胞发育的"痕迹"，即梭形细胞一端具有尖锐的胞质突，保留了梭形细胞的外形特点，而另一端则失去胞质突，变得较为平坦（图3-26A、B，红色箭头），形成长三角的柱状特点。这就是为什么间皮细胞要与柱状上皮来源的腺癌鉴别，其形成类似上皮的"膜状"结构（图3-26A、B，红色箭头），膜覆盖层下仍然有梭形细胞（图3-26A，黑色箭头）或更幼稚的间皮细胞出现。偶然的情况也会出现以这种"膜状"形态出现的间皮瘤细胞，如穿刺取材、胸腹腔冲洗液、积液少、CT扫描以及临床怀疑胸腹膜炎症时进一步的检查时。类似腺癌样的间皮瘤细胞一般情况下为圆形，而类似"高柱状细胞"的类型则属少见，其核并没有拉长，只有胞质长，核则保持圆形或椭圆形（图3-27）。

三、圆细胞性上皮样细胞型间皮瘤

　　类圆形细胞从菱形细胞发展而来，因而此种类型的瘤细胞包括梭形细胞与菱形细胞的混合。类圆形细胞的胞质丰富，嗜酸性红染，其中一些细胞也具有菱形细胞的顶端紧密连接。可见单核与多核瘤巨细胞相，多核者一般为3～5个核，深染的核具有明显的异型性。此型间皮瘤细胞可出现胞质内含有分叶状黏液空泡的肿瘤细胞，似印戒样细胞，这往往出现在成团的瘤细胞中。瘤细胞核增大明显，核染色质凝聚块状，呈多中心点状分布，使其分布不均而出现疏松空白区，瘤细胞在细胞团中无规则排列，恶性特点明显，与腺癌细胞的排列规则大致相同，但细胞粒散。核多数位居中心，而少量圆形细胞的核可偏位，可见核周空晕与核分裂象。类圆形瘤细胞以散在分布多见，但也不乏成团者。成团的细胞可呈腺管状、乳头状或巢状排列，但其中的细胞较少见重叠（腺癌以细胞重叠较多见），似

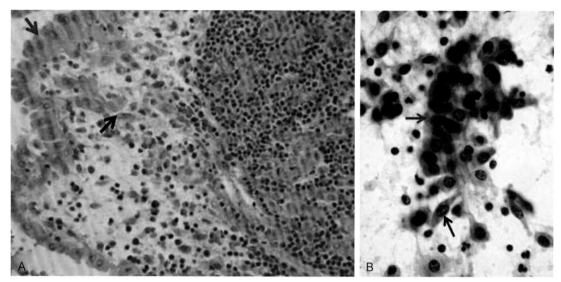

图3-26　膜性上皮样细胞型间皮瘤

　　三角形的高"柱状细胞"形成的"膜"被覆于表面（A、B，红色箭头），其膜覆盖层下见为数不少的梭形细胞与小圆形细胞，混合有淋巴细胞等慢性反应性细胞（A、B，黑色箭头）；细胞学显示了"膜状"的局部，呈带状排列的单层高柱状形态的间皮细胞（B）。组织切片、涂片（A，HE×200；B，HE×400）

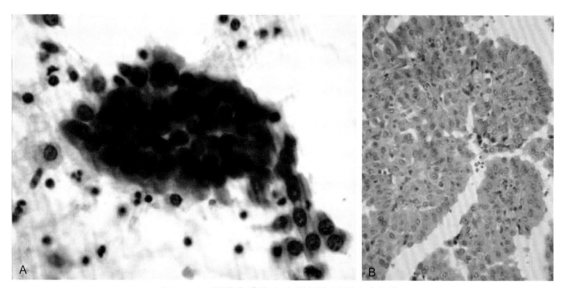

图3-27　剥脱的膜性上皮样细胞型间皮瘤细胞

　　一个不完全的类似柱状蜂窝状排列的微乳头间皮瘤细胞碎片（A），与组织切片所见的乳头状组织（B）的局部剥脱有关，因为整齐的栅栏样排列的细胞在一侧而显得零乱，为断裂面。涂片、组织切片（HE×400）（病例由山东省聊城市第一医院任玉波主任提供）

片状平面样分布。细胞团中的细胞间存在明显的微裂隙或透亮区，这是由于间皮瘤细胞外周有丰富的细长的微绒毛，在油镜下可观察到其微绒毛结构，以及细胞分泌的透明质酸物质，后者位于微绒毛顶端，呈圆形颗粒状。而分化良好的恶性上皮样型间皮瘤细胞看起来"温良"，但在这样的标本中并不都是"良性"细胞，除了形态类似良性的细胞外，还可以见到具有明显恶性特点的肿瘤细胞（图3-28和图3-29）。

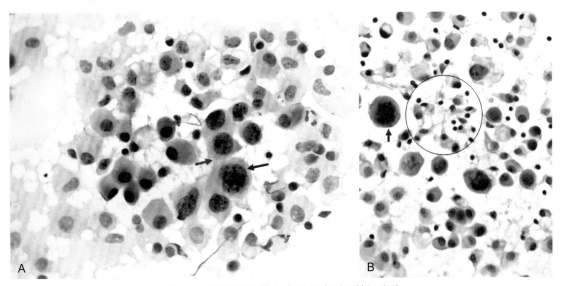

图3-28 圆形细胞性上皮样细胞型恶性间皮瘤

散在分布的恶性间皮瘤细胞，大小不一，可见有微裂隙样连接的相邻细胞（A，红色箭头），瘤巨细胞或多核瘤巨细胞（蓝色箭头），印戒样细胞，小梭形细胞，圆形圈内为凋亡或发育不良的瘤细胞（B）。MBW印片法制片（Pap×400）

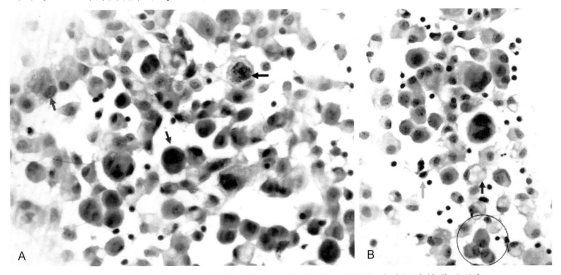

图3-29 圆形细胞性上皮样细胞型间皮瘤细胞所见诠释间皮瘤细胞的谱系形态

间皮瘤细胞的大小不一致，反映了其谱系发展过程：小圆形细胞、小梭形细胞（B，绿色箭头）、小印戒细胞（B，蓝色箭头）、中等大小细胞（B，圈内）以及大圆形细胞（A，蓝色箭头，黑色箭头）。红色箭头所指的为分化型间皮瘤细胞（A）。MBW印片法制片（Pap×400）

四、黏液性上皮样细胞型间皮瘤

Adams等根据胸膜弥漫性恶性间皮瘤的尸检材料将该瘤分为上皮样型、腺管乳头状型、肉瘤样型、黏液样型、硬纤维瘤样型及混合型。在细胞学分类中提出黏液样型，是因为在恶性间皮瘤病例的涂片中发现黏液样细胞，其胞质内含嗜碱性黏液空泡，可以是一个大空泡类似印戒样的细胞（图3-30、图3-31），也可见分叶状的多个黏液空泡（图3-32～图3-34）。如果这种黏液样细胞增多，按原则就应分为黏液样型。纯黏液型是否存在，目前尚无明确报告，多数为混合性黏液样细胞肿瘤。在正常情况下孤立散在的间皮瘤细胞有了细胞内外这些黏液才形成了细胞之间的黏合，间皮细胞成团的描述也就有了可能的诠释。

成团的间皮瘤细胞边缘可形成"丘状缘"，"丘状缘"的形成不是一个偶然现象，在多数梭形细胞、菱形细胞间皮瘤的细胞团中被高频率发现，是一个令人感兴趣的现象。细胞团外周边缘部细胞"倒伏"状凸起（图3-32，黑色箭头）或凹陷（图3-32蓝色箭头）形成"丘状缘"的形态（图3-32～图3-35），这种现象起源于梭形间皮细胞的"顶端连接"，与腺癌细胞团外周细胞垂直于细胞团有明显的不同，是一个极为有价值的形态学发现。

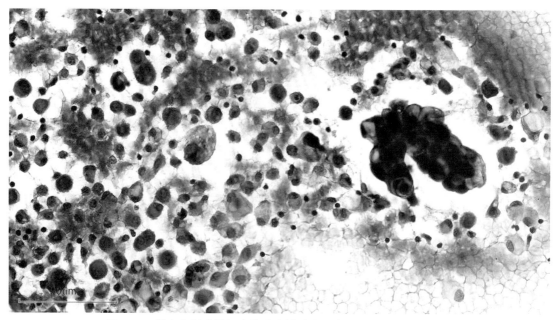

图3-30　混合有印戒样细胞的黏液样肿瘤细胞团（模拟涂片截图）

间皮瘤具有少量的黏液时，肿瘤细胞分泌黏液并将细胞紧密结合在一起形成黏液样间皮瘤细胞团，与腺癌细胞团相类似，但在细胞团外未见黏液，散在的肿瘤细胞仍然可作为诊断的依据。MBW印片法制片（Pap×400）

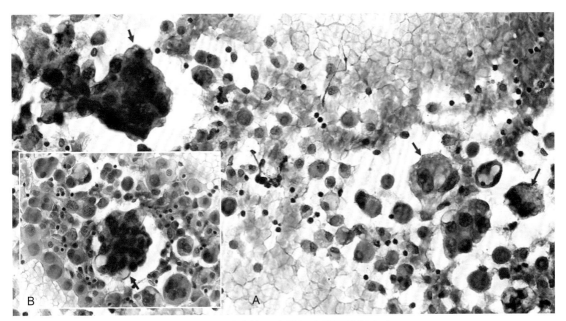

图3-31 **黏液性上皮样细胞型恶性间皮瘤**

黏液性上皮样细胞型恶性间皮瘤细胞的胞质充满着大小不等的分叶状黏液空泡（A，箭头），成团或散在分布的细胞，可见印戒样细胞（B，蓝色箭头），有时可见细胞外黏液呈丝状成片拉长的嗜碱性染色的黏液。MBW印片法制片（Pap×400）

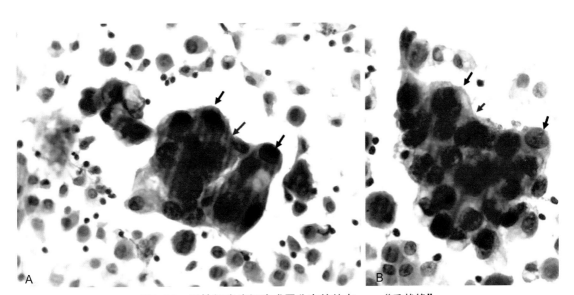

图3-32 **恶性间皮瘤细胞成团分布的特点——"丘状缘"**

"丘状缘"的形成不是一个偶然现象，在多数梭形细胞、菱形间皮瘤的细胞团中被高频率发现，是一个令人感兴趣的现象。箭头所指的细胞"倒伏"状凸起（黑色箭头）或凹陷（蓝色箭头）所形成的"丘状缘"形态，是一个极为有价值的形态学依据。MBW印片法制片（Pap×400）

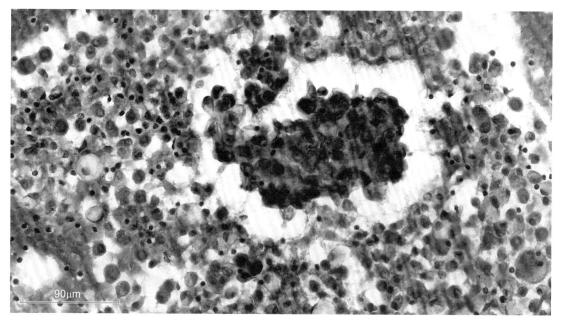

图3-33　成团和散在间皮瘤细胞混合存在（扫描模拟截图）

外周毛糙和不规则的、平面感强、胞质内含黏液的梭形或圆形印戒状间皮瘤细胞团内的细胞，与散在的间皮瘤细胞形态相似，显示了间皮瘤细胞的散在分布或成团存在是间皮瘤细胞在涂片中存在的方式。MBW印片法制片（Pap×400）

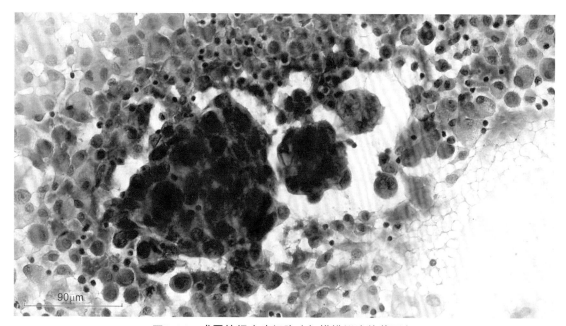

图3-34　成团的间皮瘤细胞（扫描模拟涂片截图）

不同大小的、平面感强的间皮瘤细胞团，外周为梭形细胞，显示了间皮细胞分化特点，胞质红染，细胞密集重叠，大小不一，并且部分细胞有黏液分泌。MBW印片法制片（Pap×400）

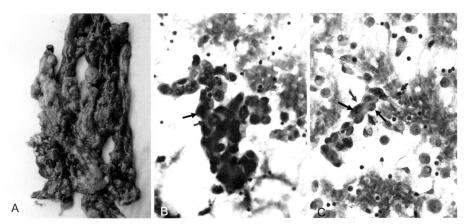

图3-35　恶性间皮瘤的条索状细胞的特点

　　恶性间皮瘤的手术大体标本显示为条索样小结节，这种现象与CT断层扫描的丘状图像以及细胞学标本涂片中所见的条索样细胞条时的"丘状缘"（B、C，凸起，黑色箭头；凹陷，蓝色箭头）很相似，是否有关联，尚待观察。A.大体标本；B、C.MBW印片法制片（Pap×400）（图A由山东省聊城市第一医院任玉波主任友情提供）

五、多形性上皮样细胞型间皮瘤

　　通过描述已经了解了间皮瘤的多形性形态特点，其带有分化过程中的谱系形态，但多数属于以一种细胞形态为主，其他形态细胞的伴随出现为少数的可分类型。在细胞分化过程活跃、细胞生长速度加快的情况下，多形性细胞的出现更加频繁。涂片内一个视野就可以观察到多种形态的间皮瘤细胞，这种间皮瘤为多形性上皮样间皮瘤（图3-36，圈内）。不但具有成熟型形态细胞（图3-36、图3-37，箭头），而且还会出现未成熟型形态细胞；既有上皮样细胞、菱形细胞等成熟型细胞，又有小圆形、小梭形的幼稚型细胞，但这种间皮瘤细胞缺乏黏液型细胞。大小不一致的肿瘤细胞显示了肿瘤细胞的多形性变化（图3-38、图3-39）。

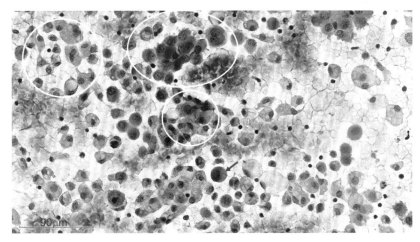

图3-36　上皮样细胞型间皮瘤分化好的肿瘤细胞（模拟涂片截图）

　　分化好的间皮瘤细胞显示多样形态，在良性病例中少见分化阶段形态的细胞，细胞显示出核增大（箭头）、黏液样、印戒样（圆圈内细胞）或梭形细胞的异型性特点，细胞"温和"（椭圆形圈内），虽与周围细胞差别微小，但属恶性。MBW印片法制片（Pap×400）

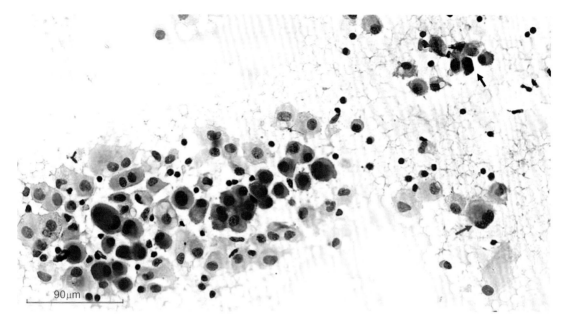

图3-37　上皮样细胞型间皮瘤分化好的肿瘤细胞（模拟涂片截图）

　　成熟型上皮样间皮细胞可以表现为"温良"形态，核偏位，多核间皮瘤细胞（红色箭头），胞质红染与嗜碱性蓝染，双嗜性说明了成熟与幼稚细胞的混合；核深染、高核质比的分化不良幼稚型小梭形细胞（黑色箭头）突出了其为恶性病变的特点。MBW印片法制片（Pap×400）

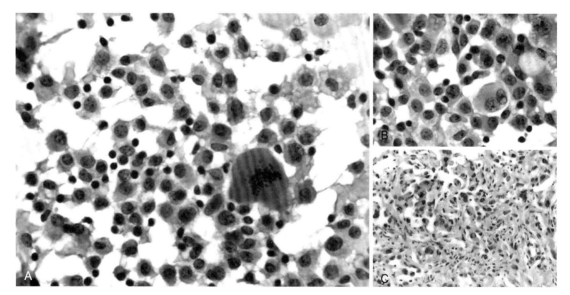

图3-38　恶性间皮瘤细胞的多形性改变

　　间皮瘤细胞经历从幼稚到成熟的发育过程，相邻阶段各种形态的细胞常混合出现，以体积小的细胞为主，其中不乏巨型核分裂象和瘤巨细胞（A、B）；切片中细胞大小不一，梭形细胞与瘤巨细胞多见。MBW印片法制片（Pap×400）；组织切片（HE×200）（病例由宁夏医科大学附属第二医院病理科贾支红医师友情提供）

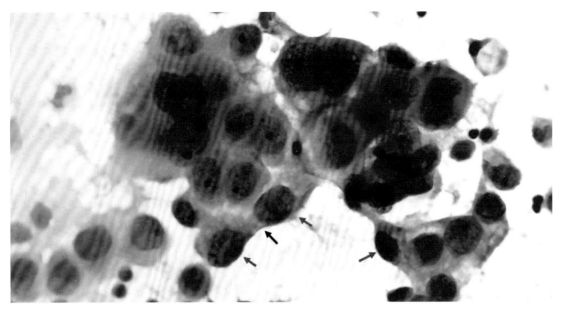

图3-39　间皮瘤细胞之间的顶端连接或"丘状缘"

上皮样细胞型间皮瘤病例的标本中见松散的间皮瘤细胞团，其细胞之间仍存在微裂隙结构、顶端连接结构、"丘状缘"（凸起为红色箭头，凹陷为黑色箭头）和印戒样瘤细胞等多种间皮分化的痕迹，单个核仁位置居中，缺少显示多个核仁的细胞。MBW印片法制片（Pap×400）

第五节　鉴别诊断

上皮样细胞型间皮瘤的定性除分化良好的或类良性形态的间皮瘤外，一般鉴别难度不大。难点在于如何确定其为间皮细胞来源，这成为浆膜腔积液中间皮瘤诊断的重点，尤其是腺癌与上皮样细胞型间皮瘤的鉴别诊断是学者们经常研究和争论的一个焦点问题。成熟的间皮瘤细胞（上皮样细胞型间皮瘤）与腺癌形态极其相似，错误的诊断经常出现，总结出的鉴别标准常常简单、表面和不切实际，成为错误思维判读的导火索。

一、诊断要点或标准

为重新认识这个问题，重点需要观察间皮瘤细胞在浆膜腔积液标本中的形态，发现以下问题可成为形态学判读要点。

①间皮瘤常出现混合性特点，即出现相邻转化阶段细胞形态，如梭形细胞和菱形细胞，印戒细胞和小圆细胞等。甚至可出现所有分化过程中各种类型细胞的混合形态。

②间皮瘤常见过渡性间皮细胞，即从良性间皮细胞、非典型间皮细胞到间皮瘤细胞过渡阶段的细胞。

③呈片状细胞的间皮瘤细胞较少出现重叠而呈平铺片状、单层细胞。

④成团细胞间存在明显的微绒毛性裂隙样结构（"微裂隙"）。

⑤细胞间存在顶端紧密连接结构。

⑥细胞团外周由"倒伏状"顶端连接的细胞形成"凸起"和"凹陷"即为"丘状缘"。这种结构和形态是腺癌所没有的，极具鉴别价值。

⑦瘤细胞的总体表现为一种"似鳞状细胞，又非鳞状细胞""似腺细胞，又非腺细胞"和多形性肉瘤的细胞学形态特点。

⑧细长的微绒毛及微绒毛顶端的颗粒状透明质酸物质（需电镜观察，或用油镜做初步观察）。

⑨间皮瘤细胞中常出现梭形细胞和印戒样瘤细胞。

⑩间皮瘤细胞散在与成团并存，成团细胞的三维感不强，而显示平面单层结构，细胞之间显松散而较少紧密相连，黏液性细胞团除外。

⑪免疫表型。目前还没有一种特异性和敏感性均高的恶性间皮瘤的标志物问世。单项间皮瘤相关抗原HBME-1、Thrombomodulin和Calretinin的敏感性和特异性不理想；几组联合使用可提高特异性和敏感性，如CEA、B72.3同时阴性表达间皮瘤，波形蛋白阳性；CEA、Bg8和Ber-EP4联合使用用于区分上皮型间皮瘤与腺癌；EMA和p53在良恶性间皮细胞鉴别中具有一定价值。

二、鉴别诊断的要点

（一）有关细胞核的变化

细胞核的变化是所有细胞学者都观察到的变化，关键在于如何确定良、恶性变化的界限。一般认为核增大是一个重要变化，间皮细胞核在增大3倍以下、核染色质均匀细致无深染、核质比大约为1的情况下应该被认为是良性的改变。而核增大3～5倍以上，核质比大于2的情况下则是恶性变化，当然还要加上核的其他变化，如核深染、染色质呈粗颗粒状、核仁肥大、核膜肥厚和畸形变等。细胞质的变化则被认为是判断是否是间皮细胞或区分细胞类型的参考依据，这在大多数情况下是有效的，仅在个别情况下，还不能成为唯一的依据。

（二）关于"开窗"问题

"开窗"显示间皮细胞之间的结构关系，很多作者均认为其为间皮细胞的特点，可成为间皮细胞或间皮瘤细胞与腺癌细胞之间的鉴别要点。但也有很多学者不同意此观点，同时也指出一些肿瘤细胞（如腺癌细胞）之间也具有此结构（图3-40），因此认为系非间皮瘤细胞的特有结构。确实发现这种形态不但存在于间皮细胞或间皮瘤细胞中，也出现在腺癌细胞中，这就给判读造成困难。

但是间皮细胞之间的微绒毛相互接触产生的透光性裂隙（图3-41A、B，箭头）与"开窗"是不同概念，这种连接为其他细胞所没有，命名为"微裂隙"，其作为判断间皮细胞分化的标志是可能的（图3-42）。

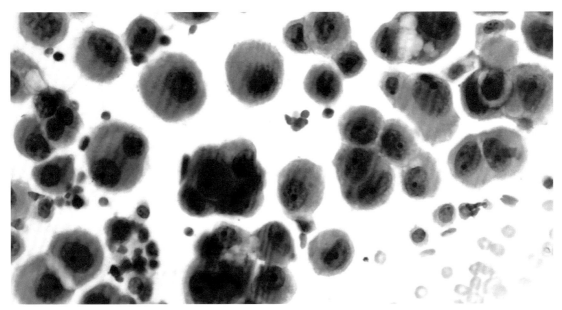

图3-40　腺癌细胞之间的连接关系——"开窗"

　　腺癌细胞同样具有两个细胞之间的连接"开窗"现象，可能为黏液空泡或浆液性空泡，不能作为间皮分化的唯一鉴别点，而微小的裂隙样连接则可以作为间皮分化的指标之一。MBW印片法制片（Pap×400）

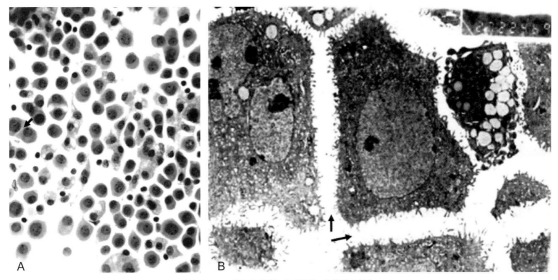

图3-41　间皮细胞之间的"微裂隙"

　　间皮细胞之间存在微裂隙（A），显示细胞之间的关系，为辨识间皮细胞的重要形态学信息。由"微细"的微绒毛相互参差渗透形成，其扫描电子密度较胞质为疏松，故透光性好。也因成熟或物理因素而逐渐变宽，形成"开窗"（B，箭头）。"微裂隙"在间皮细胞中更为多见、更易辨识。A.MBW印片法制片（Pap×400）；B.透射电镜切片（铅铀双染×2000）

85

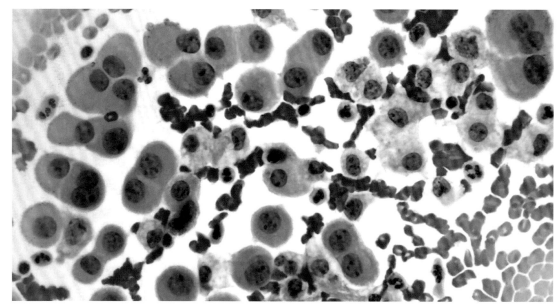

图3-42　间皮细胞的微裂隙连接关系

间皮细胞之间的微裂隙作为间皮分化的标志，是很有用的指标，涂片中见多个微裂隙出现在相连接的间皮细胞之间。而宽幅"开窗"样结构则不能作为鉴别指标。MBW印片法制片（Pap×400）

（三）有关间皮细胞组成结构的问题

文献描述大同小异，着重于对片状、三维团状、腺样及乳头状的认识深度。不仅要识别什么是片状、三维团状细胞排列方式，什么是腺样或乳头状结构，还要识别其中的细胞是什么细胞，是否具有异型性。这些结构还涉及数量的问题，分化型腺癌的异型性显得"温良"，但仍然是腺癌（图3-43、图3-44）。细胞量极丰富，而不仅是一团细胞，三维团状、球形、腺样或乳头状结构多见，常意味着恶性，而少量的由分化型间皮细胞构成的乳头状细胞团的出现并不代表为间皮肿瘤性属性。

图3-45～图3-49分析形态过程：图3-45成团间皮细胞与图3-50不同的是其外周细胞不是垂直于细胞团存在，而是立方样（图3-51）或倒伏状梭形细胞在外边，大小不等的球形细胞团紧密相连，并具有三维感和黏液感。图3-46低倍镜下平铺状和三维团的细胞在染色上不同，成团的细胞深染嗜碱性着蓝色，显示幼稚型间皮细胞属性，以小团为主，并由小团聚集成较大的细胞碎片样团。高倍镜下可以见到小团构成大团的状况，细胞之间连接紧密。图3-49，小团状嗜碱性幼稚型细胞团逐渐减少，取而代之的是平铺状成熟型间皮细胞，其核间距加大，胞质量增多。高倍镜下（图3-48），多数细胞已是明显的间皮细胞分化，保留极少小团状细胞，黏液细胞仍然存在。以上表现中最具有意义的是这些细胞无论是成团或是平铺散在的均缺乏异型性特点。图3-49A、B的间皮细胞相比较没有不同点，均属良性间皮细胞，而与图3-49C的间皮瘤细胞相比较，后者具有较大的异型性特点，同时又不失间皮分化属性，因而很容易区别。

良性反应性的间皮细胞团很少见花边样外观，呈乳头状，仅有细胞团外周的起伏和

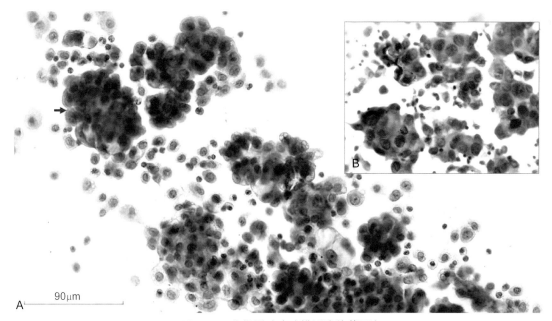

图3-43　分化型腺癌（模拟涂片截图）

　　分化良好的腺癌细胞与间皮细胞的大小相类似，其细胞团松散分布，容易误判为间皮瘤细胞。个别细胞具有黏液空泡，成团的腺癌细胞其周围由圆形细胞形成圆弧状（A，箭头），而间皮瘤细胞团则显示外周不整或具有尖锐突出的梭形细胞的胞质突（B）。MBW印片法制片（Pap×400）

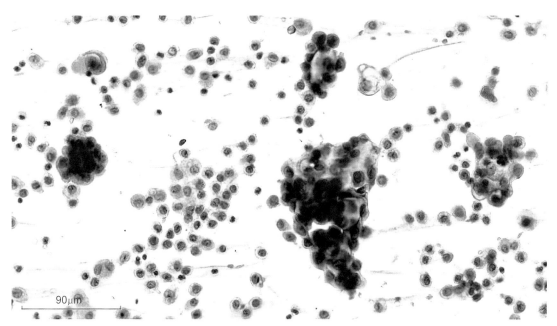

图3-44　分化型腺癌（模拟涂片截图）

　　分化型腺癌细胞团与松散的间皮细胞形成对比，腺癌细胞核染色深于间皮细胞核，腺癌细胞或其核的体积大于间皮细胞。MBW印片法制片（Pap×400）

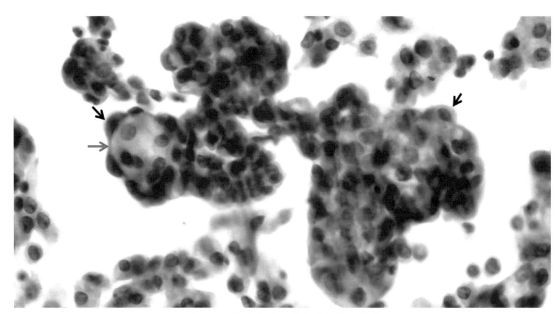

图3-45　类似小乳头状细胞团的丘状缘

　　良性间皮细胞中间相邻几个反应性细胞团，团周边缘部具有"丘状缘"（黑色箭头）和顶端连接（凹陷，蓝色箭头），其细胞较小，核没有异型性特点。一个17岁青年病例的急性胸腔积液标本中发现多个细胞团，会诊意见不同，随访和非手术治疗后胸腔积液消失，历时20年仍健在。MBW印片法制片（Pap × 400）

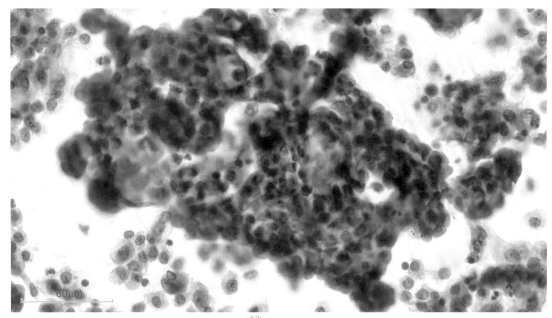

图3-46　高倍镜下较大的团由球形或条梭形团构成（模拟涂片截图）

　　大的细胞碎片由小的球状或条索状团重叠组成，黏液细胞少见，细胞核染色质嗜碱性并均细，有小核仁，与外周散在的间皮细胞相类似。MBW印片法制片（Pap × 400）

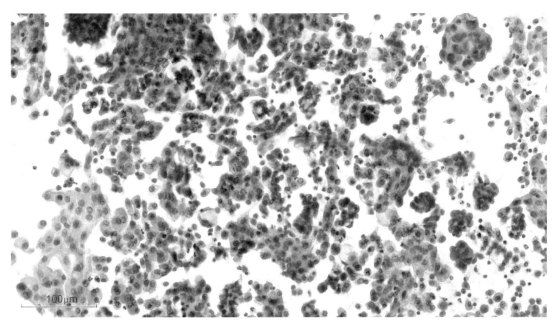

图3-47　多数团为小簇状花环样和片状（模拟涂片截图）

　　成团的间皮细胞逐渐由大片团形成小簇状类圆形团，其外周不规整，常见突起，细胞体积小。部分细胞逐渐分化成片状平铺样、核间距大与细胞体积增大的成熟型间皮细胞。MBW印片法制片（Pap×200）

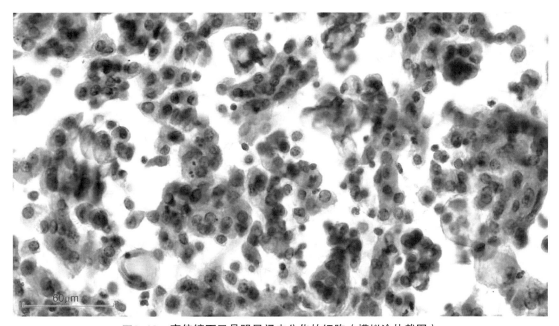

图3-48　高倍镜下已是明显间皮分化的细胞（模拟涂片截图）

　　条索状或腺样间皮细胞平面感强，小团状间皮细胞逐渐少见，分布趋向散在；部分细胞保留黏液空泡，大的细胞碎片消失，细胞充分显示出间皮分化成熟的特点。MBW印片法制片（Pap×400）

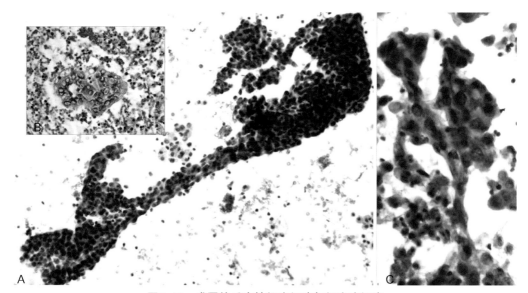

图3-49　成团的反应性间皮细胞与间皮瘤细胞

胸腔积液涂片中出现条索状具有连接的间皮细胞碎片（A），细胞块显示腺样（B），与C图中的间皮瘤细胞相比，在条索状外形和连接方式上相类似，后者细胞体积显著增大并具有异型性。MBW印片法制片（A，Pap×200；B，Pap×400；C，Pap×400）

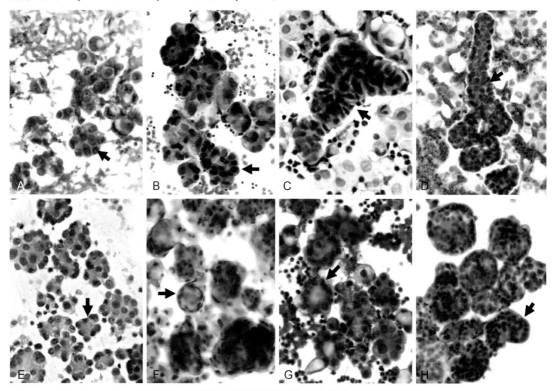

图3-50　积液标本中腺癌细胞的栅栏样或花边样三维团

腺癌细胞的排列方式很有特点：以完整的团为主的细胞碎片，其外周可呈栅栏状沿细胞长轴垂直排列（箭头），核贴向细胞团的外周边缘部，形成圆形团、管状团、微小腺体样团等。A、B.肺腺癌；C.胰腺癌；D.胃管状腺癌；E.卵巢内膜样癌；F.胃印戒细胞癌；G.肺腺癌；H.乳腺浸润性导管癌。MBW印片法制片（Pap×400）

断端痕迹（图3-51黑色箭头，曲线下的细胞零乱和无整齐花边样排列处为乳头状团"花边链"上的断裂处），而无细胞之间形成的"丘状缘"，反映了幼稚型修复间皮细胞的假性上皮样特点——乳头状团的立方样细胞外衬（图3-51，蓝色箭头），细胞为立方样平铺，核的长径与外周平行而非垂直；因无异型性和细胞团数量极少，故判读为良性反应性间皮细胞。

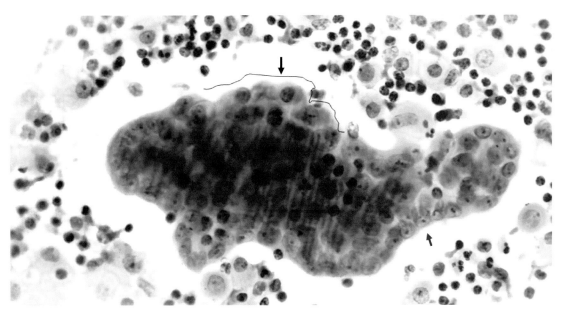

图3-51　良性反应性修复所形成的微乳头状细胞团偶见于胸腔积液标本中

良性反应性的间皮细胞团很少见花边样外观，呈乳头状，仅有外周的起伏和乳头断端痕迹（黑色箭头），虽无"丘状缘"，但有由幼稚型修复间皮细胞所形成的假性上皮样特点——乳头状团的立方样间皮细胞外衬，细胞平铺，核的长径平行于外周而非垂直，无异型性和细胞团数量极少，故判读为良性反应性间皮细胞。MBW印片法制片（Pap×400）

无论如何三维细胞团都应该受到应有的重视，特别是分化好的腺癌的三维团细胞表现类似"温良"细胞的假象，容易迷惑诊断者。图3-43、图3-44中的红色三维团分化型腺癌细胞与涂片中的间皮瘤细胞（图3-43B）之间没有过渡形态，而是另有腺癌细胞属性。

从细胞增大的程度、三维团的外周圆弧状边界（丘状缘）、核仁增大、团内间或具有黏液的细胞以及胞质的薄而透明等方面可以区别。

（四）关于"丘状缘"的间皮细胞属性问题

国外学者在描述间皮细胞团时采用"丘状缘"这个名词，是一个很恰当的形容细胞之间关系和形态的名词，可惜很少受到重视。丘状缘是由两个细胞之间的连接所形成的形态学现象，它由连接处的凹陷（图3-52A、B、C、D，蓝色箭头）和梭形细胞的凸起部构成（图3-53A、B、C、D，蓝色箭头），是间皮细胞分化的重要形态指标。但是这种形态却很难判断，没有长期观察的经验积累是不能被确认的。"丘状缘"发生在间皮肿瘤细

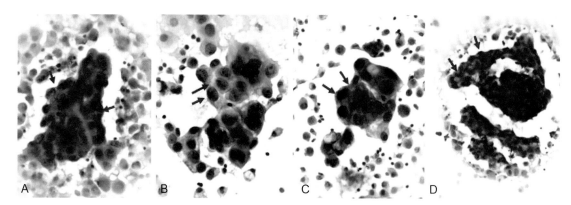

图3-52　积液标本中恶性间皮瘤细胞碎片细胞团外周的"丘状缘"

　　间皮瘤的细胞团边缘部可呈现由于顶端连接所形成的"丘状缘"，由于核增大这些突起或凹陷更大，与反应性间皮细胞增生的扁平的"丘状缘"稍有不同。MBW印片法制片（Pap×400）

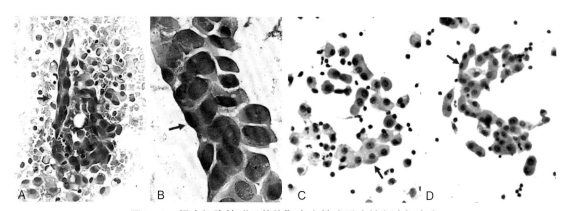

图3-53　间皮细胞的"丘状缘"在良性或反应性积液标本中

　　"丘状缘"不但在恶性间皮瘤的积液标本中可以见到，在良性或反应性间皮细胞中更是常见，这样的细胞团或条索样细胞簇很容易发现扁平型的"丘状缘"（A、C、D，箭头），甚至在穿刺标本中也有此表现（B，箭头）。MBW印片法制片（A、C、D，Pap×200；B，Pap×400）

　　胞中，由于核增大较反应性增生时的核更为明显，凸起会更高、凹陷会更深；而发生在正常、良性或反应性增生时，凸起较为平坦，凹陷也会较浅。无论如何，成团间皮细胞均有此变化，这种"倒伏"细胞的现象是间皮细胞所独有的，说明其系间皮来源的属性（图3-52）。积液中转移的腺癌细胞团的边缘常常出现栅栏样的形态（图3-50），与"丘状缘"相应，可称为"栅栏状缘"以便于描述。有趣的是"丘状缘"的外观形态与影像学CT的截面（图3-20B）和手术标本（图3-35A）颇类似，这是一个偶见或"碰巧"现象，抑或是一个必然，有必要今后深入观察来确定。

（五）有关核分裂象定性问题

　　核分裂是细胞增殖活性的一个标志，一般在恶性肿瘤时出现较多，在良性情况下很少见，病理学家常采用其作为判读"恶性"的一个主要指标。但在浆膜腔积液标本中间皮细胞的增殖活性很活跃，核分裂象很常见，因此不能一概而论地将所有核分裂象均认为是恶性。恶性肿瘤细胞的核分裂象具有异型性特点（图3-54），而良性间皮细胞的核分裂象有"温良"、对称和细丝状染色质的特点，可以对比进行区别（图3-55B）。在判读良恶性时注意核分裂象的异型性特点，即多极、不对称、粗丝状或粗颗粒状、不规则团块状、深染和变化多端（图3-55A），其中良性间皮细胞的核分裂象则显示少极、细丝、规则和对称等特点（图3-55B）。另外，在发现异型性核分裂象的标本中，可以见到具有恶性特点的肿瘤性细胞（图3-56、图3-57），区分核分裂象应当把查找恶性肿瘤细胞包括在内。鉴于此，浆膜腔积液中的间皮细胞的典型核分裂象不能作为判读恶性的指标。

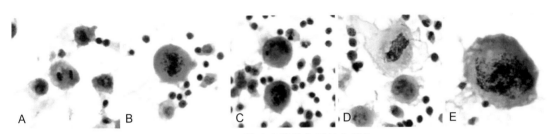
图3-54　恶性肿瘤的非典型核分裂象

在判读良恶性时注意核分裂象的异型性特点，即多极、不对称、粗丝状或粗颗粒状、不规则团块状和变化多端（B、C、D、E），虽然双极核分裂象多为良性，但偶有双极对称的核分裂象（A），只是显示粗丝状深染和稍有不对称，这种情况下仍然需要寻找其他异型性变化的证据。MBW印片法制片（Pap×400）

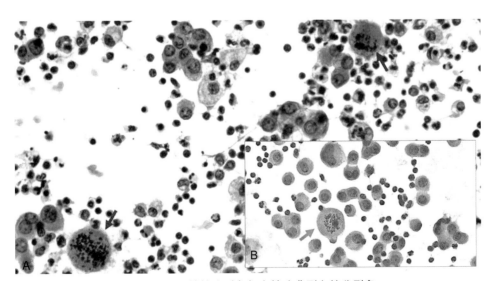
图3-55　恶性核分裂象与良性（典型）核分裂象

恶性的核分裂象源于肿瘤细胞体积很大，其内丝状分裂不规则，粗丝状或块状深染物质（A，红色箭头）；而良性反应性间皮细胞的核分裂象呈细丝状（B，绿色箭头），较规则、均匀和对称，细胞体积虽然增大，但不如肿瘤性核分裂象增大的幅度大。MBW印片法制片（Pap×400）

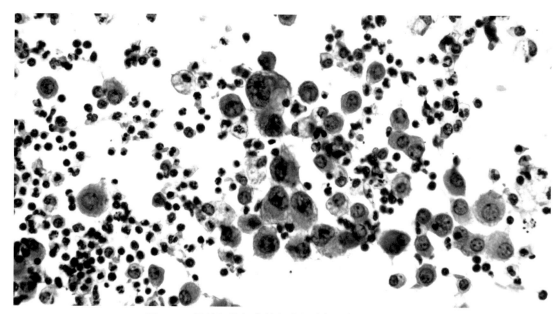

图3-56　恶性细胞与良性间皮细胞相比较主要在于核

　　图像中心的肿瘤细胞体积增大，更重要的是核也增大，并且具有核的异型性特点和胞质黏液颗粒状质感，与右侧的间皮细胞相比较，后者显然不具备异型性特点与腺性分化。MBW印片法制片（Pap×400）

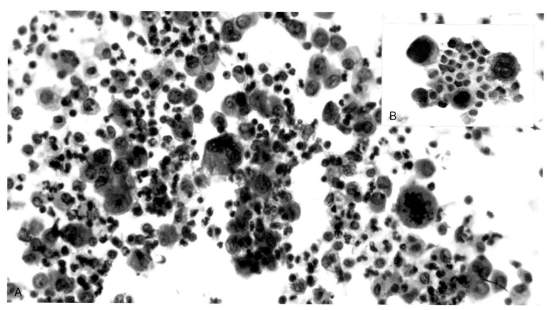

图3-57　非典型核分裂象标本中发现的恶性肿瘤细胞癌基因表达阳性

　　恶性细胞形态类似腺癌，虽然肿瘤细胞少，仍然能够看出肿瘤细胞增大与核增大、核异型性、肿瘤性双核细胞以及异型的核分裂象等显示恶性特点（A）；癌基因标记显示阳性表达（B）。A. MBW印片法制片（Pap×400）；B. ICC标记，SP法（癌基因×400）

（六）有关肿瘤细胞外周花边样物质特点问题

在转移性腺癌涂片中经常发现肿瘤细胞外周花边样外观，Whitaker（1978年）将之称为"刷边"细胞，并提出其可能为上皮型恶性间皮瘤的特征。有人推测它为间皮瘤细胞产生的透明质酸物质，但未得到证实。腺癌标本中亦可发现此物质（图3-58A）；还有人认为它属微绒毛，但形态学不支持，因为颗粒状物质与细长的微绒毛两者在形态学上完全不一致（图3-58B）。有报道采用电镜、免疫细胞化学以及细胞化学等研究了"花边样"现象，得出的初步结论不支持此为间皮细胞或间皮瘤的鉴别点的观点，也不能作为定性或判断原发灶的依据，活细胞摄影发现"花边"实际上是活细胞膜运动的一种状态。笔者的观察发现腺癌细胞也具有这种"花边"现象，同时发现间皮细胞或间皮瘤细胞也存在"花边"，而非腺癌细胞所独有，据此推测此形态系长时间浸泡在液体环境中对细胞产生"影响"、破坏或修复细胞膜的行为，而非特殊结构上的意义。

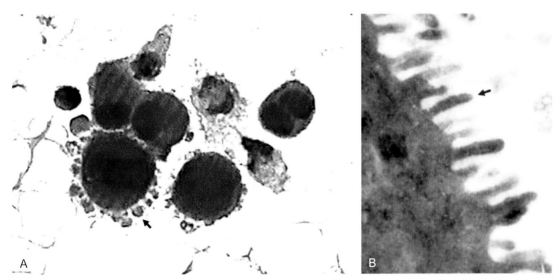

图3-58　腺癌细胞的外周形成一圈颗粒样球形"花边"（A，Pap×400）；间皮细胞的表面具有细长的无根微绒毛（B，铅铀双染×4600）

（七）良性成团间皮细胞与成团腺癌细胞可否鉴别问题

这是与癌细胞异型性诊断原则相悖的一个特例。急性反应性间皮细胞增生时可有多量成团的间皮细胞出现（图3-59A），其团内细胞密集、无序排列、细胞核增大且核仁大，很容易被错误引导至恶性肿瘤的诊断结果；而同样的情况又将腺癌（图3-59B）引导至良性的间皮细胞的判断结果中，这虽然匪夷所思，但确实存在于实际诊断工作中。此时细胞排列形成的特殊结构显现出鉴别诊断的功力，这是结构特点用于细胞学诊断的一个典型例子。腺癌细胞团的一周由垂直于细胞团结构的立方样腺细胞整齐地排列成一圈（图3-59B，红色箭头），而良性间皮细胞团的外周大多由扁平的梭形细胞呈"微突起"和"微凹陷"而形成扁平"丘状缘"外观（图3-59A，黑色箭头）。

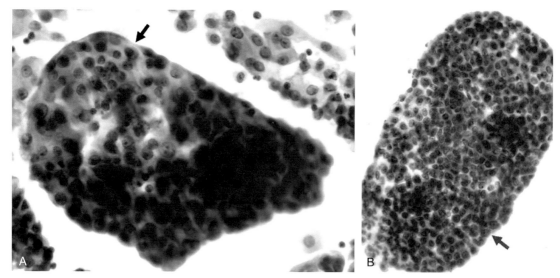

图3-59　成团间皮细胞与成团腺癌的鉴别

　　较密集的间皮细胞团（A）被误认为间皮瘤细胞或腺癌细胞团，区别点并不在于细胞的异型性，而在于细胞的排列特点：间皮细胞之间的顶端连接（A，黑色箭头）和"丘状缘"，腺癌细胞团边缘部细胞垂直于细胞团（B，红色箭头），肿瘤细胞的一致性与密集性均较间皮细胞团更明显。MBW印片法制片（Pap×400）

（八）分化好的腺癌细胞的良恶性鉴别及其与间皮瘤的鉴别问题

　　这个问题是一个经常被提及的鉴别诊断问题，也是一个容易误诊的焦点问题，常出现过度诊断或诊断不足。一般认为，分化型腺癌细胞不是不可能出现在浆膜腔积液标本中（图3-60A，蓝色箭头），统计中出现的数据很少，这是因为分化好的细胞与"温良"形态的间皮瘤细胞相似而很容易被漏诊，尤其对于成团出现的间皮瘤或反应性增生间皮瘤细胞的比较，经验缺乏的细胞学诊断医生更是不知所措。此时常规的形态学标准即单个细胞的异型性特点不是特别突出，应该从成团细胞的形态构成、外形以及特殊的谱系过程的形态、相互间的连接关系、特殊结构等进行细致的观察和分析。间皮瘤细胞的多形性肉瘤样形态、细胞团的边缘部"丘状缘"（图3-60B，红色箭头）、栅栏样、团内细胞的密度抑或松散、胞质与核位置以及与周围细胞的关系等均有不同的表现。这需要长期的经验积累。

　　细胞的外形表现多样是间皮细胞甚至间皮瘤细胞的特征，前面已多次提到细胞转化过程中的形态特点，在此基础上还应加上核与胞质的异型性变化，整体分析的结果才是接近于实际的结果。鉴于间皮瘤细胞和间皮细胞的复杂性特点，目前仍然有很多问题未能明确，因此需要加大研究力度，以取得进展，更好地为患者提供精确诊断的服务。

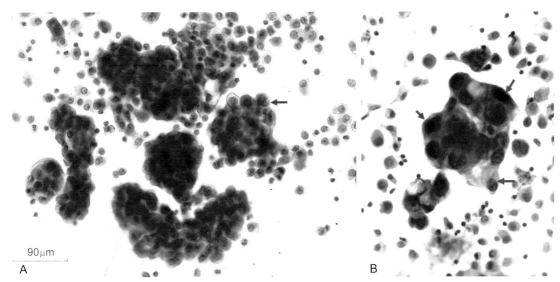

图3-60　分化好的桑葚样腺癌细胞团与间皮瘤细胞团的鉴别

分化好的腺癌细胞表现为"温良"形态，但细胞以成团形式与其周围散在的间皮细胞形成对比，三维团边缘细胞仍然垂直于周边呈栅栏样"花边"（A，蓝色箭头）；间皮瘤细胞体积大，胞质红染，细胞团外周形成"丘状缘"（B，红色箭头）。MBW印片法制片（A，Pap×200；B，Pap×400）

三、免疫细胞化学用于间皮细胞、间皮瘤细胞与腺癌细胞的鉴别

近年来，ICC对细胞学标本的应用已日趋成熟，细胞学标本的固定液能够很好地保存抗体，同时在技术层面和实践操作等方面也有进展，熟练掌握ICC技术，对实验室诊断有着实际意义。每种正常细胞或病变细胞都有各自表达的抗体，现代病理学在组织学上已广泛应用免疫组织化学（IHC），细胞学取材的细胞碎片，被启发用于包埋、切片从而能够利用微小组织碎片做IHC，如细胞悬液、细胞刷检、穿刺细胞碎片等微小标本的成功，细胞学者一直致力于能够在诊断需要时随时做出合格的ICC标本供辅助形态学诊断。

免疫细胞化学在细胞学标本上适用以下任何一种情况：

①积液标本中细胞数量明显增多，可能是肿瘤。

②细胞类型增多，呈多形性变化，或细胞种类增多。

③核质比增大，核分裂象增多，良、恶性鉴别。

④胞质内空泡增大，黏液细胞、组织细胞鉴别。

⑤小细胞恶性肿瘤，类型鉴别。

⑥多边形细胞、圆形细胞肿瘤中出现梭形细胞、多核瘤巨细胞、包涵体等形态。

⑦既往肿瘤病史，有病理诊断但形态学不能明确或会诊意见有分歧。

⑧肿瘤性小细胞单个散在，既往有乳腺小叶癌病史。

出现上述问题，除了加强对间皮细胞、间皮瘤细胞以及转移癌细胞形态学的认知能力，还可以进行免疫细胞化学染色的鉴别诊断。完全靠免疫细胞化学（纯辅助）或者完全形态学（纯形态）均是不可取的。细胞形态学可基本解决很多问题，在选择抗体方面只选择1～3种抗体就足以完成鉴别诊断，极个别的复杂病例或做学术研究时可多选择一些抗体进行标记分析。下面是常选择的用于浆膜腔积液涂片标本或细胞块标本进行免疫细胞化学鉴别的一些标志物。

- 上皮细胞标志物：CEA，leu，M-1；BerEP4，MOC31，B72.3，黏蛋白染色。
- 间皮细胞标志物：Calretinin，WT-1，CK5/6。
- 淋巴瘤标志物：LCA。
- 黑色素瘤标志物：S100，HMB45。
- 特异性标志物：TTF-1，肺；OC125，卵巢；ER，乳腺；CA19.9，消化道；Hepatocyte，AFP，肝；PSA，前列腺。

以上标志物并不是每种抗体都要做，关键是细胞学标本数量的多少和形态学的证据能够确定在哪一方面，未确定因素是什么以及初步诊断考虑何种肿瘤等。细胞学往往采用1～3种抗体就可以了，做多了反而适得其反，不能解释疑惑。

（马博文）

第四章

浆膜腔积液中的腺癌

　　浆膜腔积液中的腺癌常是由原发于各种器官的上皮性肿瘤转移至浆膜所致，也可以由邻近器官的腺癌侵及而形成（如卵巢癌侵及腹腔、盆腔浆膜等）。医院临床细胞学标本的诊断资料统计显示，腺癌标本在所有浆膜腔积液肿瘤标本中约占80%，当然这里面可能也含有极少数的其他肿瘤（如间皮瘤、生殖细胞肿瘤等），但除去这些误判，腺癌仍然为第一大类型。掌握腺癌的形态学诊断标准并准确判读，就可以提高积液标本的阳性发现率（敏感度），同时也对间皮瘤的形态学有了进一步的认识。

　　恶性积液的临床表现常是非常显著的，患者常有不能长期忍受的症状、体征。胸腔积液患者具有一些共同的症状：呼吸困难、胸痛、胸闷、消瘦、乏力、食欲减退及部分患者可有发热。这种恶性积液的一个重要特点是积液生成迅速、难以控制及抽液后又迅速生成并增多。心包腔积液的患者也基本上具有以上症状，甚至更为严重。腹腔（包括盆腔）积液患者常见症状为腹胀、腹痛、食欲减退、消瘦及其他各种腹腔恶性肿瘤所造成的症状、体征等。有上述这些症状和体征的患者，应当尽快抽取积液做细胞学检查，以利尽早诊断和治疗，有益于患者的康复。除了前述恶性间皮细胞肿瘤外，更多、更常见的是转移性肿瘤，尤其是转移癌。

　　腺癌是由柱状上皮细胞发生的上皮性恶性肿瘤。柱状细胞在组织学上包括柱状、立方、假复层纤毛柱状、高柱状等；在病理学上这些细胞是被覆在腺管、腺体和大的主要由立方细胞构成的腺器官上的细胞，因此常被称为腺上皮细胞、腺细胞、腺癌细胞等。由于柱状细胞的外形各有不同、各种柱状细胞构成的器官迥异而引起的细胞排列结构不同，以及肿瘤细胞的分化不同等原因，形成了形态多样、排列结构各具特点的腺癌细胞。对这些腺癌细胞特征的观察认识，有利于鉴别腺癌与间皮瘤，推测腺癌细胞的来源。腺癌细胞常形成一定的结构，这些结构形成各种形态的细胞团，不同部位的肿瘤具有一定的结构特点的细胞团，浆膜腔积液中的这些细胞结构保存得十分完好。

　　在腺癌细胞团的种类和形态学特征的描述中，常见的是单一形态存在。实际上腺癌细胞常是混合性出现的，由2种或2种以上的团状腺癌细胞构成了不同形态学特点的类型，也可以以一种类型为主，这些类型的细胞与腺癌的分类有着一定的联系。

第一节　肺　腺　癌

　　胸腔积液中最常见的腺癌源自肺腺癌，也可来自其他部位肿瘤的浆膜转移，对患者的

99

危害很大，治疗效果很差，患者可能在短期内死亡，快速得出诊断结论对临床决策具有重要意义。细胞学诊断恰好是这种快速得出结论的诊断方法之一。

肺与支气管拥有复杂的呼吸管道与腺泡，支气管从肺门入肺后反复分支呈树状，称支气管树。终末细支气管再分支成呼吸性细支气管，后者分支为肺泡管、肺泡囊。各肺叶支气管入肺叶后即反复分支形成小支气管、细支气管和终末细支气管。其复杂的结构构成了复杂的形态学，导致肿瘤的形态表现也很复杂，在胸膜转移或侵犯的腺癌的类型也就多样化。

一、小细胞微腺样型

形态描述

肿瘤细胞体积小，大小较一致。胞质少而嗜碱性，细胞外形为矮柱状或立方形。细胞核圆形或椭圆形，大小较一致。核染色质呈致密的颗粒状，核膜清晰且规整无畸形，核仁小而明显。此型细胞在构成上具有独特的外观：一般由数个至数十个细胞围圈形成圆圈样结构，大小较一致，类似小菊形。腺样团外周细胞排列呈圆弧状曲线。可见少数细胞质内有较大的空泡，但整体观察数量少。细胞学上的球形团应当是三维立体的，从细胞的方位可以看出，细胞团的表面有的是由细胞平铺组成，边缘部细胞则垂直于细胞团，而有的核为黏液覆盖，除边缘部细胞呈花边样外观外，黏液下的细胞核被描述为"苍白的核"形成类似切片所见的"空心"和边缘部花边样外观的腺体（图4-1～图4-5）。此种类型的细胞一般认为来自分化好的腺癌。

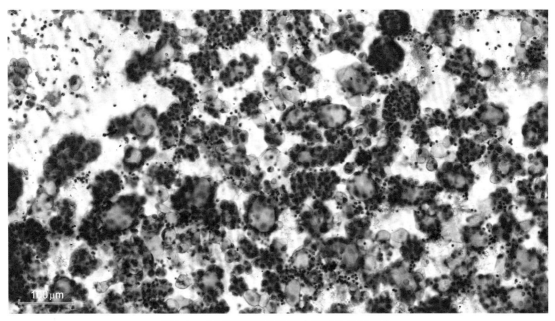

图4-1　小细胞球形腺样团（模拟涂片截图）

由数个或数十个细胞形成的三维团，其内细胞大小一致，缺乏游离于团外的单个细胞，黏液将球形团的中心覆盖，形成圆形"苍白核区"。MBW印片法制片（Pap×100）

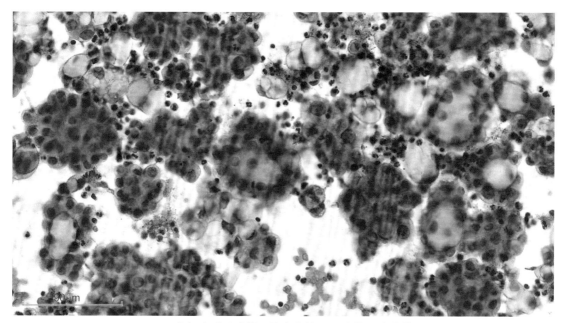

图4-2　小细胞球形腺样团的高倍镜所见（模拟涂片截图）

　　花边样腺样团细胞与黏液细胞混合，显示出的"苍白的核"表面是黏液覆盖核所致，这些细胞团是三维立体而非平面或切面。MBW印片法制片（Pap×400）

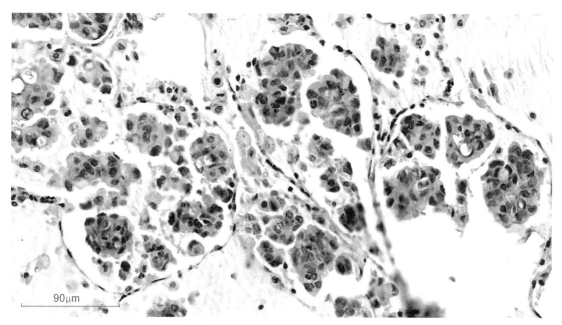

图4-3　肺腺癌组织学所见（模拟涂片截图）

　　组织学切片恰好切到有细胞核的部分，造成细胞团是实性的假象，这需要观察到"空心"部分时才能用思维分析来判断是三维的，这个观察过程称为"三维重建"。HE×400

浆膜腔积液细胞病理学诊断图谱

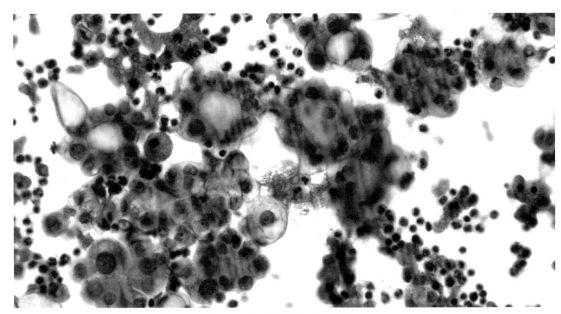

图4-4　肺腺癌的花环样结构

　　细胞学上的花环样结构是由几个细胞围成的小型花环，又被称为微腺体结构，这在腺癌的判断上极有意义。MBW印片法制片（Pap×400）

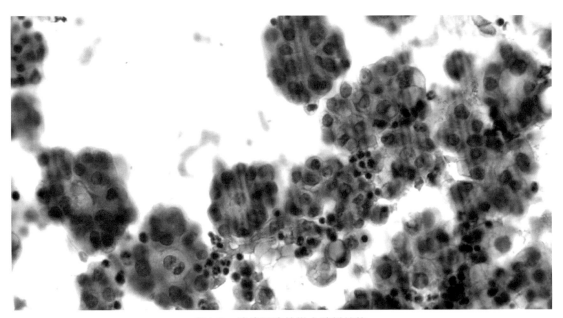

图4-5　腺癌细胞的微小腺样结构

　　多个微腺体结构构成了肺腺癌细胞的结构特点，由数个或数十个细胞组成，细胞之间相互连接紧密而成团，外形类似花环样特点。MBW印片法制片（Pap×400）

另一种小细胞微腺样型腺癌表现为由3～6个细胞围成的菊形，又称之为微腺体型腺癌，这是一种表现幼稚型腺体的腺癌，虽然形似"温良"，但生长迅速。可以是肺腺癌的结构（图4-6～图4-8），也可以是神经内分泌肿瘤的结构特点。

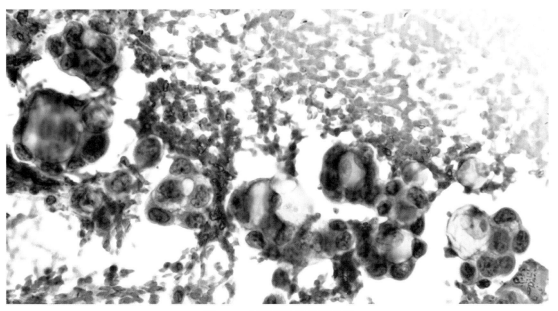

图4-6　**小型球形腺样团腺癌**

　　肺腺癌的三维小球形癌细胞团中常见少数花环样微腺体结构，细胞饱满，生长活跃，偶见分叶状黏液空泡。MBW印片法制片（Pap×400）

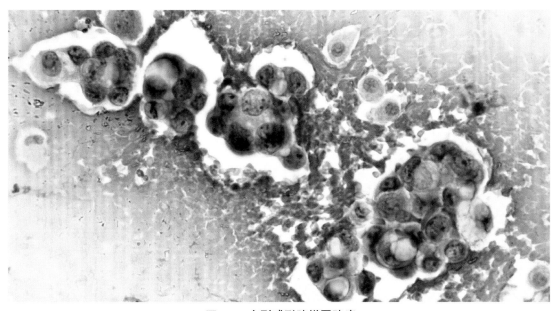

图4-7　**小型球形腺样团腺癌**

　　由几个或数十个细胞构成的具有异型性特点的三维团是判读腺癌的依据。MBW印片法制片（Pap×400）

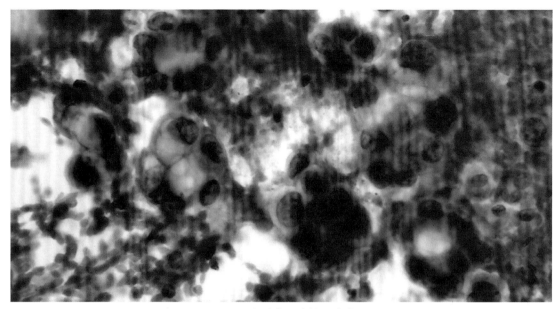

图4-8　小型球形腺样团腺癌

球形团内可见有分叶状黏液细胞，花环样团显示了由几个肿瘤细胞围圈形成多个孤立的微腺体，这是腺癌的判读指标。MBW印片法制片（Pap×400）

二、小细胞腺样、条索样及乳头状混合型

（一）形态描述

细胞体积小且大小较一致。部分细胞显示出与小细胞腺样型细胞相同的结构外观，而另有部分细胞构成由数个细胞形成的小球样结构：圆形，内有黏液空泡，细胞之间连接紧密，细胞团大小相仿具有三维立体感（图4-9～图4-12）。分化良好，胞质中可见含空泡的瘤细胞。细胞核内可见包涵体，核周有空晕。细胞团除小球形外，还可见乳头状细胞团，细胞较一致，砂粒体偶见。一般见于细支气管肺泡Ⅱ型细胞癌（图4-10、图4-13～图4-15），其超微结构的特点是在其胞质内见有多数板层小体，为高电子密度的环层状结构。据此，就可诊断胸腔积液中的癌细胞为细支气管肺泡癌，肺泡Ⅱ型细胞型。

肺泡Ⅱ型细胞胞质内的板层小体，与其他细胞的分泌颗粒不同，没有界膜的圆形颗粒，也可看作是分泌颗粒，因为从功能上说它可分泌表面活性物质。此种物质分泌至肺泡内可维持其表面张力。

（二）电镜观察

发生于细支气管Clara细胞的细支气管肺泡癌，在细胞顶端胞质内可见致密颗粒，表面存在微绒毛。超微结构观察识别或确诊肺泡Ⅱ型细胞型细支气管肺泡癌的关键证据为细胞胞质内见不同发育阶段的板层颗粒（图4-13B），称为板层小体。黏液细胞型细支气管肺泡癌的瘤细胞胞质内含有多量的黏液颗粒。

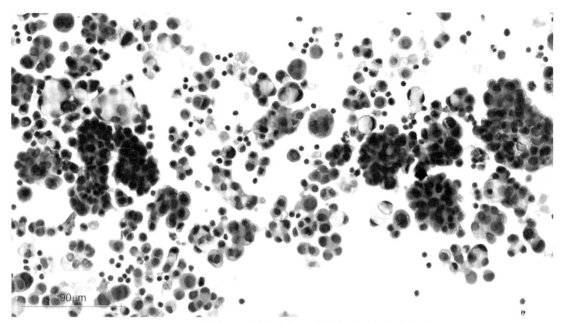

图4-9　混合性小细胞样分化好的腺癌（模拟涂片截图）

　　细胞体积总体较小，偶见有瘤巨细胞。小细胞大小较一致，成团或散在分布。成团者外形不同，呈小球形、大团样球形、梁状及条索样，其内细胞数量相差悬殊，有两个细胞至数十个细胞不等。MBW印片法制片（Pap×400）

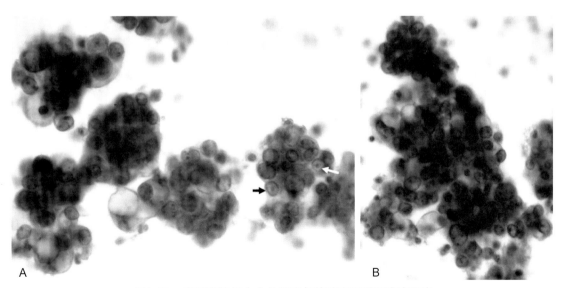

图4-10　胸腔积液标本中的细支气管肺泡Ⅱ型细胞癌细胞

　　大量的如同葡萄串样的三维腺癌细胞团大小较一致，细胞由数十个为一团，细胞表现"温良"；核仁与核膜清晰，核染色质均细，染色质质点少，核染色质向核膜集中使核膜增厚，并显示空泡状核，似有包涵体形成，间或有黏液空泡的印戒样细胞。MBW印片法制片（Pap×400）

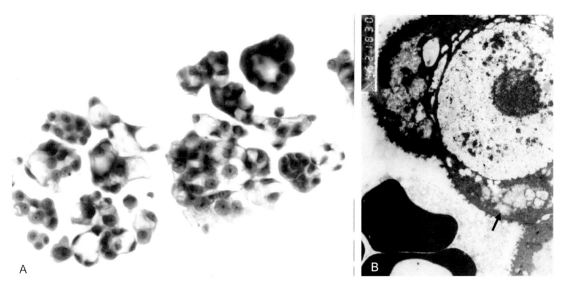

图4-11　黏液细胞型腺癌细胞团

　　由腺样、条索样或管状结构形成了腺癌三维团（A），细胞层次少，多为2层，胞质中富含黏液，这种腺癌常可能是黏液细胞型细支气管肺泡癌；胸腔积液标本电镜下见细胞表面有微细的微绒毛，胞质中见多量黏液池（B，箭头）。MBW印片法制片（Pap×400）

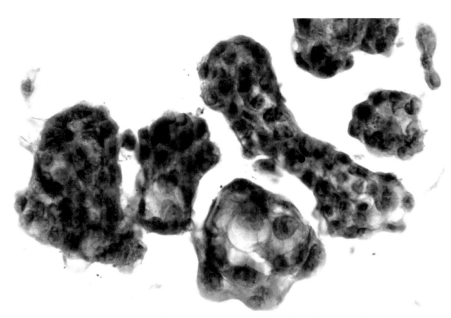

图4-12　高倍镜下的细支气管肺泡癌细胞的胸腔积液标本

　　条索样、球团样癌细胞团细胞大小较一致，相互连接紧密，无孤立的散在癌细胞出现；细胞内外有丰富的黏液。MBW印片法制片（Pap×400）

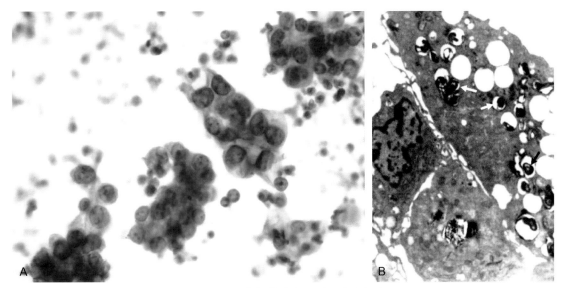

图4-13　细支气管肺泡Ⅱ型细胞癌细胞

　　腺癌细胞核因染色质向核膜集中、染色质质点少透光性好，形成泡状核（A）；电镜示癌细胞胞质内含丰富的板层小体（B，箭头），这是细支气管肺泡Ⅱ型细胞癌细胞的特征性诊断指标（B）。A.MBW印片法制片（Pap×400）；B.透射电镜（铅铀双染×3000）

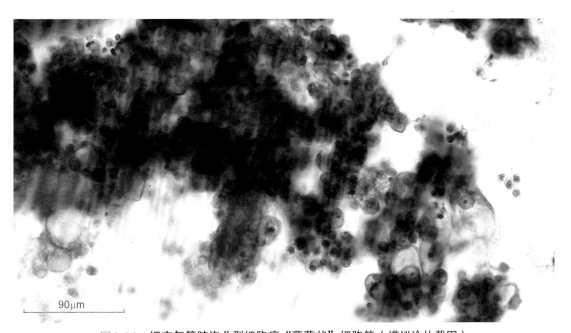

90μm

图4-14　细支气管肺泡Ⅱ型细胞癌"葡萄状"细胞簇（模拟涂片截图）

　　体积小的腺癌细胞数量非常丰富，细胞团外形类似葡萄串样，核分裂象极少见，巴氏染色下部分细胞团呈红色。MBW印片法制片（Pap×400）

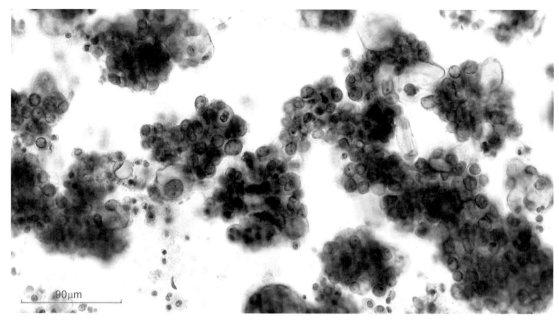

90μm

图4-15　细支气管肺泡Ⅱ型细胞癌的细胞簇（模拟涂片截图）

在大小一致的肿瘤细胞中，可见瘤巨细胞，其表现与其他肿瘤细胞相类似。标本来源于细支气管肺泡癌术后浆膜转移患者。MBW印片法制片（Pap×400）

（三）免疫表型

表达表面活性物质的抗体阿朴蛋白（SAP）、Kp16D蛋白、α_1-AT等，用ICC技术标记能够识别细支气管肺泡癌。

三、球管型、梁状型或梁状与球形混合型

形态描述

由立体感强的球形细胞团和呈管状结构的细胞团构成。球形细胞团可由前述的足球形、气球样、细胞密集性球形和细胞稀疏性球形细胞等构成。而呈管状结构的细胞团则由两层柱状细胞及两者之间腔隙构成腺管样结构组成。整齐排列。排列呈梁状，由各种球形细胞团构成。梁状排列的细胞大小较一致，整齐，呈条索样和虫状外观，也可呈分支状甚至乳头状外观。细胞大小一致、核形规整、有小核仁者为分化良好的肿瘤细胞；密集细胞团显示为粗大梁状，细胞重叠、饱满粗壮、核形不规整及深染者为分化差的肿瘤细胞。另见各种球形细胞团与梁状细胞团混合，偶见腺样结构的细胞团出现。此类型是常见的支气管肺癌细胞形态类型，为较大的支气管上皮细胞来源（图4-16、图4-17）。

四、乳头状型

形态描述

由大小一致、数量众多和排列整齐的瘤细胞形成乳头状结构，细胞团的细胞数量较梁状结构多，二级或三级分支、分支粗大、外周细胞排列整齐，有不完全的花边样外观（图

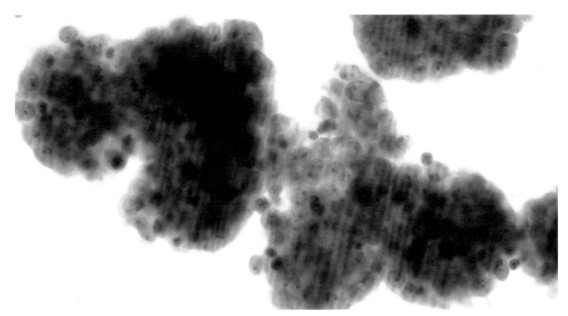

图4-16　梁状球形细胞团

　　圆形或变形的三维立体细胞团，其内细胞密集，核间距极小，核增大明显，核仁肥大，边缘部细胞垂直于球形团细胞形成花边样外观。MBW印片法制片（Pap×400）

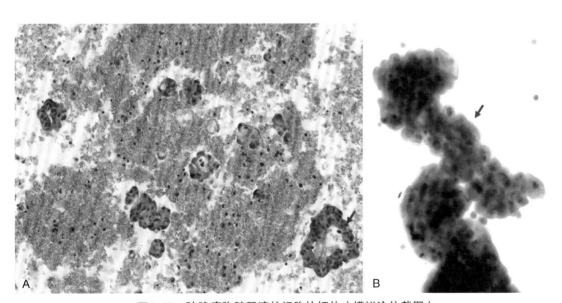

图4-17　肺腺癌胸腔积液的细胞块切片（模拟涂片截图）

　　石蜡包埋细胞块切片中见大量出血，其中腺样团不同大小，大的腺管中间为腺腔（A）；断裂的腺样团形成条索样（A，B箭头）。A.细胞块切片（HE×200）；B. MBW印片法制片（Pap×400）

4-18、图4-19），细胞多呈平铺状。细胞学观察到的细胞团结构是完整的外观，具有立体感，而非在切片中所见的切面外观，因此少见内在结构（纤维血管轴心），只有乳头断裂处可见纤维血管轴心的延伸痕迹，少见砂粒体。常见于卵巢癌的腹水标本中，少见于肺癌和罕见于甲状腺乳头状癌的胸腔积液标本中。

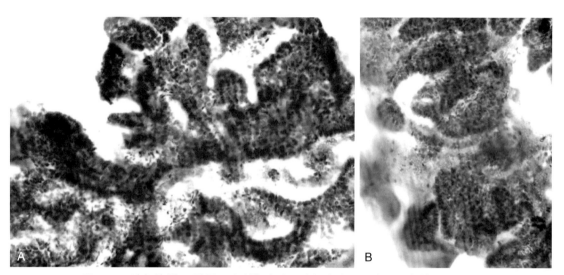

图4-18　肺部块影CT引导下穿刺与胸腔积液标本中的原发性支气管乳头状癌

　　CT扫描引导下肺部块影穿刺所见的乳头状癌细胞，呈二级或三级以上的分支，细胞体积小，乳头状细胞呈团外周细胞整齐栅栏样排列（A）；胸腔积液中乳头分支为二级以下分支乳头，边缘部细胞呈栅栏样（B），乳头断裂处细胞紊乱无整齐的栅栏样。A.CT引导下肺部肿块穿刺标本（直接涂片×100）；B.胸腔积液标本，MBW印片法制片（Pap×100）

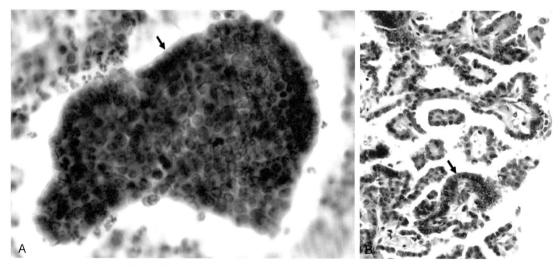

图4-19　晚期甲状腺乳头状癌患者的胸腔积液与原手术姑息性切除标本切片所见

　　由大小一致的肿瘤细胞构成较大的细胞碎片显示一个粗大的乳头局部，外周细胞垂直于团周边缘（A，箭头），但总有一边（A，下部）无垂直排列的细胞，显示出乳头断裂的痕迹。有空泡状核、核沟以及核内包涵体。术后2年出现胸腔积液。此前患者的手术后切片诊断为甲状腺乳头状癌（B）。A.MBW印片法制片（Pap×400）；B.组织切片（HE×200）

五、黏液空泡细胞与球形细胞团混合型

（一）形态描述

由黏液空泡细胞与球形细胞团构成。细胞最明显的特点是胞质中有大的饱满的分叶状空泡如气球样或印戒样，可以是散在或成团状分布，其他为球形细胞团。这种空泡为黏液性而非浆液性，其质感与外形均不同于浆液性空泡，黏液细胞胞质空泡由丝状黏液分隔成分叶状大空泡。这种形态类似印戒样，却非印戒细胞癌。印戒细胞癌的细胞体积小，以单个散在和微小的菊形团（见胃印戒细胞癌）分布，胞质一般嗜碱性蓝染，质感颗粒状，与组织切片中的空泡状不同。具有黏液空泡的腺癌不能直接判读为印戒细胞癌黏液癌，而只能描述为印戒样癌细胞（图4-20～图4-24）。

另有一种细支气管肺泡癌为黏液型或杯状细胞型，这种上皮性肿瘤细胞一般认为来源于支气管黏膜的杯状细胞或分泌黏液的细胞。细胞以具有大的黏液空泡为主的单个散在或呈球形团为特点。几乎每个细胞均含有黏液空泡。肿瘤来源于细支气管的黏液细胞或杯状细胞（图4-22、图4-23）。

有些黏液空泡不是位于细胞胞质内，而是在细胞外和细胞之间形成巨大的空泡将三维团中心遮盖，形成黏液空泡后的细胞核淡染似"苍白的核"，外形类似足球样（图4-24）。

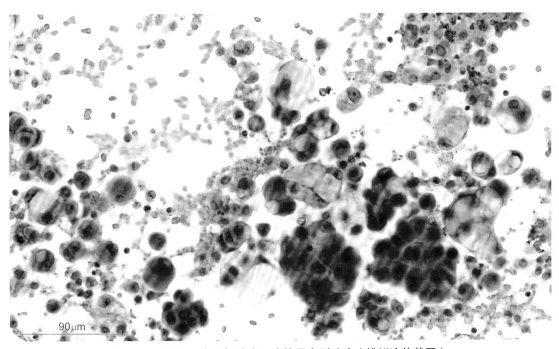

90μm

图4-20　三维立体团与黏液细胞的混合型腺癌（模拟涂片截图）

由无黏液的、体积较小的和大小一致的球形团癌细胞与黏液细胞从孤立到成团的癌细胞共同构成。其中黏液细胞体积肥大，其内黏液呈分叶状大空泡。MBW印片法制片（Pap×400）

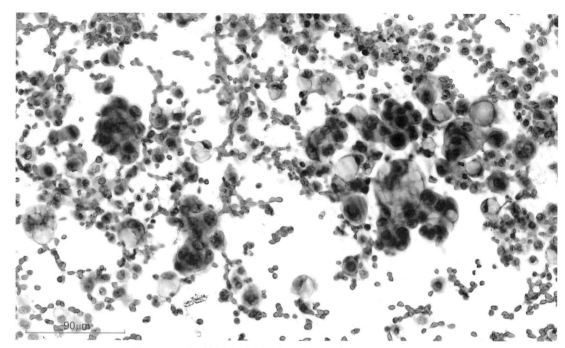

90μm

图4-21　孤立的黏液细胞形成印戒样细胞（模拟涂片截图）

　　孤立或散在的印戒样细胞出现的频率较高，但非印戒细胞癌，这是一种由黏液细胞和非黏液细胞构成的、具有一定分化程度的腺癌细胞。MBW印片法制片（Pap×200）

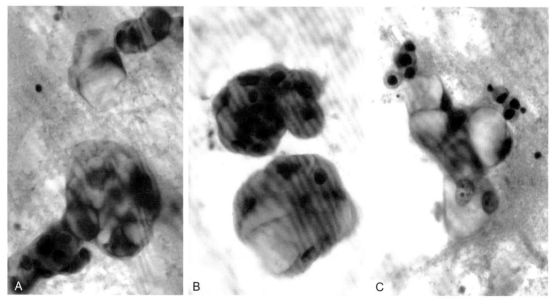

图4-22　细支气管肺泡癌（黏液型）

　　杯状细胞型细支气管肺泡癌由一致的黏液细胞构成，以少数细胞构成的球形团多见，细胞核被胞质内的分叶状的黏液空泡挤向一端，形成偏位核。MBW印片法制片（Pap×400）

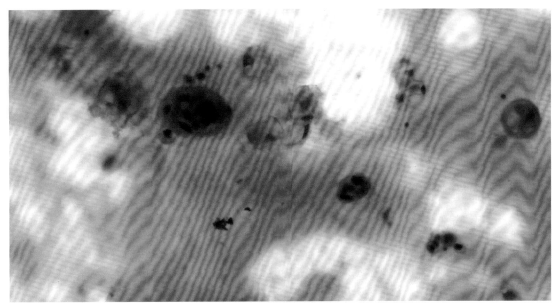

图4-23　黏液性细支气管肺泡癌

　　单个或小球形的黏液细胞在溶血的背景中，由于细胞核小易被误认为巨噬细胞，但杯状细胞癌的胞质内含大的单个或分叶状黏液空泡，而缺乏颗粒样或泡沫样质感。MBW印片法制片（Pap×400）

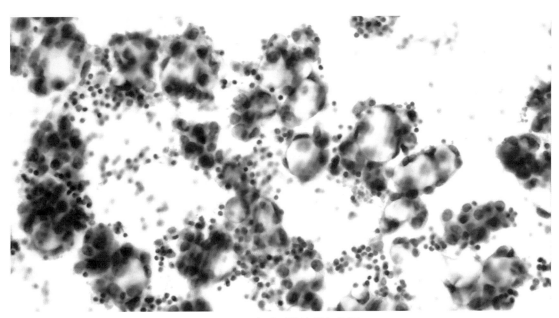

图4-24　小球形黏液样细胞团

　　小球形团边缘部深染，核被挤向周边，黏液将团内细胞核遮盖，形成"苍白样核"，以肺腺癌居多。MBW印片法制片（Pap×400）

（二）鉴别诊断

浆液性空泡呈泡沫样或不具备分叶状黏液的质感，多见于巨噬细胞及其吞噬浆液后的肿胀变性形态中。巨噬细胞的胞质内出现浆液性液体是由细胞内外渗透压差异所造成的，这种假象对于初学者来讲常常是误判的根源。

六、大嗜酸性细胞型

形态描述

这种类型的细胞来源于较小的支气管上皮的立方细胞，发生于这种细胞的肿瘤目前已被命名为嗜酸性细胞癌，与其他类型的腺癌不同的是，其基因型不同，其胞质显示明显的嗜酸性颗粒状或部分胞质由于嗜酸性颗粒消失而形成透明细胞，在细胞学标本中其过程是渐进性的，故常见不完全透明或残余嗜酸性颗粒的痕迹。细胞为多边形或类圆形，外形饱满肥大，胞质量多。细胞核稍大，呈圆形或扇形，核偏位，核膜薄而规整，核染色质较均匀但深染，核质比很小，是核质比最小的腺癌，有时在穿刺标本中确认良恶性都有困难。细胞分布可成片、成团散在（图4-25、图4-26）。嗜酸性细胞在透射电镜下具有明显的特征：大量线粒体。这种特征也被认为可能是功能性改变。

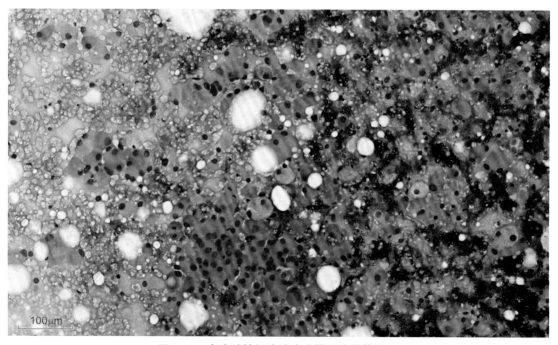

图4-25　大嗜酸性细胞腺癌（模拟涂片截图）

大量的孤立型或松散的片状腺癌细胞，细胞体积大，大小不一，胞质丰富，颗粒样胞质红染或胞质淡染、透明，细胞核中位或偏位。MBW印片法制片（Pap×200）

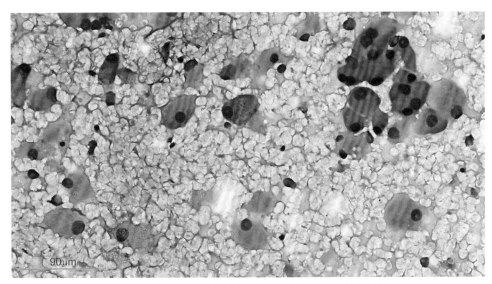

图4-26 高倍镜下的大嗜酸性癌细胞（模拟涂片截图）

体积硕大的癌细胞胞质红染，强嗜酸性，颗粒感，核偏位，少数居中，核体积较小，容易被误认为良性间皮细胞胸腔积液。MBW印片法制片（Pap×400）

七、毛玻璃样大球团型

由多个细胞构成的大型细胞团（也是一种"细胞饼"），类似于乳腺癌的大团型，但其团内黏液多而核呈"苍白"样。微调观察见细胞核增大与核仁增大，此型少见，见到的病例多为高龄老年人（图4-27）。

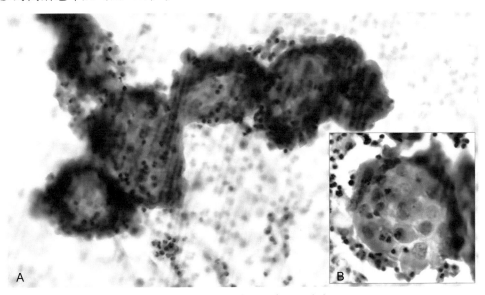

图4-27 毛玻璃样大球团型腺癌

高龄患者的胸腔积液标本所见，大的球形团，其周边细胞核深染突出有凌乱的花边样（A），中心细胞核淡染呈"苍白"样核，但细胞增大，核具有异型性，核仁大，显示恶性细胞学特点（B）。MBW印片法制片（A，Pap×200；B，Pap×400）

八、镶嵌样腺癌

细胞之间的镶嵌样结构指相邻两个细胞之间等距离所形成的"核切迹"，实际上这些切迹是肿瘤细胞相互拥挤所造成的。一般用来描述小细胞癌的类似现象，极少见腺癌中出现此种形态，因此需要与小细胞癌相鉴别。腺癌细胞体积大，呈条索状或小球形细胞团的排列方式（图4-28～图4-30），核仁小，核分裂象多见，胞质较多；而小细胞癌体积小，

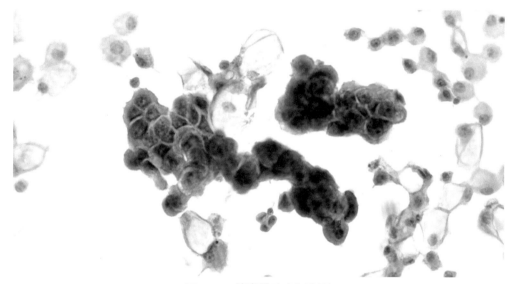

图4-28　镶嵌样腺癌细胞团

细胞团外形椭圆状或条索样，细胞胞质稀少，不嗜色，致密拥挤重叠排列，其透明的胞质在覆盖的核上形成线条样透亮边缘，呈镶嵌样结构。MBW印片法制片（Pap×400）

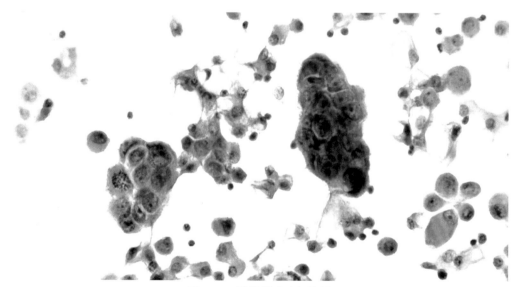

图4-29　镶嵌样腺癌细胞团

椭圆形细胞团呈平面感或重叠镶嵌三维感，染色质较细致，核仁小或不清，核分裂象多见。与周围的间皮细胞相比较，腺癌细胞成团、核增大和核分裂象，具有非典型性。MBW印片法制片（Pap×400）

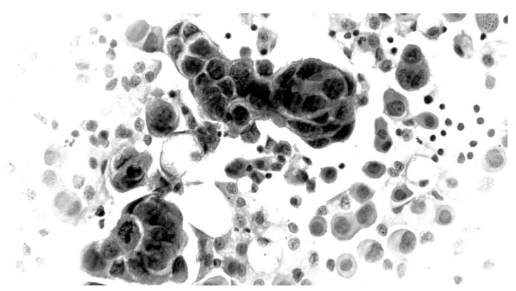

图4-30 **镶嵌样腺癌细胞团**

　　细胞之间互相包绕镶嵌，由透明的胞质勾勒出细胞界限，球形团多层包绕，形似角化珠但胞质嗜碱性染蓝绿色。MBW印片法制片（Pap×400）

　　呈小簇状、链状或蠕虫状，核切迹清晰，"椒盐状"核染色质等。两者具有不同的形态和不同的免疫细胞化学表达。另外，在浸润性小叶癌的胸腔积液标本中也可以见到成串的相互间有切迹和镶嵌状的癌细胞，其细胞体积大于此镶嵌状腺癌的细胞。但目前观察的这种现象只是一个表象，尚不能认定来源关系，还需要对多个病例进行更细致的观察和研究。

九、散在细胞型

　　散在细胞型为常见的肺癌类型，称为间变性癌，分为大、小细胞两种。这些肿瘤细胞以散在分布为主，可以见到三维团。以散在分布为主的细胞分为两种：一种是以一致性的小细胞散在分布的腺癌细胞类型小细胞间变性癌细胞（图4-31）；第二种是以中等大小的肿瘤细胞为主，混杂有较多数量的巨大细胞（瘤巨细胞），即大细胞间变性癌细胞（图4-32～图4-35），外观"温良"等形态的腺癌细胞（图4-32～图4-34）。散在分布为主的腺癌细胞偶伴有少量成团的腺癌细胞，说明其分化不等或不同分化的现象是存在的。这两种均是分化差或恶性度高的类型，尤其是后一种（巨细胞型）显示间变性癌的特点：巨大细胞、散在分布为主、细胞大小悬殊、核分裂象多、胞质嗜碱性和无大的黏液空泡等（图4-32～图4-44）。虽然小细胞间变性癌的瘤细胞体积小且大小较一致，但与大细胞间变性癌患者的预后没有显著差异，化疗疗效差，短期内病死率高（因出现胸腔积液而就诊的患者一般在1～2个月死亡）。

　　鉴别诊断

　　具有单核或多核瘤巨细胞的多形性恶性间皮瘤的细胞学所见与间变性大细胞型腺癌相似（图4-38），尤其是单核或双核瘤巨细胞形态，核偏位，有较大的核仁，易被误判为腺癌。仔细观察，小体积的肿瘤细胞显示了小圆形细胞、小梭形细胞等间皮瘤细胞的谱系形态（图4-38、图4-39），而腺癌大小不等的圆形癌细胞、核分裂象更多于间皮瘤细胞，并且不显示谱系过程形态（图4-40～图4-44），因而鉴别并不困难。个别腺癌病例的细胞只显示体积大小不同的特点（图4-44），更重要的是，这些小的细胞中无梭形细胞，这是间皮瘤细胞分化中更为重要的一个环节。

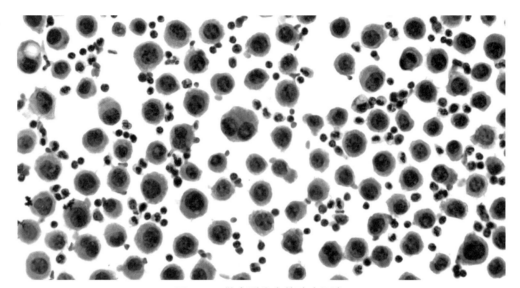

图4-31　散在型为主的腺癌细胞

满视野中等大小单一性腺癌细胞，胞质量较多，核仁增大，以中位核居多，双核细胞可见。由于核位置居中，常常被误诊为间皮瘤。此类型细胞貌似"温良"，但预后较差。MBW印片法制片（Pap×400）

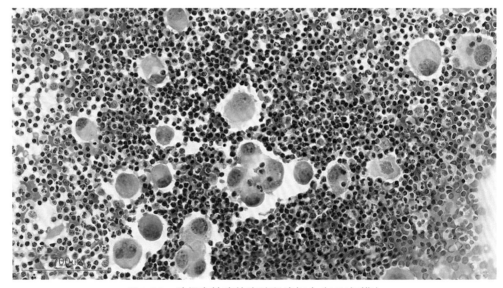

图4-32　肺间变性癌的胸腔积液标本（VM扫描）

体积巨大、大小不等和散在分布的腺癌细胞，可见由少数细胞组成的细胞团，核大多偏位，双核（"蛙眼细胞"）多见，伴有炎性背景，这种肺间变性巨细胞癌的预后很差。MBW印片法制片（Pap×200）

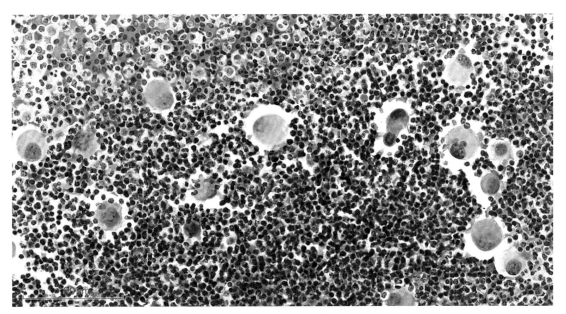

图4-33 散在细胞型腺癌（截图放大）

　　腺癌细胞以孤立性散在形式或少数形成小团样存在，核偏位，双核癌细胞核位于胞质一端，类似"蛙眼"，被称为"蛙眼细胞"，是判断腺癌的有意义细胞。MBW印片法制片（Pap×200）

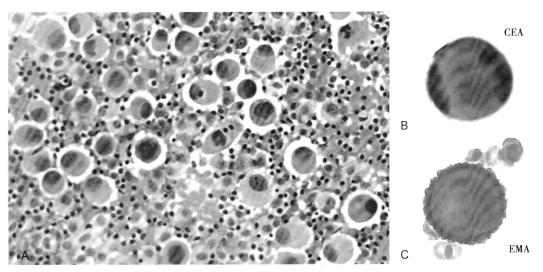

图4-34 散在细胞型腺癌

　　散在的圆形、核贴边的低分化腺癌细胞，胞质丰富，核膜规则圆滑，显示出"温良"的外观（A）。
A. MBW印片法制片（Pap×200）；B. ICC（CEA阳性）；C. EMA阳性

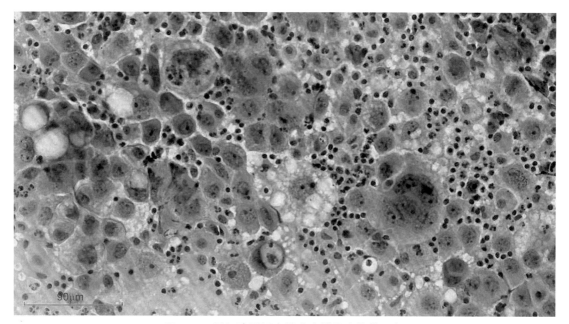

图4-35 巨细胞型间变性癌（模拟涂片截图）

　　大量的散在或呈松散的片状团腺癌细胞大小不等，瘤巨细胞增多，有大的核仁，背景中有中性粒细胞和淋巴细胞。图4-33病例的右侧锁骨上淋巴结穿刺涂片（Pap×400）

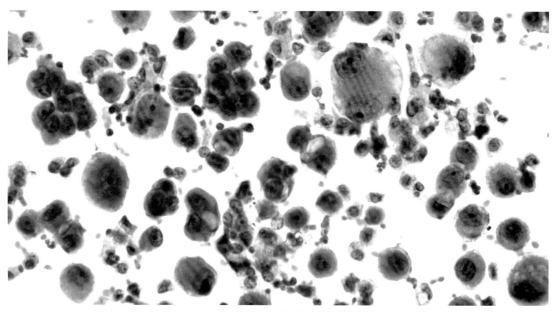

图4-36 巨细胞型间变性癌

　　散在或小簇状分布的大小不等的腺癌细胞数量多，大小极不一致，双核或多核的瘤巨细胞多见；其中可见少数成团的腺癌细胞，细胞体积小于散在的细胞。MBW印片法制片（Pap×400）

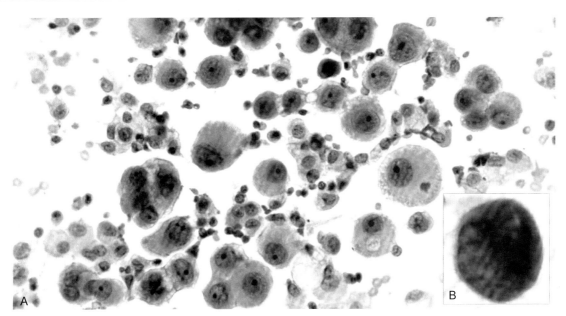

图4-37　巨细胞型间变性癌

　　腺癌细胞核偏位或少数居中，单核或双核。细胞大小不一致，核仁肥大，胞质丰富，胞质内因退变而出现非黏液性小空泡（A），EMS阳性表达（B）。A.MBW印片法制片（Pap×400）；B.ICC（EMS×600）

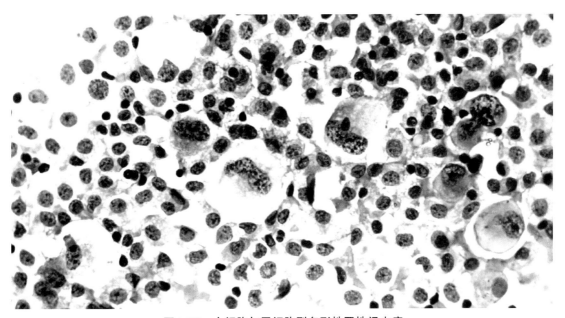

图4-38　小细胞与巨细胞型多形性恶性间皮瘤

　　偏位核的瘤细胞体积巨大，双核"蛙眼细胞"可见；胞质丰富，核染色质粗糙，星状核仁，颇似腺癌。但对背景中体积小的细胞的观察，发现这些细胞同样具有异型性特点，具有高核质比的幼稚型肿瘤细胞，其中墨碳状核细胞为凋亡细胞。MBW印片法制片（Pap×400）

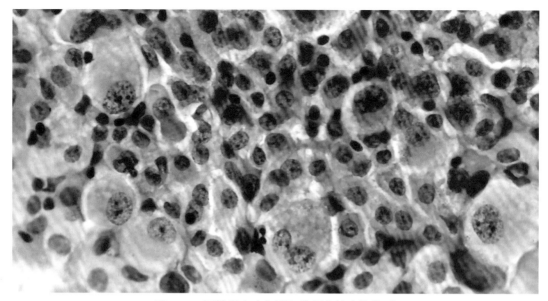

图4-39 恶性间皮瘤与巨细胞间变性癌的鉴别

间皮瘤细胞大小不等,梭形或椭圆形,表现肿瘤细胞由幼稚到成熟的谱系过程;其中的核偏位大细胞为间皮瘤的瘤巨细胞,注意观察小的梭形、类圆形细胞,体积虽小却具有异型性特点,显然这不是腺癌细胞所拥有的特征。MBW印片法制片(Pap×400)

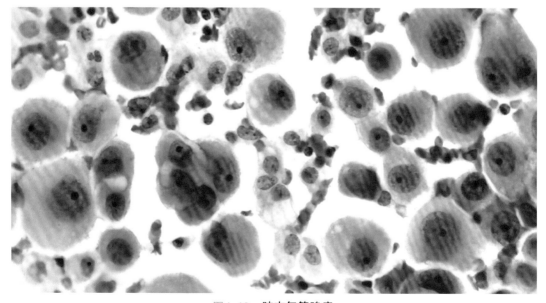

图4-40 肺支气管腺癌

散在与小团状分布的癌细胞数量多,体积大,核增大,核仁肥大,胞质深染均质,显示出腺癌细胞的异型性特点,有"开窗"样空泡。背景中的体积小、核淡染的细胞无异型性特点,为巨噬细胞或间皮细胞。MBW印片法制片(Pap×400)

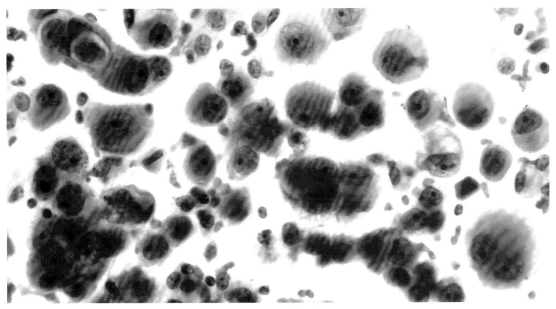

图4-41　支气管腺癌

　　散在、链状或小团状的腺癌细胞大小不等，可见双核腺癌细胞（"蛙眼细胞"），核仁肥大，胞质深染显厚。MBW印片法制片（Pap×400）

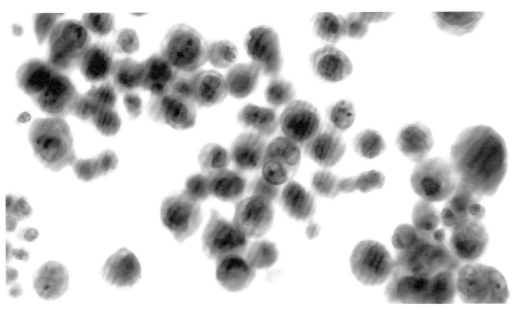

图4-42　低分化腺癌的散在类型

　　肺支气管腺癌液基制片显示单个细胞的三维感强，胞质与核的结构清晰，核分裂象可见。液基制片（Pap×400）

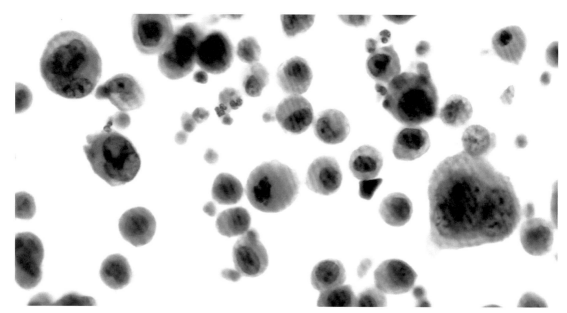

图4-43　低分化腺癌

　　背景清晰，对比度好，镜下细胞结构清晰，核染色质呈粗颗粒状或凝聚块状，核仁明显，多核瘤巨细胞多见。细胞大小不一，双核或多核多见，核染色质粗糙，核偏位或居中，核分裂象可见。液基制片（Pap×400）

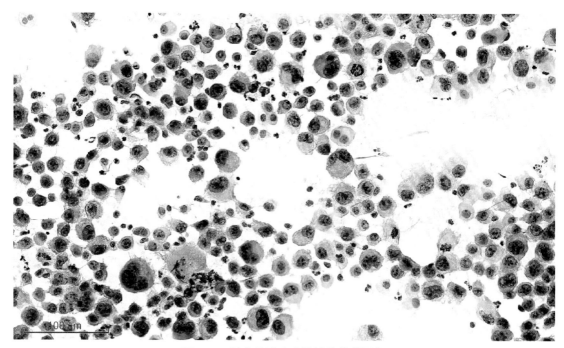

图4-44　低分化腺癌（模拟涂片截图）

　　与图4-43同一病例的印片法制片所见，细胞大小不一致，单核、双核和多核瘤巨细胞多见；以圆形细胞为主，基本无梭形细胞；偏位核，核仁肥大，核分裂象多见。以上为低分化癌的特点。MBW印片法制片（Pap×100）

十、具有腺癌样形态的神经内分泌癌

具有腺癌样形态的神经内分泌癌是发生于支气管黏膜中的神经内分泌细胞（K细胞）的一种肺癌，一般表现为分化好、恶性度低，因此常被称为类癌。肺癌中常见有神经内分泌肿瘤，如小细胞类癌和小细胞癌（见小细胞癌项下）。腹水细胞学中也常常发现卵巢类癌。在浆膜腔积液标本中鉴别神经内分泌癌是十分困难的，见到如一致性小细胞、分化良好、由数个细胞组成的菊形团等，在诊断腺癌之前，必须意识到神经内分泌肿瘤的存在可能，此时做电镜和免疫细胞化学就有其必要性了。

（一）基础细胞

神经内分泌细胞。

（二）形态描述

细胞学观察到以下的形态与特征应引起注意：癌细胞体积小，大小一致，胞质量中等到较少，由腺样或菊形团样结构等组成。小菊形细胞团尤其显著，其是由3～7个细胞形成的假菊形团，有时可见成串状团（一般由两三个细胞形成）。这些细胞之间有紧密的连接结构和透光区，胞质红染，核居中或贴边，形似腺癌样（图4-45～图4-49），常被当作腺癌诊断。若见到以上形态特点，应该建议再送检做电镜观察或ICC标记（图4-47、图4-49）。透射电镜下胞质内含较多的神经内分泌颗粒，细胞器发达，并见微丝、微管，细胞基底部可见基膜。

（三）免疫表达

免疫细胞化学染色中Syn、CgA、NSE、CD99等阳性，TTF-1、CK7、CK20等阴性有助于鉴别。

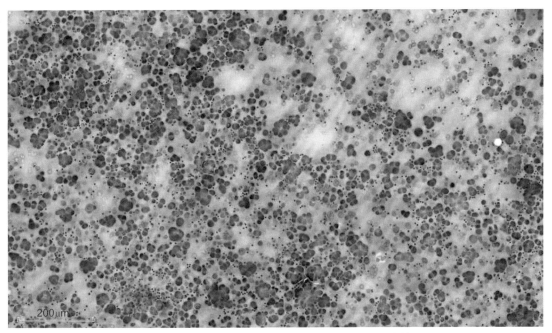

图4-45　花环样的类似腺癌细胞的肿瘤细胞（模拟涂片截图）

大量的由3～5个细胞或更少的细胞构成排列方式，细胞之间有连接关系，核贴边，形态类似腺癌，这是神经内分泌癌的一种类腺癌形式。MBW印片法制片（Pap×100）

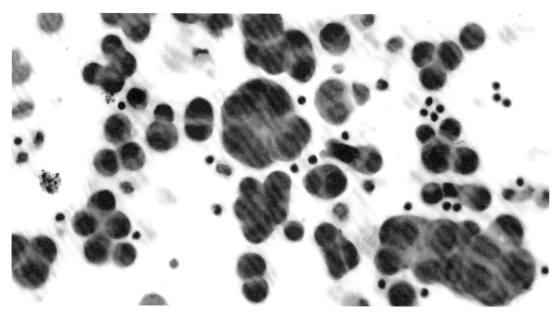

图4-46　形态类似腺癌的神经内分泌癌

由数个细胞或是2～3个细胞形成小团样连接方式的细胞团，其核偏位，核染色质均细，核仁小或不清，细胞团外周呈圆弧状，边界清楚，类似腺癌。MBW印片法制片（Pap×400）

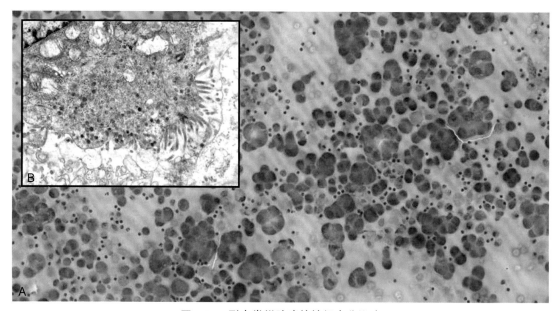

图4-47　形态类似腺癌的神经内分泌癌

小菊形团与散在细胞混合分布（A），与腺癌鉴别很难，须采用电镜观察或免疫细胞化学标记鉴别，电镜下胞质中见高密度电子颗粒为神经内分泌颗粒（B）。A.MBW印片法制片（Pap×400）；B.铅铀双染×3000

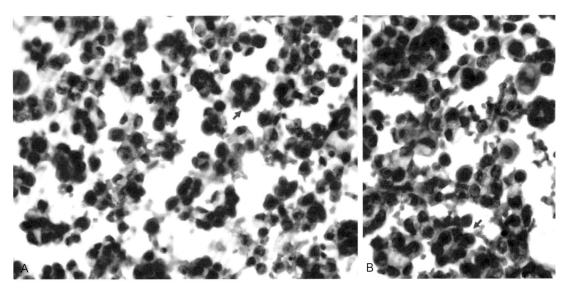

图4-48　神经内分泌肿瘤——卵巢类癌的腹水标本

3~7个一致性的小细胞围绕形成花环样、菊形或假菊形（A、B，红色箭头），形态似"温良"；与卵巢的内膜样癌的数十个细胞构成的花环样相似，但在细胞体积大小和构成假菊形的细胞数目上类癌细胞体积小和数目少。MBW印片法制片（A，Pap×400；B，Pap×600）

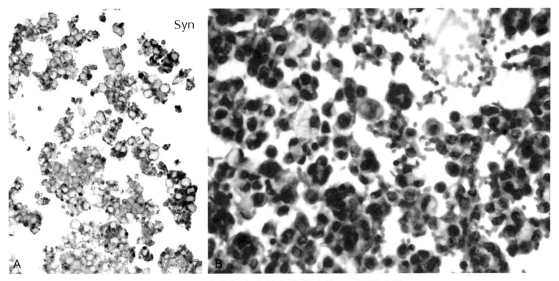

图4-49　腹水标本中的卵巢类癌的Syn阳性表达

细胞块免疫细胞化学标记突触素（Syn）阳性表达（A）；一致性的体积小的细胞，呈微型花环样或菊形（B），由少数细胞组成，间或有黏液细胞出现。A.细胞块切片ICC（Syn×200）；B. MBW印片法制片（Pap×400）

第二节　卵巢恶性肿瘤

卵巢恶性肿瘤是腹水标本中最常见的送检积液标本的肿瘤类型之一。积液中发现的肿瘤中，原发于肺部的肿瘤居胸腔积液标本的第一位，而原发于卵巢的肿瘤居腹水标本的第一位，卵巢癌占整个积液标本的第二位，仅次于肺癌。同时卵巢肿瘤的类型复杂，包括交界性浆液性或黏液性乳头状腺癌（含交界性肿瘤）、生殖细胞肿瘤、性索间质肿瘤、神经内分泌肿瘤、间叶组织肿瘤以及各种转移性肿瘤六大种类。其复杂性非其他脏器来源的肿瘤可比。

一、交界性浆液性/黏液性乳头状肿瘤

交界性浆液性/黏液性乳头状肿瘤（SBT/MBT）是一组交界性肿瘤，其分型良恶性存在很多争论，过去有人认为属浆液性或黏液性良性乳头状囊腺瘤，但随访后的不少病例出现了转移或复发。组织学上对该瘤的形态学研究讨论很多，基本达成该瘤为"低度恶性肿瘤"的共识，目前临床上按照低度恶性肿瘤进行治疗处理。尽管组织学上辨识该瘤良恶性有一定困难，但在有浆膜腔积液的情况下，细胞学所见只要可除外假性间皮细胞团，上皮细胞团多见，就是恶性肿瘤。

形态描述

涂片可见有浆液或黏液的单一类型的柱状上皮细胞，体积大小较一致，以无黏液或有黏液的小团、成片或条索样团等为主分布于涂片中，个别散在的细胞孤立游离于细胞团之间。成片的细胞团，平面感较明显，边缘部细胞以栅栏样垂直于细胞团。如果单个细胞具有异型性特点，为恶性肿瘤的可能性较大；如果发现极少数微小腺体内出现层状年轮样改变，为砂粒体结构（图4-50），此时恶性的可能性加大。整个涂片中所见细胞缺乏异型性，显得"温

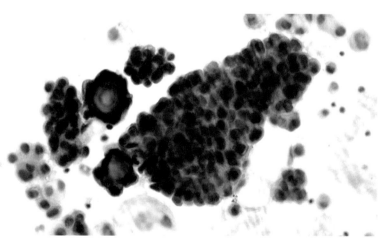

图4-50　卵巢低度恶性浆液性乳头状肿瘤标本中的砂粒体

成片或簇状排列并大小一致的腺细胞，无明显异型性；外周细胞呈栅栏样垂直于细胞碎片；位于腺样菊形排列细胞的中央具有环形层状结构体，为砂粒体。患者手术后切片诊断卵巢浆液性乳头状瘤，未经腹腔/盆腔化疗药物冲洗，术后10个月出现腹水。MBW印片法制片（Pap×400）

良"的形态学使诊断者在下结论时犹豫不决。见有以上细胞学特点的卵巢肿瘤应该判读为"交界性乳头状肿瘤",与组织学用语相一致,同时也便于与临床医师交流。

二、浆液性乳头状囊腺癌

浆液性乳头状囊腺癌(SPC)是最常见的卵巢恶性肿瘤,占40%~61%。组织学上肿瘤细胞呈乳头状多分支或丛状改变,其乳头间质常不明显,也可呈腺样结构。根据不同异型性特点,分为高分化、中分化及低分化三型。

形态描述

浆膜腔积液(腹水)标本中常见大量的团状腺癌细胞,一般为混合性细胞团:乳头状、梁状、腺样、腺管状以及球团状。球团状腺癌细胞可由细胞少的球形团或足球样球形团构成,也可由细胞量多的大球形团(密集型球形团)构成。混合各类型细胞团是SPC的主要构成特点,故在诊断腹水标本中卵巢癌的形态学特点发挥着重要作用:一是良恶性定性容易,二是分类准确可靠。腺癌细胞中有10%~30%的细胞胞质中有大的空泡,但这不代表是混合有黏液性癌,而是腺癌细胞的共性特点。

不同分化特点形态的细胞混合也是SPC构成特点,诊断时应以数量优势确定分化的好坏。分化好的腺癌细胞以成团存在为主,极少散在;细胞体积小且较一致;以大的细胞团和球形、腺样结构为主要构成,但也有小的细胞团出现;核分裂象很少见;可有砂粒体出现(图4-51)。分化差的腺癌细胞以细胞大和大小不一为细胞学表现。大的细胞体积很大

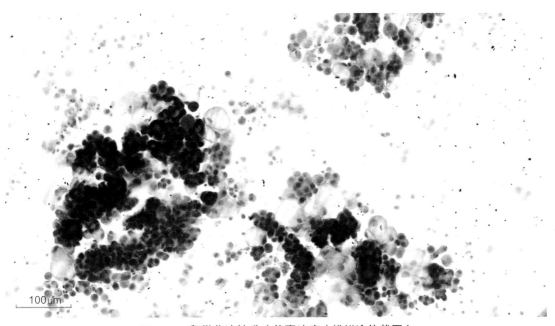

图4-51 **卵巢浆液性乳头状囊腺癌(模拟涂片截图)**
条索状、管状或花环样细胞团大小较一致,花环状微腺体内及微腺管内多见砂粒体。MBW印片法制片(Pap×200)

且胞质量很多。核也很大,形成单核和多核癌巨细胞,在涂片观察中非常明显。细胞成团或散在分布,多为混合性。核分裂象多见。整体观细胞团以细胞少的小细胞团为主要表现,一般由数个至数十个细胞组成一团细胞。中分化细胞则介于上述两者之间,细胞的异型性程度高于高分化类型而低于低分化类型,也可是分化好与分化差细胞表现的混合形态。低分化浆液性乳头状囊腺癌以大的细胞碎片、高密度的细胞成分、饱满的活跃性癌细胞为主要所见;细胞团边缘部细胞极性消失,排列紊乱;癌细胞常常见退化变性,胞质量极少甚至裸核(图4-52);伴有大的砂粒体;背景中见有坏死物。

乳头状癌的重要特征之一是砂粒体(图4-51~图4-53),一般认为其为细胞死亡后的钙化。笔者观察发现,砂粒体的形成是从微小腺体或微小管的内腔开始呈层状坏死,然后逐渐由内及外形成"年轮样"结构。这样的砂粒体的外周还能观察到细胞核或胞质的局部,直到大的砂粒体形成时才看不到核或胞质。细胞学标本观察到的砂粒体多为前者。

在一些病例的涂片中没有见到砂粒体,以小的乳头状团为主,散在的孤立性细胞很少见,其细胞成分单一,体积大小一致。细胞团边缘部细胞呈栅栏样排列(图4-54、图4-55),这种类型的肿瘤细胞分化较好,形态"温良",术后五年生存率较高。

三、黏液性乳头状囊腺癌

(一)形态描述

黏液性乳头状囊腺癌(MPC)也是常见的卵巢上皮性恶性肿瘤。大体标本切面观由囊性和实体区域组成。组织学上瘤细胞表现为腺样结构、乳头状结构,以柱状或高柱状

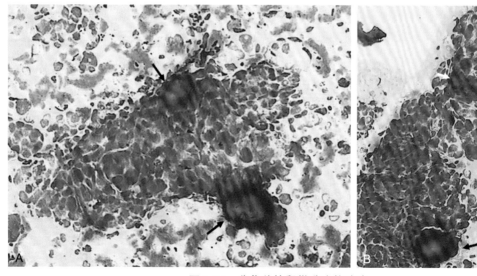

图4-52 **分化差的卵巢乳头状腺癌**

以大的细胞碎片、高密度的细胞成分、饱满的活跃性癌细胞为主要所见;细胞团边缘部细胞极性消失,排列紊乱(A,B);癌细胞常常见退化变性或坏死,胞质量极少甚至裸核;伴有体积巨大的完整砂粒体(外周细胞已完全不能辨认)形成(箭头)。MBW印片法制片(Pap×400)

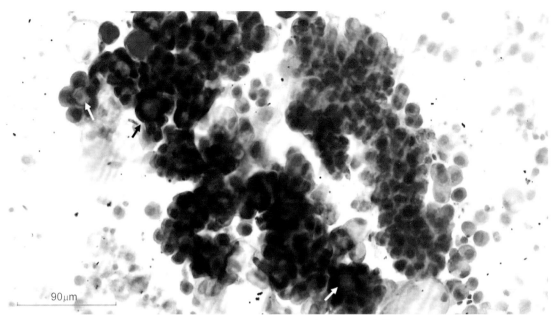

图4-53 **卵巢浆液性乳头状囊腺癌（模拟涂片截图）**

花环样细胞团内多见层状结构的砂粒体（黑色箭头），其外周仍然有腺癌细胞的局部存在（白色箭头示初期层状坏死），说明这种砂粒体源于微腺体或微腺管的腔内由内向外层状坏死。MBW印片法制片（Pap×400）

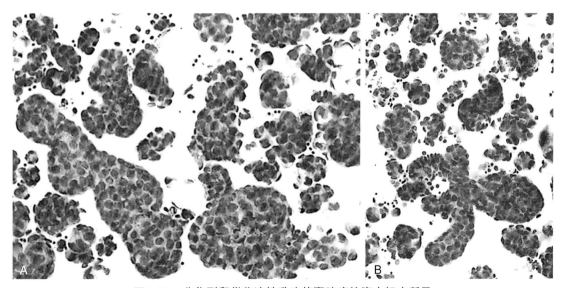

图4-54 **分化型卵巢浆液性乳头状囊腺癌的腹水标本所见**

大量的乳头状或微小乳头状细胞团（A、B），细胞团外周有整齐的花边样上皮细胞呈栅栏样排列，由一致性小圆形细胞组成，缺乏瘤巨细胞，无或少见砂粒体，无黏液和少见黏液细胞。MBW印片法制片（Pap×200）

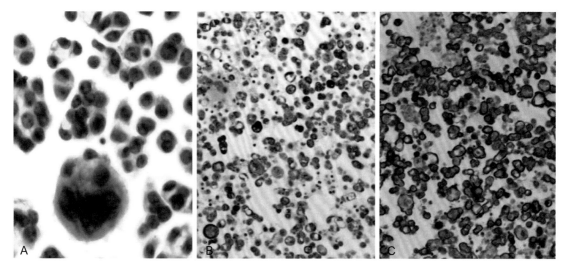

图4-55　卵巢浆液性乳头状囊腺癌的ICC标记

　　低分化的卵巢浆液性微乳头状囊腺癌，在腹水中的细胞较松散，少见大的成团肿瘤细胞，而呈微乳头或松散分布（A）。ICC标记显示：CK7少数阳性表达（B）；CA125强阳性（C）。A.液基制片（Pap×400）；B.细胞块切片（CK6×400）；C.CA125×400（病例引自中国病理学网）

细胞呈不同分化的形态表现：分化良好者可见黏液分泌，甚至形成黏液湖；分化差者异型性明显、细胞大小不等和核仁明显、核分裂象易见。

　　MPC容易侵及卵巢周围器官和腹膜种植，常造成腹水出现。与SPC相比，MPC的肿瘤细胞在腹水中很少以散在形式出现，而多见成团出现。其细胞团的表现亦很有特点。主要分为两种类型。

　　（1）黏液细胞和致密乳头状混合型　前者细胞体积大，胞质中带有明显的分叶状黏液空泡，核被黏液空泡挤至一端，呈偏位核；后者细胞体积小，致密排列呈乳头状或梁状，其核重叠致密，排列无序，胞质稀少嗜碱，无空泡状改变（图4-56、图4-57）。

　　（2）砂粒体型　以黏液细胞团为主要成分，其中明显的标志是多见砂粒体——圆形层状年轮样结构，黏液细胞的胞质内含分叶状黏液空泡，无致密乳头状团（图4-52、图4-58～图4-60）。

（二）诊断提示

　　在MPC的腹水涂片中所见的瘤细胞数量很丰富，成团存在、细胞外黏液丰富、瘤细胞除呈混合型外大都大小一致，很少见核分裂象，基本不见散在游离的单个肿瘤细胞，此外，MPC的腹水涂片中也可观察到砂粒体（图4-58～图4-60）。这些都是其特征性改变，应当注意观察。诊断时尽量避免见到较少的有黏液空泡的细胞就认为是MPC。

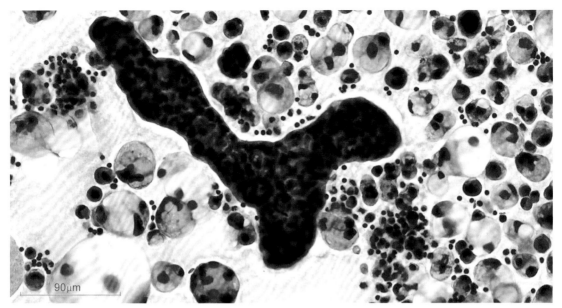

图4-56　**黏液性乳头状囊腺癌**

　　由黏液细胞与分化型乳头状腺细胞构成，以散在的、体积巨大的、具有分叶状黏液的细胞为主，其黏液位于细胞中，乳头状细胞团由黏液粘连，细胞连接紧密，形成分支样乳头。MBW印片法制片（Pap×200）

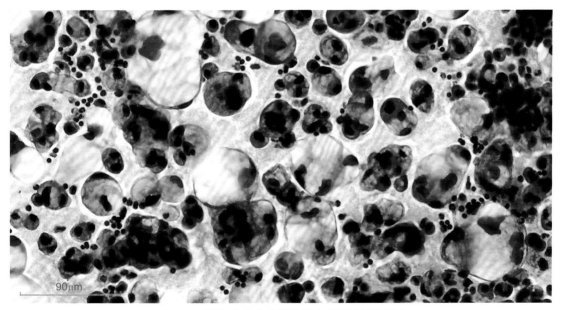

图4-57　**黏液性乳头状囊腺癌（模拟涂片截图）**

　　黏液细胞相邻两个以上的细胞形成小黏液细胞团，黏液团里有多量的分叶状黏液空泡，覆盖核的大部分形成新月形核，胞质内外均有大量的黏液存在。MBW印片法制片（Pap×400）

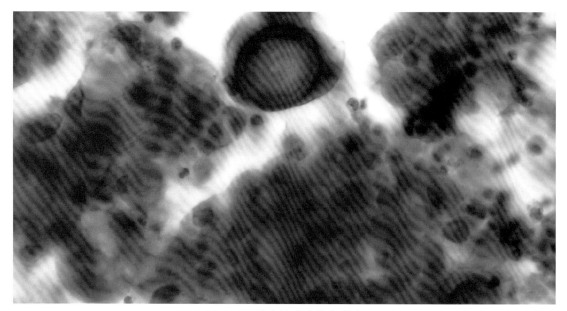

图4-58　**黏液性乳头状囊腺癌**

　　大量的黏液性腺癌细胞，核增大明显，三维感强，核仁明显，染色质呈星状，胞质中有大的分叶状黏液空泡。一个黏液细胞性小球状细胞团中见较大体积的、层状结构的砂粒体。MBW印片法制片（Pap×400）

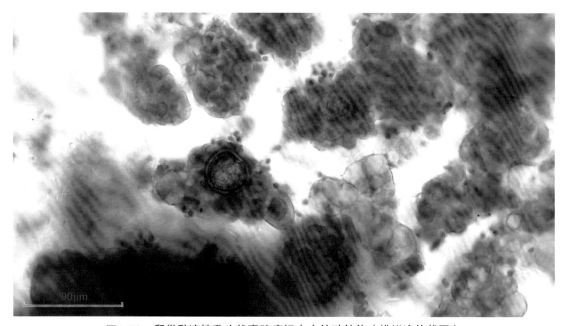

图4-59　**卵巢黏液性乳头状囊腺癌标本中的砂粒体（模拟涂片截图）**

　　成团的黏液细胞中见层状坏死所形成的砂粒体，结构清晰，黏液细胞内见分叶状的黏液大空泡。MBW印片法制片（Pap×400）

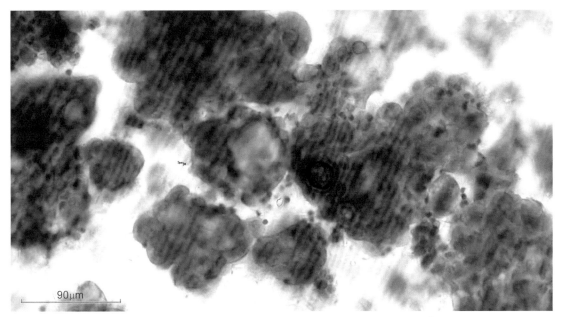

90μm

图4-60 　卵巢黏液性乳头状囊腺癌标本中的砂粒体（模拟涂片截图）

多数黏液腺癌细胞团中见有砂粒体，黏液细胞相互间由黏液粘连，结合紧密。涂片中黏液细胞团内有较多的砂粒体存在，黏液遮盖使得团内的核显得"苍白"。MBW印片法制片（Pap×400）

四、内膜样癌

内膜样癌（EC）曾用名为中肾癌，是一种卵巢原发癌，组织学结构与子宫内膜癌相似故名。与来源于Müllerian上皮的不同分化有关。

形态描述

在腹水标本中细胞以由10个左右细胞形成的菊形团为主，可见游离的单个癌细胞。由中等大小的细胞形成腺样或菊形，其外周细胞连接不紧密。少数病例也可由致密和体积小的细胞构成致密三维细胞团（图4-61～图4-63）。多见核分裂象，细胞核深染，显强嗜碱性，核位多偏位贴边，细胞团中有个别细胞胞质中有大的黏液空泡，似印戒样细胞。文献报道描述推测生发上皮可向内膜腺方向分化或癌变后向内膜样分化。与管状、乳头状等组织学结构不同的是，在浆膜腔积液标本中内膜样癌具有很特殊的结构，即菊形或腺样结构。依据这种结构很容易做出诊断，因为EC患者预后较好，故区分类型是极具意义的。

菊形结构一般由数个（6～9个）或数十个（10～15个）细胞围圈形成。菊形团外周细胞一般无圆弧状紧密连接，而显得较松散，甚至脱离细胞团。菊形团细胞的大小较一致，一般独立存在。菊形团的形成细胞可分为两种，一种为柱状，另一种为高柱状。柱状菊形团表现为腺样结构，而高柱状则呈放射状菊形。菊形团中的细胞体积小且大小较一致，核增大明显，核膜清晰，核仁增大且较明显，核染色质呈不均匀粗颗粒状。部分菊形团的细胞胞质中可有较大的空泡，形成印戒样形态，也可见核分裂象（图4-64～图4-67）。

135

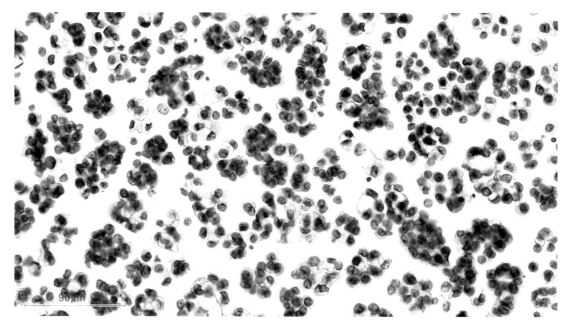

图4-61　分化型卵巢内膜样癌腹水标本（模拟涂片截图）

分化型细胞体积小，形成微型菊形团，散在细胞或胞质内含黏液的细胞显著增多，类似透明样，核分裂象少见或不见，总体感"温良"或异型性不足。MBW印片法制片（Pap×400）

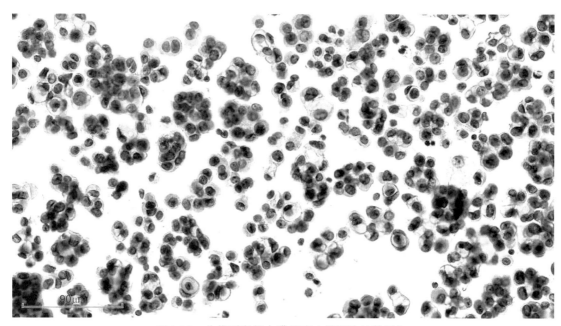

图4-62　分化型卵巢内膜样癌（模拟涂片截图）

小细胞组成的微腺体样菊形团与松散游离细胞交错出现，细胞体积大小一致，黏液细胞多见，细胞数量丰富。MBW印片法制片（Pap×400）

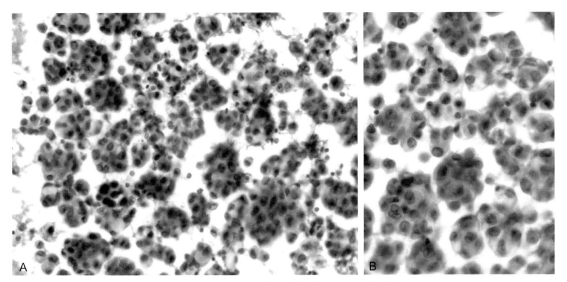

图4-63　腹水标本卵巢内膜样癌（模拟涂片截图）

　　一致性的小细胞与胞质含黏液空泡的细胞以成团的形式分布，为三维立体的菊形团（A、B），与分化好的小菊形团相似，但松散分布的细胞少见，细胞之间更紧密。MBW印片法制片（A，Pap×200；B，Pap×400）

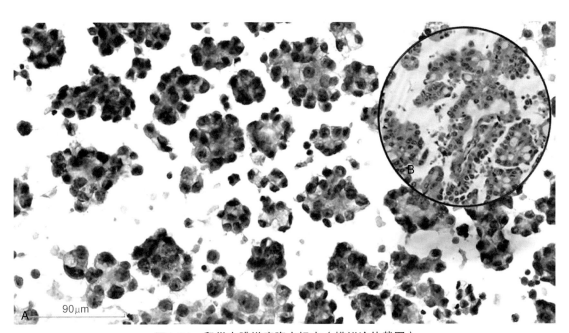

图4-64　卵巢内膜样癌腹水标本（模拟涂片截图）

　　高倍镜下菊形团内细胞大小一致（A），相互间连接紧密，部分细胞胞质内有大的空泡将核挤向一端，形成印戒样细胞。组织学所见呈内膜样菊形特点的肿瘤组织，细胞位于菊形外周（B）。A.MBW印片法制片（Pap×200）；B.组织切片（HE×200）

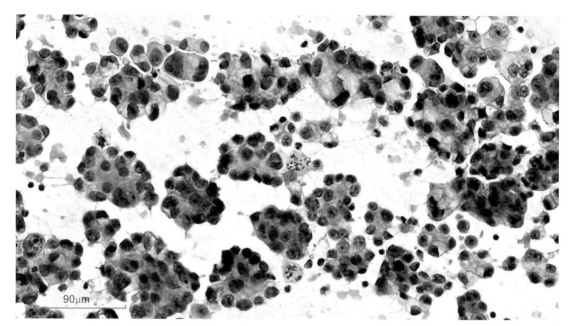

图4-65 卵巢内膜样癌腹水标本（模拟涂片截图）

大菊形团内部分细胞分离散在或又形成数目不等的小型菊形团，显示胞质内分叶状黏液空泡。菊形团边缘可见核分裂象。MBW印片法制片（Pap×400）

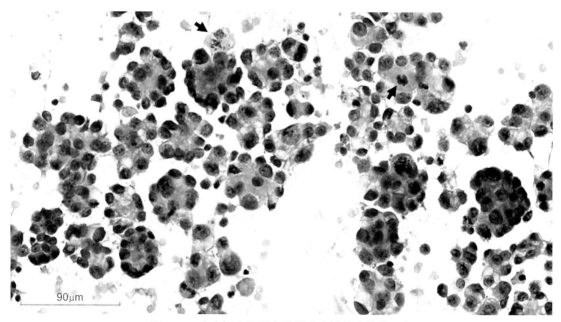

图4-66 腹水标本卵巢内膜样癌（模拟涂片截图）

由数个或数十个细胞形成菊形细胞团，平面感强；细胞丰富，少数细胞散在分布，其体积较大，胞质内有空泡，核偏位，核分裂象多见（箭头）。MBW印片法制片（Pap×100）

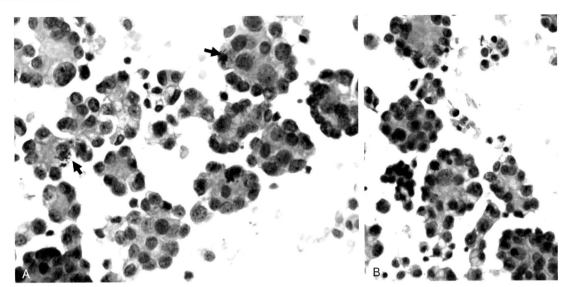

图4-67　腹水标本卵巢内膜样癌（模拟涂片截图）

　　总体观菊形团缺乏三维团而显平面感（A，箭头），其内细胞虽然连接紧密，但似松散，甚至有游离出的单个细胞（B），团外周的弧线不完整，间或有黏液空泡细胞，注意观察边缘部会发现核分裂象。MBW印片法制片（Pap×400）

五、卵巢内膜样癌的亚型：透明细胞型内膜样癌

　　内膜样癌除菊形和三维团腺样结构外，可混杂有透明细胞癌和其他腺癌细胞团结构，但主体还是以菊形团结构为主。WHO将透明细胞癌（CCC）列为内膜样癌的亚型，并认为其属Müllerian上皮源性肿瘤。

形态描述

　　浆膜腔积液中主要以透明细胞为主是CCC的形态学表现。这种透明细胞以数量较少（一般为数十个）的菊形细胞团占优势。细胞团有巨大的黏液性空泡的细胞质将核遮盖，使核表现得"苍白"，细胞可呈印戒样改变，由高柱状细胞形成放射状礼花样菊形团，团内细胞边界清楚。另见与细胞体积小、排列紧密和形成梁状或管状的细胞团混合，细胞团内的菊形特点明显（图4-68～图4-70）。

六、Krukenberg瘤

　　Krukenberg瘤是卵巢癌最常见的转移癌，常为来自胃肠道的黏液癌或低分化癌，以双侧卵巢转移多见。不同分化的印戒细胞癌（图4-71）、细胞散在和低分化是该瘤的细胞学特征。在腹水标本中见大量的圆形散在分布的瘤细胞，其核偏位、贴边，可见有胞质中的嗜碱性物质，个别细胞可呈印戒样改变。涂片中可见松散的细胞团，由数十个低分化癌细胞构成。核分裂象多见，核仁增大明显（图4-72、图4-73）。

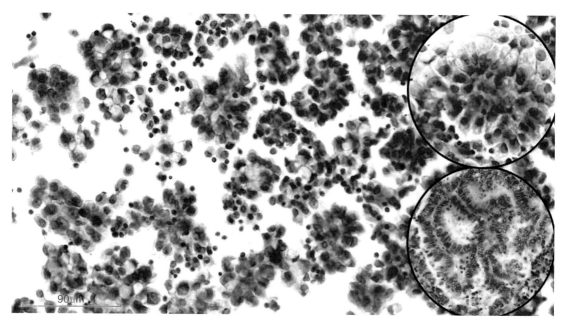

图4-68　透明细胞型卵巢内膜样癌（模拟涂片截图）

　　由高柱状细胞形成放射状礼花样菊形团，核膜增厚，小核仁明显，胞质着色淡，显得细胞透明，可见印戒样黏液空泡细胞。MBW印片法制片（Pap×400）

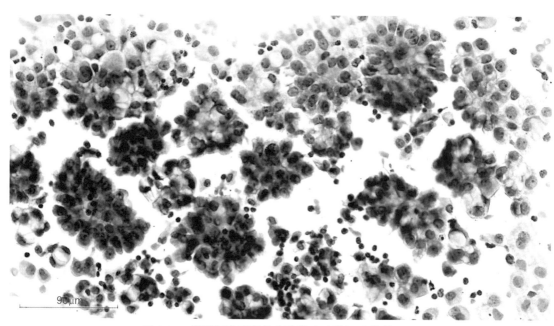

图4-69　透明细胞型卵巢内膜样癌（模拟涂片截图）

　　菊形团边缘部由高柱状细胞组成栅栏样围边，形成放射样礼花形状，黏液细胞间或可见。MBW印片法制片（Pap×400）

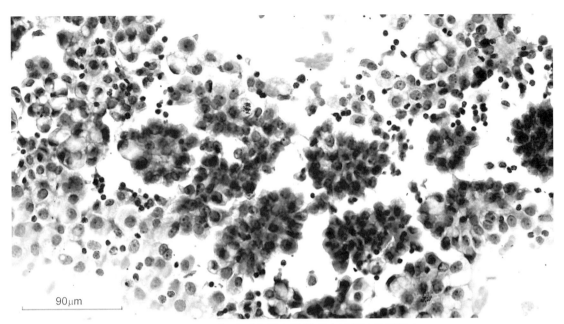

图4-70　透明细胞型卵巢内膜样癌（模拟涂片截图）

菊形团中亦有黏液空泡或印戒样细胞，与外周间皮细胞的淡染形成对比。MBW印片法制片（Pap×400）

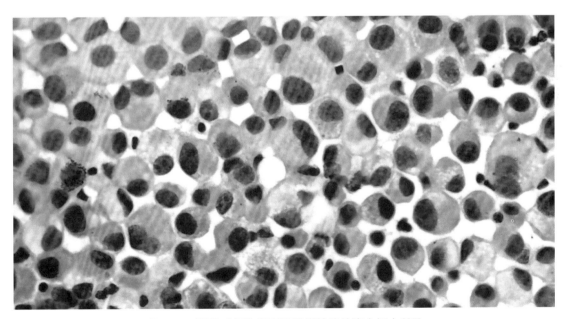

图4-71　胃印戒细胞癌双侧卵巢转移的腹水标本所见

浆膜腔积液中的印戒细胞型腺癌细胞与切片中所见的印戒细胞不同，涂片中的印戒细胞胞质着色较深，胞质呈颗粒状质感，核偏位，双核细胞可见。MBW印片法制片（Pap×400）

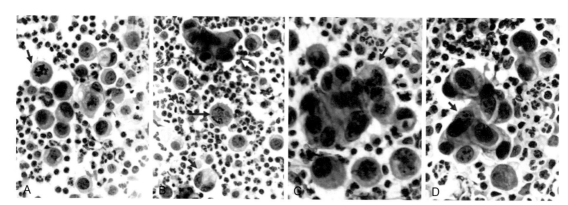

图4-72 卵巢Krukenberg瘤的腹水标本

　　转移至卵巢的胃低分化腺癌细胞以散在分布为主（A，箭头所指为核分裂象），或呈小团状（B，C）的腺样（C）、簇状（D）。其中多见核分裂象（A、B，蓝色箭头），印戒样细胞（B，白色箭头）和小圆形细胞等。MBW印片法制片（Pap×400）

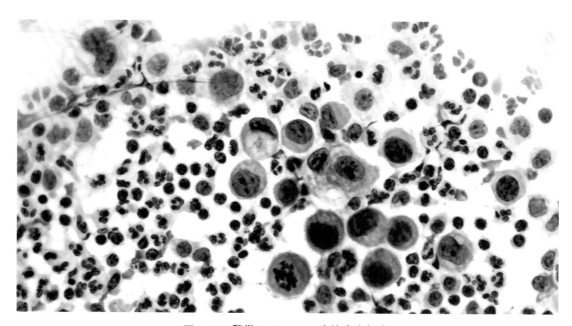

图4-73 卵巢Krukenberg瘤的腹水标本

　　低分化的小圆形腺癌细胞，体积小，胞质量少，核位贴边或居中，核染色质呈星状、粗颗粒，高核质比，核分裂象常见。MBW印片法制片（Pap×400）

七、卵巢癌手术中的冲洗液标本

作为卵巢癌手术中的惯例和规范，腹腔或盆腔冲洗是必要的步骤，经手术中快速切片证实后，切除并行腹腔（盆腔）冲洗，手术的效果良好，有助于判断治疗效果和预后。但这需要有经验的细胞学专家的敏锐洞察力和准确的思维判断。这样强调是因为冲洗液中所含的细胞成分和细胞本身发生了变化，即出现了貌似异型性的修复性间皮细胞，包括异型性、乳头状团和增殖活跃的间皮成分。这些间皮细胞须与卵巢不同分化类型的乳头状癌细胞进行鉴别，对于初学者或无此方面诊断经验的细胞学医师来说，是一件不轻松的事情。形态学方面需要对间皮细胞的变化具有深刻了解和观察经验的经历，判读间皮细胞并不容易，没有观察大量标本的经验积累很难做到这一点。图4-74～图4-78均是同一卵巢癌病例的手术中的盆腔冲洗液标本，可以见到反应增生的间皮细胞与腺癌细胞混合出现在涂片中，同时腺癌细胞也是不同的分化阶段，如图4-74的乳头状团细胞就缺乏异型性，如果无旁边的癌细胞对比，做出判读就很有难度；而图4-75的主体细胞则是表现为条索状或微小乳头的间皮细胞，如果忽视了箭头所指的微小球团状腺癌细胞则有可能漏诊；图4-76的间皮细胞平铺状很好识别，但其中的带有核增大、核仁增大的修复性细胞则有可能被归为异型性细胞；图4-77的乳头状间皮细胞，如果不能识别其松散的和界限清楚的间皮细胞属性，则有被误认为乳头状癌的可能。间皮细胞增生的活跃性有时达到喧宾夺主的地步，即肿瘤细胞少或不典型，而增生的间皮细胞却很明显，注意不要为假象所迷惑。上述情况下只有在进一步查找腺癌细胞（特别是不同分化程度的腺癌细胞）并进行对比，以异型性明显的癌细胞（图4-78）为判读依据才能得出正确的结论。

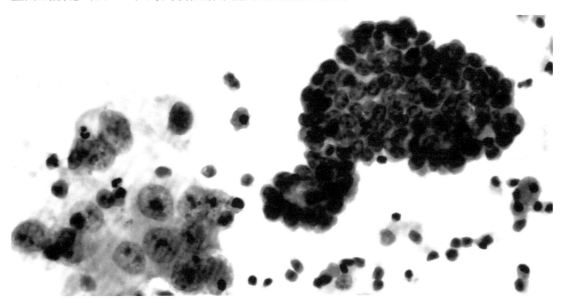

图4-74　卵巢癌术中冲洗液标本

卵巢浆液性乳头状囊腺癌病例的冲洗液所见：肿瘤细胞核增大，成团分布，胞质透明；部分细胞可形成小的乳头状团，团外周细胞形成栅栏样或花边样外观，显示不同分化细胞的特点。背景中有小的间皮细胞。MBW印片法制片（Pap×400）

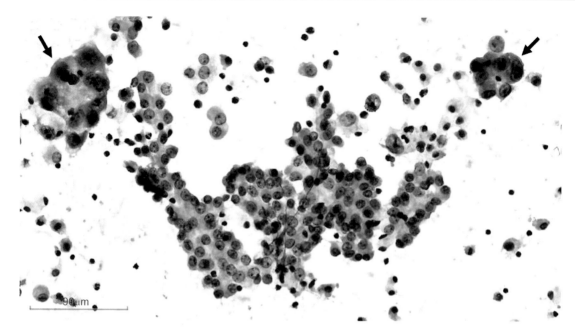

图4-75　卵巢癌术中冲洗液标本（模拟涂片截图）

　　由中心部的成片小间皮细胞组成的细胞碎片较多见于冲洗液标本中，成为"主体"；腺癌细胞不但数量少而且呈不起眼的小腺样团，所幸细胞体积增大，呈三维团，核与核仁增大（箭头）才能辨识。标本中有少量的小淋巴细胞。MBW印片法制片（Pap×400）

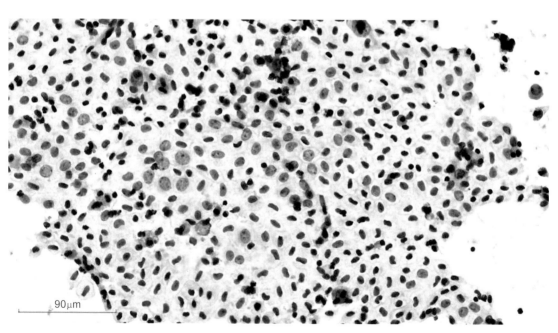

图4-76　卵巢癌术中冲洗液标本（模拟涂片截图）

　　成片的"创伤性"间皮细胞核间距较大，细胞之间连接紧密，多边形细胞，核梭形或椭圆形，其中少数细胞核增大，核仁明显，为修复性或反应性间皮细胞，其在这类冲洗液涂片标本中为主体，数量多，碎片面积大。MBW印片法制片（Pap×400）

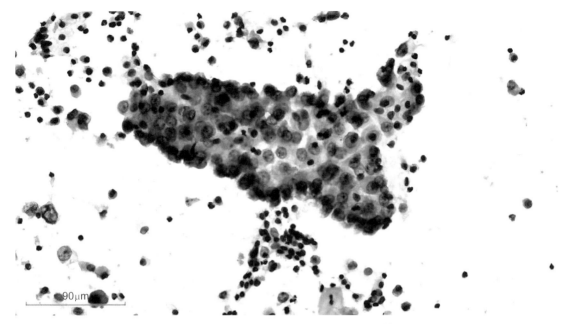

图4-77 卵巢癌术中冲洗液标本（模拟涂片截图）

反应性的间皮细胞可形成小的乳头状细胞碎片，与乳头状癌细胞相比较，难以确认是腺细胞抑或是反应性间皮细胞。乳头状团内细胞单个散在，边界清晰，胞质深染，边缘部细胞排列凌乱，显示出间皮分化的特点，缺乏异型性。MBW印片法制片（Pap×400）

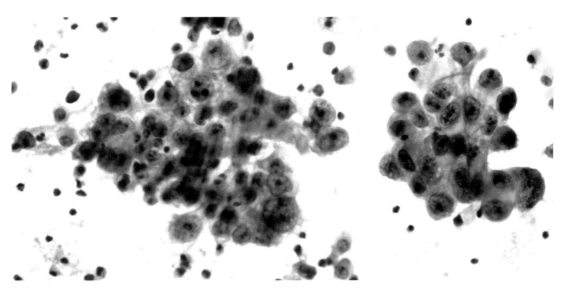

图4-78 卵巢腺癌细胞团（模拟涂片截图，不同视野合成图）

腺癌细胞体积较大，核仁增大明显，核膜增厚，核偏位，具有明显的异型性特点，与图4-77的间皮细胞相比较有较大的形态学差异。MBW印片法制片（Pap×400）

第三节 胃 腺 癌

　　胃癌是最常见的消化道癌，其组织学类型绝大多数是腺癌，分为乳头状癌、分化型管状腺癌、黏液腺癌及印戒细胞癌等。统计数据表明，我国肿瘤专科医院积液送检标本中，胸腔积液中以肺癌为第一位；腹水中以胃肠道肿瘤为第一位；不分部位的积液标本中胃肠道癌仅次于肺癌居第二位。这与目前流行病学调查的恶性肿瘤的分布情况相符合。

　　腹水标本中最常见的胃癌类型是胃印戒细胞癌和低分化癌，而高分化管状腺癌和乳头状腺癌较少见。贲门腺癌亦多是低分化腺癌。

一、小细胞型印戒细胞癌

　　肿瘤细胞体积较小，以散在形式分布，其中可见少量不规则的成团分布的低分化癌细胞。癌细胞圆形或球状，核贴边或被空泡挤向一端形成印戒样，大部分印戒细胞胞质并不像在组织学所见的细胞一样呈透明空泡状，而显嗜碱性染为蓝色颗粒状（图4-79～图4-82）。核呈弯月形或弯杆状，核染色质呈粗颗粒状并深染。成团的癌细胞相互间连接不紧密，细胞团为数较少，可以见到微小腺体样团或腺体的局部弯曲形状的"细胞链"，也有成团与散在都较少的病例。另一种印戒细胞癌是分化型，细胞分化良好以成团或散在混合存在。成团细胞的核被黏液遮盖形成"新月形"核，核的异型性特

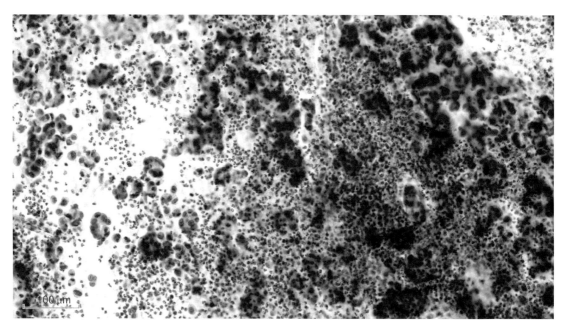

图4-79　**胃印戒细胞癌腹水标本（模拟涂片截图）**
　　大量的呈微腺体样结构的、细胞体积小和一致性细胞团漂浮在黏液中，细胞丰富，染色深，背景中见大量的炎症细胞。MBW印片法制片（Pap×100）

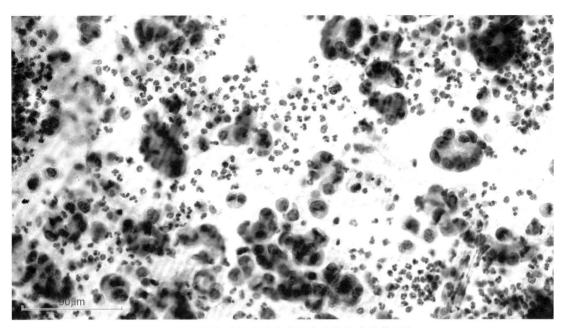

图4-80 胃印戒细胞癌腹水标本（模拟涂片截图）

　　高倍镜下微腺体内细胞体积小，胞质量少，黏液颗粒样质感强烈，少见大空泡样的印戒细胞。细胞松散，具有孤立存在的散在细胞。MBW印片法制片（Pap×400）

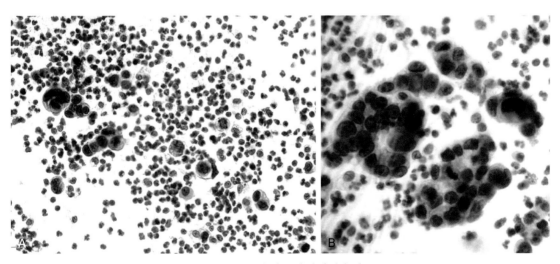

图4-81 胃印戒细胞癌腹水标本

　　细胞呈小簇状或散在，细胞间具有核切迹，与小细胞癌相似，但核染色质不呈"椒盐状"。不同的是印戒样细胞核偏位、胞质量稍多、核仁较大、胞质的黏液颗粒样质感等是小细胞癌所不具备的。A.模拟涂片截图；B.手机拍摄图。MBW印片法制片（Pap×400）

点不明显（图4-82～图4-85）；散在的印戒细胞体积大，胞质量丰富且红染，呈颗粒状黏液，核位居边缘的为新月形核。印戒细胞癌在胃肠道癌腹水标本中属多见的类型。

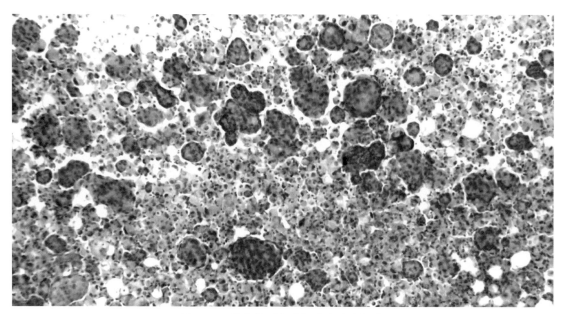

图4-82　胃分化型印戒细胞癌腹水标本
　　大小不等的球形团细胞与散在细胞混合存在，球形团细胞外周形成花边样外观，细胞核位于球形团的外周并被黏液遮盖形成"新月形"核，细胞丰富。MBW印片法制片（Pap×100）

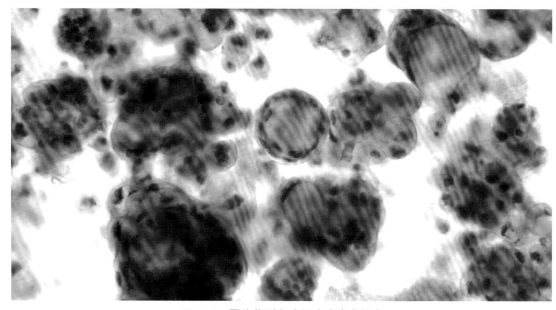

图4-83　胃分化型印戒细胞癌腹水标本
　　高倍镜下球形团内细胞核被黏液所遮盖形成"新月形"核，中心细胞及核被黏液完全遮盖，其核染色淡形成"苍白样核"。MBW印片法制片（Pap×400）

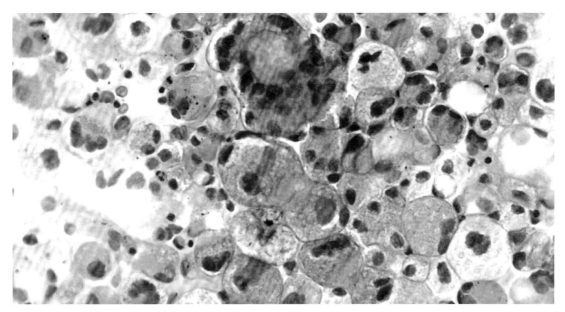

图4-84　胃分化型印戒细胞癌腹水标本

　　散在的细胞核位于胞质的一端，其内有大小不等的黏液空泡并具有颗粒样黏液质感，这种颗粒感容易被当作泡沫样小空泡而误认为是组织细胞或巨噬细胞，从而造成误诊。MBW印片法制片（Pap×400）

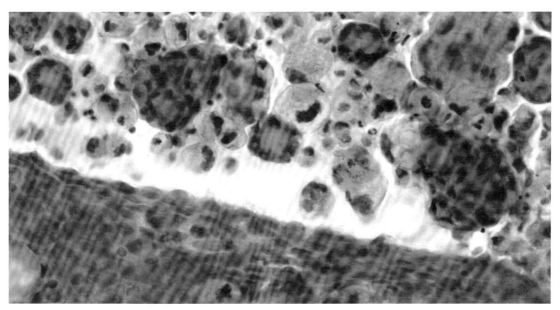

图4-85　腹水标本中分化型印戒细胞癌与间皮细胞

　　球形团或散在的印戒细胞的下方见成片的间皮细胞，流水样合体片状分布，注意边缘部细胞呈梭形顶端连接和"丘状缘"，为间皮分化的特点，两者形成较大的反差。MBW印片法制片（Pap×400）

胃印戒细胞癌在腹水标本中的形态类型大致可以分为如下几点：散在型，少见三维团，显示低分化，预后差等形态表现和临床行为（图4-86）；腺样型或微腺体型（图4-79～图4-81），相当于中分化型类型；分化型或称新月形（图4-82～图4-85），以核被部分遮盖而露出的新月形核为形态学特点。这些形态学表现的认识，对判读和分类很有帮助。

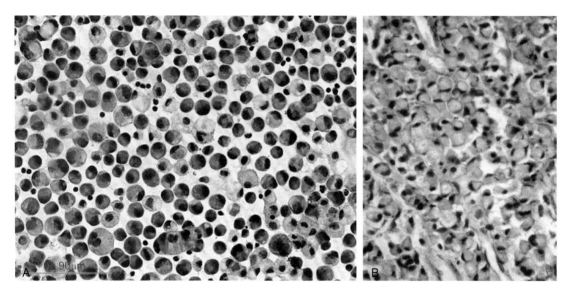

图4-86　胃低分化印戒细胞癌（模拟涂片截图）

　　大小较一致的圆形印戒细胞，其核偏位并深染，细胞内胞质质感呈黏液样强嗜碱性颗粒状，少数小簇状分布的癌细胞之间具有连接关系，其核位于边缘部（A）；组织学诊断为印戒细胞癌（B）。A.MBW印片法制片（Pap×400）；B.组织切片（HE×400）

二、低分化癌（包括散在型印戒细胞癌）

　　癌细胞体积大小不一，大小相差极悬殊。大者如癌巨细胞，可为单核，亦可为多核。其中部分为低分化印戒细胞癌。小者如印戒细胞癌之瘤细胞大小。以散在分布为主，可有少数成团的瘤细胞，这些瘤细胞分化不一，一般多为分化差者。核巨大深染和核仁肥大，核染色质呈粗颗粒状和质点多少不一（图4-87），核分裂象多见，胞质可多可少。胞质中不乏带有巨大嗜碱性颗粒状黏液空泡的细胞。整体观低分化腺癌以体积大的肿瘤细胞为主要特点（图4-86、图4-87）。

　　从以上印戒细胞癌的观察和不同类型对比发现印戒细胞癌是具有不同形态的肿瘤，过去一概以低分化概括，其实浆膜腔积液中的印戒细胞癌细胞也具有不同的特点和类型（图4-88）。需要观察大量的病例，分析其形态，随访其疗效。

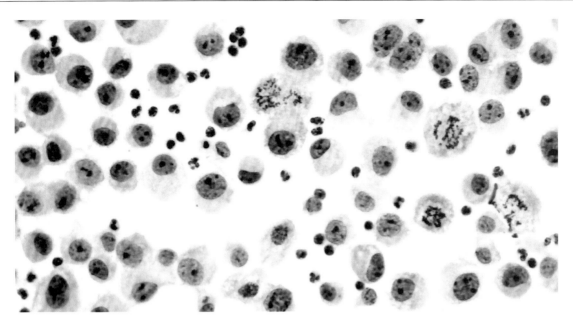

图4-87　胃低分化癌

　　低分化癌的癌细胞散在分布，相互间少有连接关系；其核内染色质呈粗颗粒状多点分布，核偏位、核仁增大，核分裂象多见，显示出异型性特点；胞质染色均匀，无颗粒感，无黏液存在。MBW印片法制片（Pap×400）

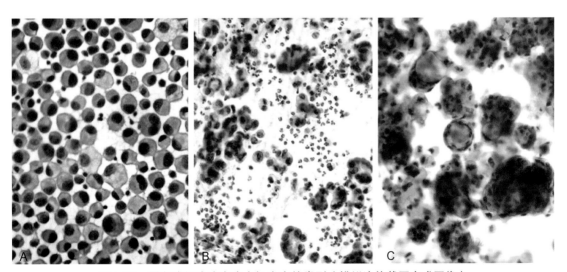

图4-88　胃印戒细胞癌在腹水标本中的类型（模拟涂片截图合成图像）

　　胃癌大部分为低分化癌，分为散在型、微腺体样团、小球形团，它们之间的区分不仅仅依赖分布方式，胞质质感、核位置、核型、细胞体积等也是重要鉴别要点。A.散在型；B.腺样型或微腺体型；C.球状分化型或新月形。MBW印片法制片（Pap×400）

三、高分化管状腺癌或一般腺癌

肿瘤细胞体积小，且大小较一致，为成团分布。细胞显示出腺癌最明显的特点：桑葚样、球形或腺管状等细胞碎片，这种细胞团中细胞致密但无三维立体感，而是呈外形似饼状的圆形、椭圆形、条索样甚至分支乳头状，边缘部深染而形似有"花边"样。核染色质虽深染但较低分化腺癌细胞的染色质均匀，无巨块状染色质（图4-89～图4-91），似涎腺肿瘤中的基底细胞腺瘤样。另一种一般性分化型腺癌细胞以微腺体样团分布，细胞团呈圆形球状，细胞体积大小基本一致，胞质中见较大的分叶状黏液空泡，黏液细胞如同印戒样改变，但非印戒细胞癌（图4-92）。胞质丰富弱嗜酸性，巴氏染色染为淡红色，核增大不明

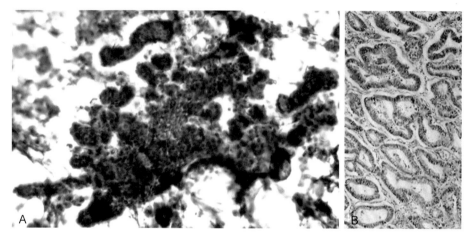

图4-89　胃高分化管状腺癌的腹水标本

一致性的小细胞致密排列成条索状或球形团（A），由大小不等的细胞团形成大的细胞碎片，其内细胞丰富，边缘部细胞深染，与组织学切片的切面观（B）外形相类似。MBW印片法制片（A，Pap×100；B，HE×200）

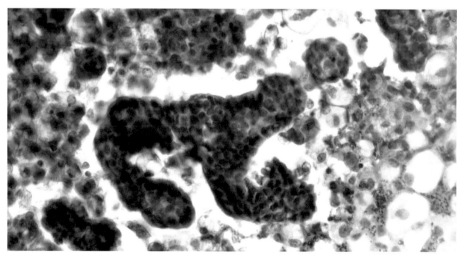

图4-90　管状腺癌

条索状细胞团可见分支样，其外周立方细胞形成花边样或栅栏样包绕，这种细胞团为细胞学上的管状结构。与周围的间皮细胞或巨噬细胞形成反差。MBW印片法制片（Pap×400）

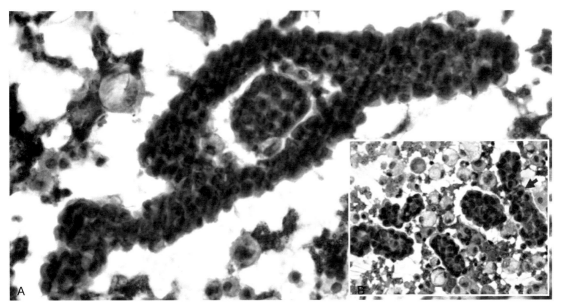

图4-91　管状腺癌

大型的细胞碎片管状细胞团较长且有分支，与球形团混合（A），其内细胞可见小的核仁，少数黏液细胞间隔其间，外周边缘部缺乏顶端连接而形成栅栏样，显示立方细胞分化。短的条索状细胞团中细胞层次少（B，箭头），一般为2层或2～3层，为小管细胞，细胞似"温良"，缺乏异型性。MBW印片法制片（Pap×400）

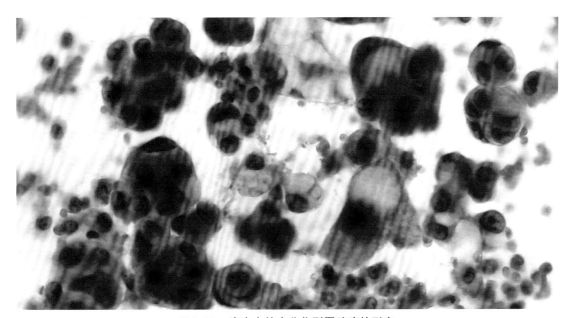

图4-92　腹水中的中分化型胃腺癌的形态

一般性腺癌以小的球状三维团为排列特点，细胞团可由几个细胞或数个细胞构成微腺体样的三维团，其内间或有大的黏液性空泡（非印戒细胞癌）；细胞中等偏小，细胞核染色质较细致，染色质质点少，核仁明显，核膜增厚。MBW印片法制片（Pap×400）

显，核深染但染色质较均匀，圆形或椭圆形；核仁小，核膜规则。整体观显示分化较好，看似其恶性程度低于低分化癌，但生长迅速，很快转移至浆膜，发展为高度侵袭性腺癌。

四、乳头状癌

细胞大小一致，形成乳头状结构的特点：细胞密集排列，边缘部细胞以栅栏状整齐排列，形似花边样外观。细胞核染色质均匀分布，染色较淡呈空泡状核特点。细胞的密集紧靠排列是显著特点，乳头状外观是分类的依据。此类型少见。由于缺乏异型性核与核分裂象，细胞显示出"温良"感。初学者易误认为是间皮肿瘤细胞，但其缺乏间皮细胞团外周的梭形细胞构成的"丘状缘"，是其鉴别要点（图4-93）。

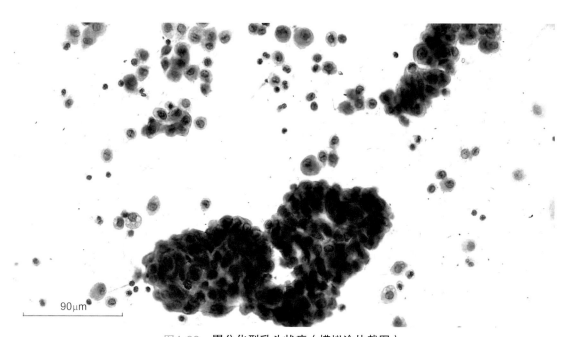

90μm

图4-93　胃分化型乳头状癌（模拟涂片截图）

由大小一致、体积小、胞质红染及外周栅栏样的致密细胞构成微乳头样细胞团，外周细胞为圆弧形，核膜及核仁清晰。细胞与散在的染为浅绿色的间皮细胞相比较显得细胞更致密。MBW印片法制片（Pap×400）

第四节　乳　腺　癌

乳腺癌为胸腔积液标本中常见的转移癌之一，仅次于肺癌。乳腺的解剖学结构基本上是以大小不等的分支管状结构的各级导管为主，并由末梢导管形成腺泡，多个腺泡构成小叶。

WHO对浸润性导管癌的定义为：非特殊性（导管NOS）是浸润性乳腺癌分类中最大的一组异型肿瘤，由于缺乏典型的特征表现，难以像小叶癌或小管癌那样将其分成一种特殊组织学类型。

乳腺癌总体上分为导管癌和小叶癌两大类，并由其演绎出各种亚型的腺癌。导管大小不同，其腺癌的形态学特征也有一定程度的不同。在胸腔积液标本中，根据形态学特点的差异，乳腺癌细胞有以下几种类型特征。

浸润性导管癌有典型的细胞学特征。大的癌细胞可呈圆形，有时拉长，甚至可呈柱状。即细胞大多散在，可形成小的细胞带状或链状结构，细胞呈单线状排列，这种排列多见于小叶癌。导管癌的细胞核通常较大，不规则，粗颗粒状，可见大小不等的核仁，核偏位，类似于浆细胞，癌细胞胞质还可以见到黏液空泡，黏蛋白卡红染色呈强阳性。诊断难点在于特殊的高分化和低级别肿瘤。

胸腔积液标本中常见的特殊性球状排列的腺癌，是诊断浸润性导管癌的特征性指标。

一、浸润性导管癌

腺癌细胞致密排列形成球形团状结构，球团中细胞数量极多，由数十个至上百个细胞构成。细胞外形为圆形或椭圆形。这种貌似"饼"状的大球团形细胞团（"细胞饼"）大多由浸润性导管癌细胞形成。这种细胞团往往大小混合、细胞致密且大小一致、边缘部细胞排列呈"花边样"外观和细胞团多及团内细胞量丰富。其中有少数黏液癌由大球团、梁状、乳头状等细胞团构成，团中的细胞致密、相互黏着、细胞重叠和细胞团之间相互呈连接结构，背景中有大量黏稠的黏液，多为黏液腺癌（图4-94～图4-102）。

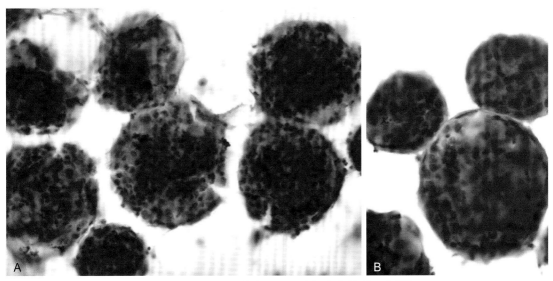

图4-94　浸润性导管癌胸腔积液标本中的"细胞饼"

由大小一致、密集重叠的肿瘤细胞构成大小不等的球形细胞团，被形容为"细胞饼"。球形团内细胞密集（A、B），深浅不一，浅色部分为细胞团背面，而深色的细胞为表面，球形团平面感强，团内间或有黏液细胞（B）。MBW印片法制片（Pap×200）

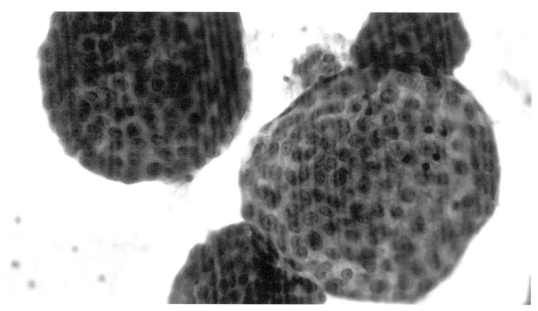

图4-95 巨型"细胞饼"

巨大的球形团内细胞数量极其丰富，核结构清晰可见，边缘部细胞核显露不全，形成顶端连接的假象，左侧的球形团边缘则完全显示为栅栏样花边样外观。MBW印片法制片（Pap×400）

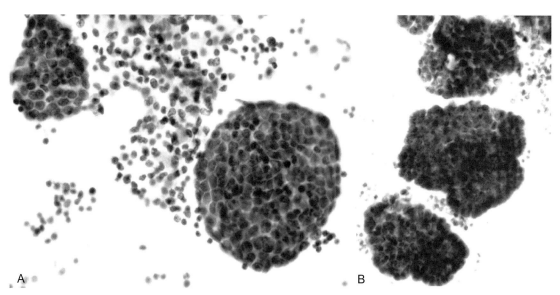

A

B

图4-96 分化型浸润性导管癌标本中的圆形与不规则形细胞团

除"细胞饼"（A）外，部分细胞组成稍有不规则形状的细胞团，其外周为花边样外观，胞质稍显嗜碱性，细胞展示结构更清晰。细胞由一致性的小圆形细胞构成，缺乏异型性，显示"温良"特点。MBW印片法制片（Pap×200）

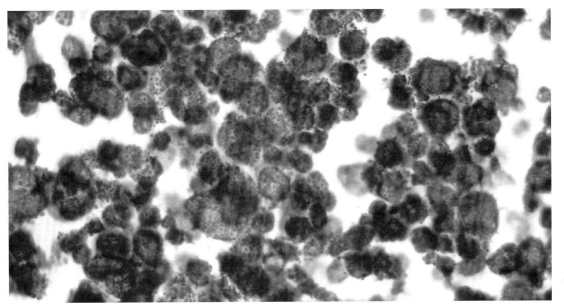

图4-97　胸腔积液涂片中所见的大小不等的"细胞饼"

　　低倍镜下由密集的细胞形成大小不等的球形饼状平面感强的细胞团，称为"细胞饼"，其内肿瘤细胞极其丰富，外周细胞呈栅栏样围绕一圈的"花边"。MBW印片法制片（Pap×100）

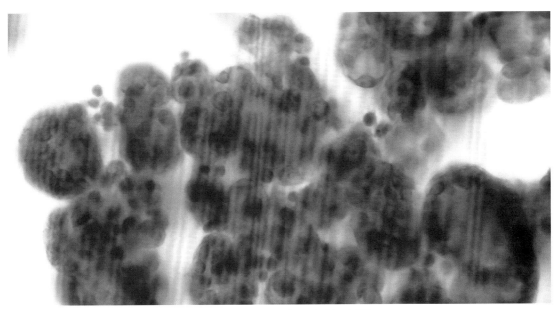

图4-98　高倍镜下的小型"细胞饼"

　　由数个或数十个细胞形成小的球形细胞团，其外周细胞紧密排列呈栅栏样"花边"，其内有黏液将细胞覆盖，不能清晰反映细胞或细胞核的结构被描述为"苍白样核"。MBW印片法制片（Pap×400）

157

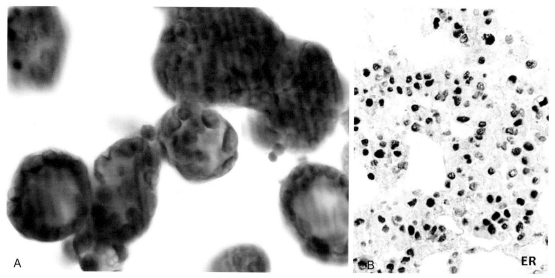

图4-99 乳腺浸润性导管癌胸腔积液标本中的小型"细胞饼"

小型球形团内细胞数量逐渐增多，形成中型团（A），是细胞增殖中的数量变化。穿刺标本细胞块石蜡包埋切片的ICC标记雌激素受体阳性表达（B）。A.MBW印片法制片（Pap×400）；B.ICC（ER×400）（北京友谊医院余小蒙医师提供ICC图像）

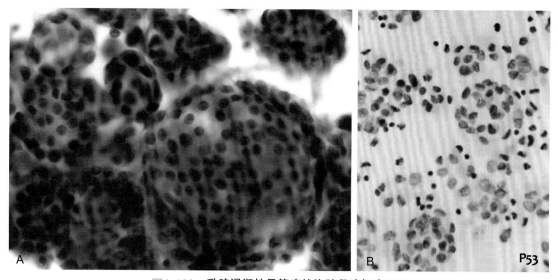

图4-100 乳腺浸润性导管癌的胸腔积液标本ICC

小型、中型和大型球形细胞团共同出现在胸腔积液标本中，显示了从微型到巨型、细胞量从少到多的增殖过程中的形态变化（A）。ICC标记P53细胞核阳性表达（B）。A.MBW印片法制片（Pap×400）；B.胸腔积液标本涂片，ICC（P53×400）

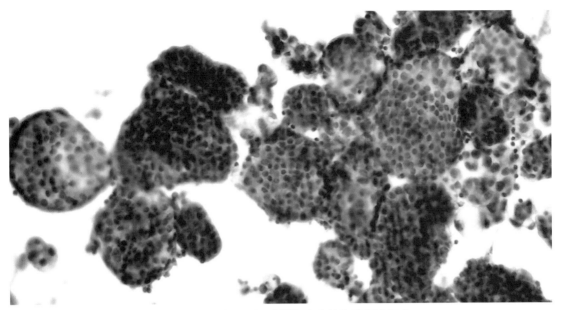

图4-101 以大型"细胞饼"为主的胸腔积液标本

　　球形团内细胞数量极其丰富，表面显示数百个细胞，其中可见少数微型或小型细胞团，细胞数量增殖说明肿瘤细胞增生的异型性变化，虽然单个细胞看似"温良"，但其也是生物学行为具有恶性的形态学特点。MBW印片法制片（Pap×200）

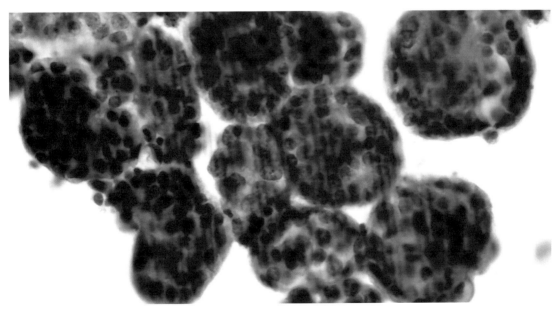

图4-102 高倍镜下的中型"细胞饼"

　　细胞结构展示清晰，边缘部细胞排列为整齐的栅栏样，团表面的细胞核结构清楚，核染色质呈颗粒状，核仁明显，核膜增厚，中型团细胞量适中，约数十个。MBW印片法制片（Pap×400）

二、浸润性小叶癌

WHO对浸润性小叶癌（ILC）的定义为：通常与小叶原位癌相关，由单个分散的无黏附性的细胞构成或细胞呈单层线状排列，伴间质纤维化。

多数乳腺癌起源于末梢导管——小叶单位（TDLU）。瘤细胞核呈圆形串线性分布或为伴有切迹的卵圆形，胞质在偏位核的一侧，偶尔可见内含黏液的空泡，核分裂象少见。90%以上的典型小叶癌具有小叶原位癌的特征。除常见类型外，也可见ILC的变型：实性癌、腺泡型ILC、多形性小叶癌、混合型ILC等。

浸润性小叶癌的组织学典型表现：线状的小癌细胞，呈单行排列，两两之间有结缔组织间隔。小叶癌细胞核常偏位，细胞体积小，胞质含黏蛋白空泡。

形态描述

浸润性小叶癌的细胞学表现：大多数病例中可见一致的小体积癌细胞，部分可见胞质内空泡。细胞可分散，成团或呈单行排列，胞核大小一致，比导管癌细胞小。核染色质呈颗粒状，小叶癌中罕见粗糙的染色质颗粒，而导管癌中常见。胸腔积液标本中的浸润性小叶癌是较少见的乳腺癌类型（图4-103、图4-104），其典型特点为细胞体积小于导管癌细胞，常常不形成球形癌细胞团，更多见的是散在分布的线性排列的印戒样癌细胞。

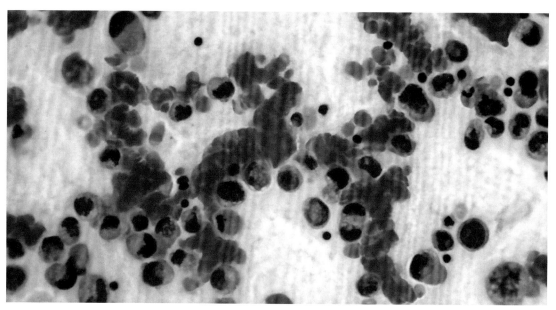

图4-103　与乳腺小叶癌相关的印戒细胞癌

单个散在分布的癌细胞具有印戒细胞癌的特征，胞质内黏液往往覆盖核的局部，形成弯月或新月状核；核深染，可见核分裂象，与胃的印戒细胞癌不同的是小叶癌相关印戒细胞癌的胞质呈弱嗜酸性。MBW印片法制片（Pap×400）

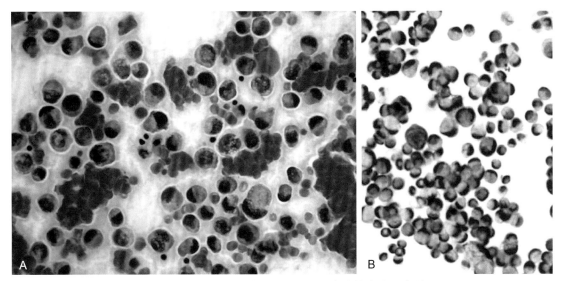

图4-104　与乳腺小叶癌相关的印戒细胞癌的胸腔积液所见

　　核偏位的瘤细胞大小稍有不等（A），被黏液遮盖核的部分较边缘核部分淡染，显示遮盖部分核的痕迹，核被黏液空泡挤向一侧，形成新月形核（B），这是普遍特点。MBW印片法制片（Pap×400）

　　细胞的体积一般较小，以散在或串状线性分布（图4-105）。由颗粒状质感的黏液微小空泡形成透明样胞质。核较小但深染贴边偏位，贴边核深染，被颗粒状黏液遮盖核部分而显得淡染或呈"苍白"状，并形成肾形核、新月形核以及半月形核，类似印戒细胞癌。细胞的排列呈单列的串珠样，这种形态的乳腺癌一般来自小叶癌。

　　胸腔积液中的小叶癌少见，如果出现则可能为印戒细胞癌类型和线性排列的癌细胞，细胞体积比穿刺涂片中的小叶癌细胞大，偶见具有核切迹的串状癌细胞（图4-106～图4-108）。这种成串排列和具有核切迹的癌细胞显得比一般的印戒细胞癌细胞更大，核染色质颗粒更粗大，核切迹显示了细胞之间的连接关系；细胞之间出现多个"包含"即"封入"现象，有如肺部小细胞癌的表现，但因其神经内分泌肿瘤的免疫表达阴性而非小细胞癌。

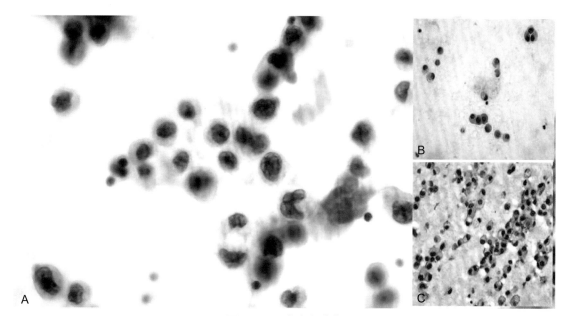

图4-105　乳腺小叶癌

成串纵行队列式排列是乳腺小叶癌的排列特点，呈松散的簇状或串状；细胞较"温良"，核位于一侧，深染，胞质内有空泡。A. MBW印片法制片（Pap×400）；B.直接涂片[Pap×400（缩小图）]；C.直接涂片[HE×400（缩小图）]

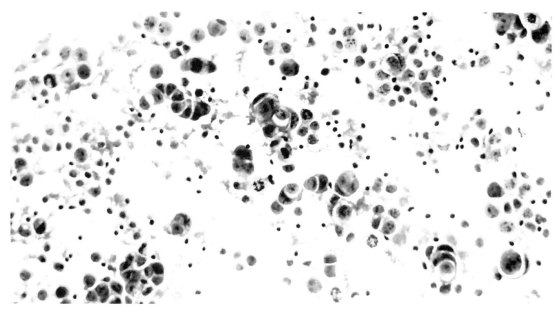

图4-106　乳腺浸润性小叶癌

成串的或散在分布的癌细胞以包含和相互连接的核切迹为形态特点，有如小细胞癌的连接方式，细胞核偏位，核仁可见，细胞量丰富。MBW印片法制片（Pap×100）

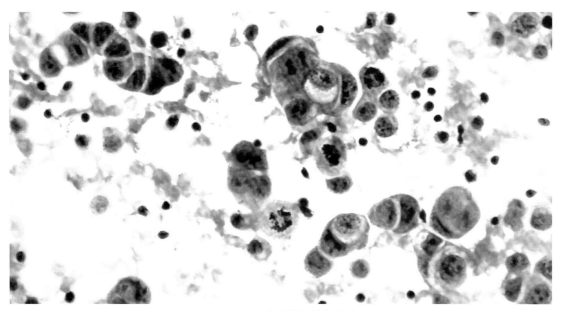

图4-107　乳腺浸润性小叶癌

　　高倍镜下，数个细胞连接在一起呈串状，单行排列，包含现象多见，链上细胞中有核分裂象，核偏位，充分显示了恶性肿瘤的属性。MBW印片法制片（Pap×400）

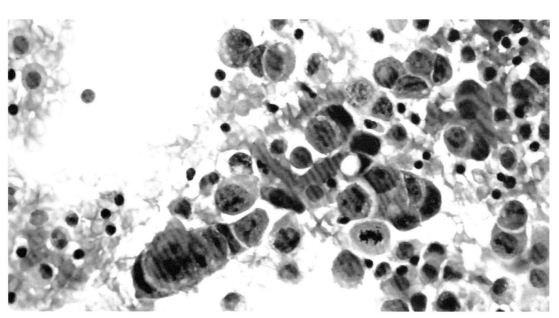

图4-108　浸润性小叶癌的细胞量丰富

　　具有核切迹与包含的癌细胞数量丰富，核分裂象多见，显示了进展期小叶癌的生长活跃性，与早期小叶癌相比较，细胞体积增大很多，几乎每个高倍镜视野均可见核分裂象。MBW印片法制片（Pap×400）

第五节　子宫内膜腺癌

子宫内膜腺癌为子宫内膜上皮发生的恶性肿瘤，多为腺癌。近年来有增加的趋势，平均发病年龄55岁。组织学分为三类：高分化、中分化和实体癌（即未分化），大多数子宫内膜腺癌为高分化类型。

（一）形态描述

腹水标本所见的子宫内膜腺癌的形态学所见以分化型为主，但类型较为复杂。子宫内膜癌的腹水标本在诊断上非常容易出错，具有较高的诊断风险性。其原因是细胞小，成团与散在混合交错，细胞具备的异型性特点显著不足，容易混淆为其他小体积的细胞，如淋巴细胞、小圆形间皮细胞、组织细胞等。子宫内膜腺癌在组织学诊断上其癌组织常常处于灰色区域，即确定恶性有一定难度，因细胞小、分化好、胞质相对多、核质比较小等容易被当作阴性对待。

1.散在型

以散在分布为主，少数腺样细胞团，或呈小簇状；细胞体积小，可见瘤巨细胞及印戒样细胞；胞质与核均深染，嗜碱性，圆形，核膜光滑，无畸形，核染色质呈粗颗粒状。显示分化差的腺癌形态（图4-109）。

2.混合型

典型的子宫内膜腺癌的类型。成团状细胞占优势，散在者少见。细胞团表现为：梁

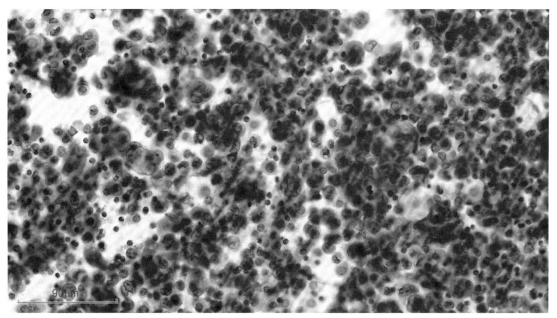

图4-109　子宫内膜癌散在型（模拟涂片截图）

腺癌细胞体积小，散在或小团样与间皮细胞、巨噬细胞、淋巴细胞等混合存在，辨识很困难。细胞数量丰富，核膜与核仁结构清晰。MBW印片法制片（Pap×400）

状、腺管状、球形团状及乳头状，细胞大小稍不一致；可见有少量瘤巨细胞，球形团及瘤巨细胞胞质中带有巨大的黏液性空泡；也可见黏液性多细胞团，如同黏液癌的表现。大多数细胞较小，胞质少，核染色深。细胞内或核内有包涵体样物质。此种类型最多见，显示分化良好的腺癌形态。其中可见类似宫颈涂片中所见的子宫内膜细胞"双轮廓"样团（图4-110A、B），由子宫内膜腺癌细胞形成，这是一个很有诊断意义的发现。

3.腺样型

这也是典型的子宫内膜腺癌类型，可表现为腺样、玫瑰花瓣样、球形等腺样团以及少数散在分布的瘤细胞形态，其中可见印戒样细胞和大的黏液空泡。有些球形团紧密包绕，细胞间有空隙，形成镶嵌状结构，显示未分化状形态，核分裂象多见。整体可见此型表现为分化不一的混合形态，是一种中分化腺癌（图4-111）。

子宫内膜癌的类型特征常常表现为细胞体积小、分化良好、形态表现"温良"等假象，以混合形态出现在腹水中，使医师难以确定诊断而犹豫不决，甚至误判为"良性"。这种情况下，以散在分布的肿瘤细胞的核增大、核膜清晰、核仁小、核染色质质点少于三个、核透光性好等，同时出现由数个至数十个细胞组成的小团状肿瘤细胞群，在涂片中肿瘤细胞数量极其丰富为细胞学判读要点。

（二）免疫细胞化学

常用的子宫内膜癌的标志物为ER、PR、Ki-67、P53（浆液性乳头状癌过表达）、PCNA、PTEN、MRP3、Pg糖蛋白等。角蛋白和波形蛋白双表达。这些对定性和确定类型

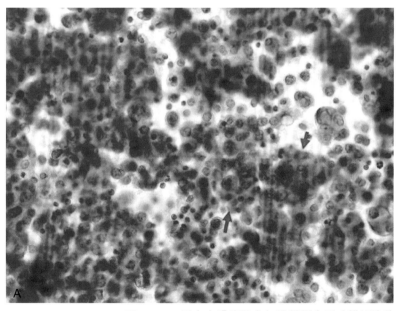
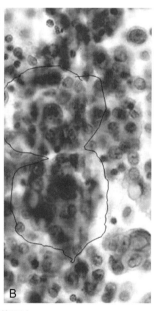

图4-110　子宫内膜癌散在与腺样混合型（模拟涂片截图）

散在细胞与成簇状小团的细胞混合在一起，细胞量丰富；核内染色质近核膜处集聚，显得核透亮；胞质相对稀少，形成高核质比；由于细胞小，容易忽视。其中可见成团腺癌细胞类似宫颈涂片上所见的子宫内膜双轮廓结构（A，箭头；B，放大截图圈内），但显得有些松散紊乱。MBW印片法制片（Pap × 400）

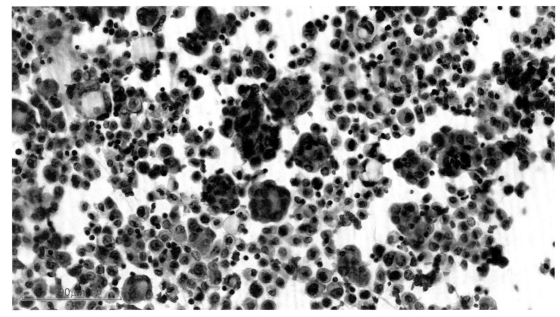

图4-111　子宫内膜癌腺样型（模拟涂片截图）

　　由数十个细胞形成三维团与少量的散在细胞混合，成团的细胞容易被诊断为腺癌细胞，团内间或有黏液细胞出现，核分裂象少见，瘤巨细胞少见，显示出"温和"的表象。MBW印片法制片（Pap×400）

　　均有助。ER在子宫内膜腺癌的部分表达，与过多雌激素有关，患者有不排卵、不孕及子宫内膜增生过度的病史。较多绝经多年的老年妇女，癌周围内膜多显萎缩，说明无雌激素影响，这种内膜腺癌发生机制尚不清楚。

<h2 align="center">第六节　肝　　癌</h2>

　　肝癌分为肝细胞癌和胆管细胞癌两种基本类型，各有不同的分化表现。

<h3 align="center">一、肝细胞癌</h3>

　　肝细胞的实质是立方细胞，细胞呈多边形或类圆形，胞质丰富，呈颗粒状，嗜酸。核位常居中。立方细胞发生的癌实质上也是一种腺癌。

　　细胞体积大，大小不一，胞质丰富，嗜酸性颗粒状，有时当糖原颗粒消失时呈透明样，也可见较大的空泡（图4-112、图4-113）；细胞大多散在分布，偶有成团出现；瘤巨细胞多见；核呈圆形或类圆形，肥大饱满，核膜薄而光滑规整；核染色质分布不均，呈多中心凝聚块状；核内有巨大嗜酸核仁样包涵体（图4-114）。分化好的肝细胞癌上述改变在程度上有所减轻，但其基本形态仍然具有恶性特征。另一显著特点是混存有多量的库普弗细胞（Kupffer cell）（图4-115）。

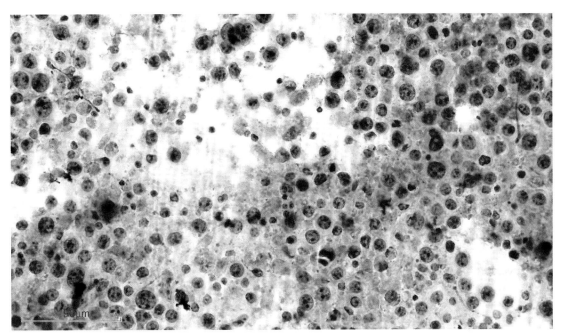

图4-112　肝细胞癌伴有坏死与凋亡（模拟涂片截图）

肿瘤细胞伴有大量坏死、凋亡，细胞膜破裂造成胞质分解为嗜酸性颗粒状，致使细胞界限不清，可以见到核大小不一，核染色质质点2~5个呈粗颗粒样。背景中坏死多见。MBW印片法制片（Pap×400）

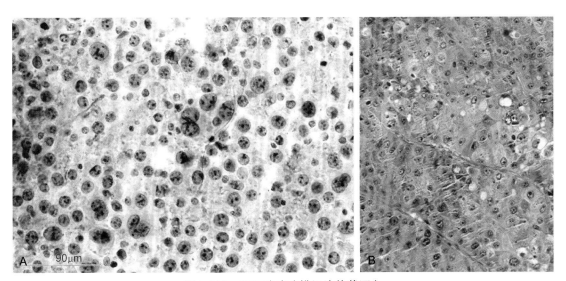

图4-113　肝细胞癌（模拟涂片截图）

细胞大小不一，单核或多核瘤巨细胞多见；核圆形，核膜薄而光滑，核染色质呈粗块状；胞质嗜酸性颗粒状（A），与组织切片所见很相似（B）。A.MBW印片法制片（Pap×400）；B.组织切片（HE×400）

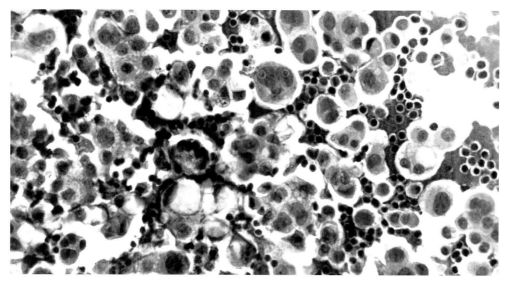

图4-114　肝细胞癌的腹水标本

　　肿瘤细胞成团与散在相混，细胞体积大小不等，异型性明显。单核、双核及多核瘤巨细胞多见，部分细胞胞质内有大空泡，胞质质感为颗粒状，具有典型诊断意义的特点是核内常见嗜酸性包涵体。MBW印片法制片（Pap×400）

二、肝胆管细胞癌

　　癌细胞常表现为典型的中分化腺癌特点：成团状、乳头状等，细胞小且大小较一致。少数也可见分化差的腺癌特点：有细胞大小不一，瘤巨细胞多见，成团与散在混合分布，核分裂象多见等改变（图4-115）。背景中可见库普弗细胞。

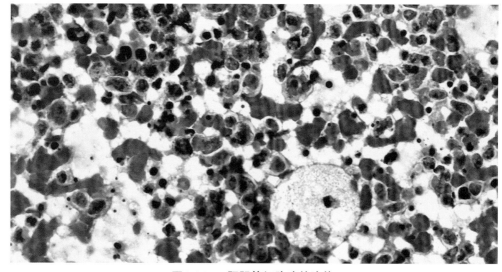

图4-115　肝胆管细胞癌的涂片

　　分化差的肝胆管细胞癌的细胞散在分布，伴有坏死与凋亡，一个巨大的泡沫样细胞为库普弗细胞。肿瘤细胞之间具有等距离空隙，是胞质连接痕迹。直接涂片（Pap×400）

第七节 胆 囊 癌

浆膜腔积液中发现的胆囊癌为数不多，主要原因是诊断到腺癌为止而不再继续分类。胆囊癌的细胞学可见具有特殊的形态学特征，需要进一步观察分析，以利于提供诊断或治疗信息。

一、分化差的腺癌

胆囊癌大多数为腺癌，依据分化程度不同，可分为分化差和中等分化两种类型，在浆膜腔积液（腹水）标本中的胆囊癌亦可分为这两种类型。

细胞体积小，分化不良，以小簇状形式分布为主。显著的特点是以小簇状或小团状分布的体积小的癌细胞为主，可见胞质内含黏液空泡（图4-116A），形成印戒样细胞。体积较小。胞质嗜酸红染。亦可为高核质比、排列紊乱无序的细胞（图4-116D），核分裂象少见，常伴有大量坏死与"鬼影细胞"。小细胞胞质稀少但核深染。部分细胞有嗜酸性红染的胞质，细胞外形呈多边形，形似鳞癌，核深染如黑炭状。细胞呈小簇状无序排列，核深染，核膜增厚，核仁可见，背景中见大片凝固性红染坏死或其有形成分"鬼影细胞"。

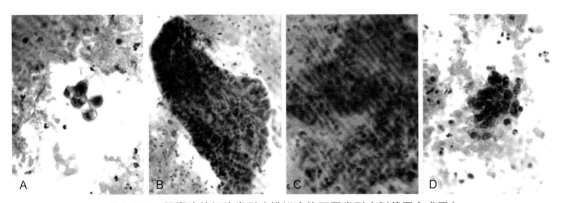

图4-116 胆囊癌的细胞类型（模拟涂片不同类型病例截图合成图）

A.黏液样印戒细胞；B.高柱状分化型腺癌细胞；C.高柱状分化型腺癌细胞的高倍镜所见；D.小细胞低分化腺癌。MBW印片法制片（A、C、D，Pap×400；B，Pap×200）

二、中等分化胆囊腺癌

呈大的细胞碎片，边缘部为高柱状细胞。高柱状细胞排列为片状，边缘部细胞整齐排列为栅栏状或花边样，具有"草皮样"三维感，边缘部细胞核呈长圆形，重叠拥挤和复层化。中心部见有菊形腺样开口（图4-117A，白色箭头），类似直肠中分化腺癌的表现，细胞核内染色质细腻均匀分布，核仁小或不清楚（图4-118）。

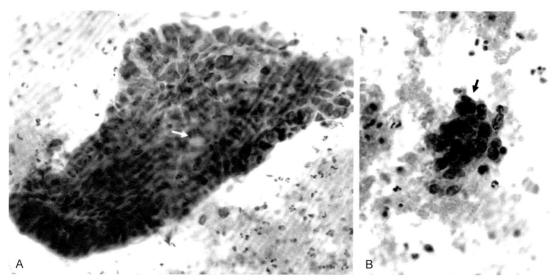

图4-117　胆囊中分化腺癌与低分化癌的比较（模拟涂片截图）

　　成片的高柱状肿瘤细胞碎片具有三维感，中心部见有菊形腺样开口（A，白色箭头）；边缘部细胞核呈长圆形，重叠拥挤和复层化（A）。低分化癌细胞分化不良，小体积的癌细胞呈小簇状无一定排列次序，核深染，核膜增厚，核仁可见，背景中见大片坏死的有形成分"鬼影细胞"（B）。MBW印片法制片（Pap×200、400）

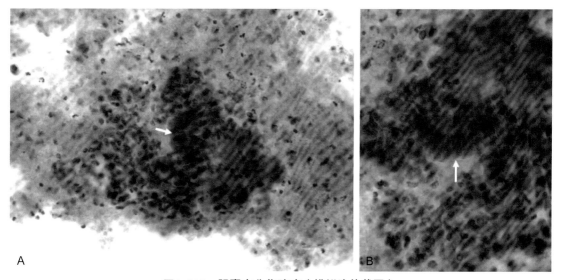

图4-118　胆囊中分化腺癌（模拟涂片截图）

　　大量坏死背景中见较大的细胞碎片，细胞呈高柱状，类似直肠中分化腺癌的表现，细胞碎片的边缘部由高柱状细胞构成花边样或栅栏样排列（A、B，箭头），核内染色质细腻均匀分布，核仁小或不清楚。MBW印片法制片（A，Pap×100；B，Pap×400）

第八节 大 肠 癌

大肠包括乙状结肠、直肠和肛管。大肠癌的发生部位以直肠最多见，占56%～70%，而乙状结肠占12%～14%，降结肠占3%。直肠癌与结肠癌通常为中分化腺癌，生长相对缓慢，可转移至浆膜的比较少，但其实这是误解。在胸腔积液、腹水标本中转移癌的国外文献的统计中，男性胃肠肿瘤（7.0%）居第四位，女性胃肠道肿瘤（4.3%）居第六位。国内大医院送检腹水标本中，消化道肿瘤（胃癌、结肠癌和直肠癌）居首位，卵巢癌、肝癌、子宫癌次之。由此可见，腹水中肠道转移性大肠癌并不少见。

一、结 肠 癌

大肠癌一般包括结肠癌和直肠癌，均以腺癌为最常见的类型，其中最多见的为中分化腺癌，其次为印戒细胞癌，以发生于结肠多见。

（一）中分化结肠癌

中分化腺癌由一致性的肿瘤细胞组成巨大的细胞碎片，密集重叠的细胞呈大片状分布，细胞团外周由高柱状或立方细胞排列成整齐的栅栏状（图4-119、图4-120），与直肠中分化腺癌相似，但部分细胞胞质内有黏液空泡。

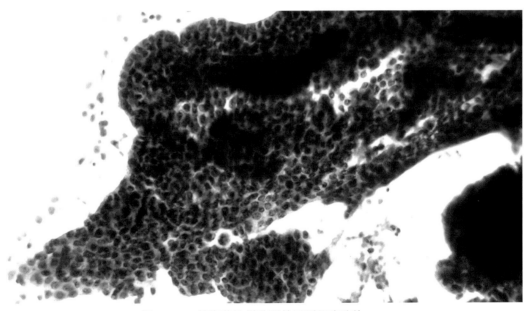

图4-119　具有花边样外观的巨型细胞碎片

巨大的细胞碎片由致密的一致性立方样柱状细胞组成，其外周呈整齐的花边样；细胞碎片平面感较强，类似正常黏膜的平铺样蜂窝状排列的肿瘤性变异碎片，体现细胞密度增加，核间距减小，细胞体积增大等肿瘤性形态特点。MBW印片法制片（Pap×100）

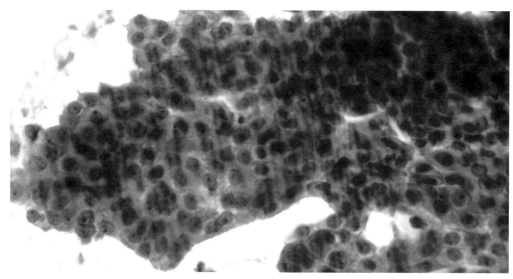

图4-120　结肠癌

　　一致性的巨大细胞碎片呈平铺状排列，胞质嗜碱性；核以椭圆形为主，染色质均匀细致，有小核仁；边缘部细胞胞质向外显露，细胞形成圆弧状凹陷，是判读腺细胞的标志，碎片内保持蜂窝状排列，但较凌乱或疏密不均。MBW印片法制片（Pap×400）

（二）印戒细胞癌

　　为结肠癌常见的类型，其胞质红染或因黏液而不着色，其核为弯月状或其他形状（图4-121B）。细胞胞质透明呈不着色的印戒细胞，内含分叶状黏液空泡，黏液为分叶状，故核可从中露出，呈杆状或椭圆形（图4-121A），须与变性的泡沫样间皮细胞相鉴别。

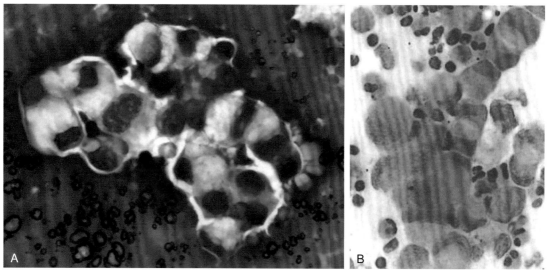

图4-121　结肠印戒细胞癌

　　两个不同表现的结肠印戒细胞癌病例。A.胞质内含分叶状黏液空泡，黏液为分叶状，故核从中露出，呈杆状核或椭圆形核的印戒细胞；B.胞质红染，黏液空泡为一个黏液性大空泡覆盖胞质和局部核，形成印戒细胞癌类型的瘤细胞，其核为新月状或弯月状。直接制片（Pap×400）

二、直　肠　癌

在工业化程度高的国家（美国），结肠癌和直肠癌居致死性癌的第二位。近年我国的调查资料证明，直肠癌在我国具有两大特点，一是发病率有上升的趋势，二是发病年龄年轻化，应当引起重视。直肠癌并不少见于腹水标本中，去除胃癌占的七成外，直肠癌与结肠癌所占三成也不是一个小数字。国内对结肠癌、直肠癌的早期发现的重视不足，导致到医院就诊的患者大多已经不是早期癌，手术的效果也相对差，等出现腹水时已到晚期。

形态描述

一般为分化型腺癌细胞团，细胞体积较大，高柱状，排列紧凑呈平铺状，平面感强，外周细胞呈整齐的栅栏样排列形成片状团是其特点（图4-122）。核随胞质长轴排列呈椭圆形。细胞团为腺管样、条索状、乳头状、球形或成片状（图4-123），典型者可见菊形细胞团（图4-124）。成片平铺状排列形态为蜂窝状的变异，细胞高密度复层化、核间距变小、细胞质丰富是直肠癌常见的形态学特征。其中多数伴有黏液成分（图4-123），细胞饱满活跃，核膜与核仁清晰可见。细胞片外周不整，有游离出的单个细胞。

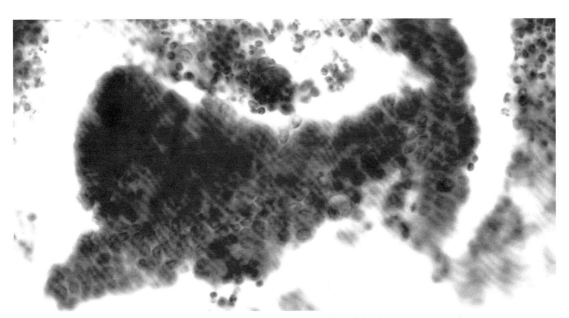

图4-122　**直肠中分化腺癌的腹水标本**

较大细胞碎片内细胞致密丰富，边缘部细胞呈栅栏样排列，部分区域细胞排列呈菊形。核膜增厚，见小核仁。MBW印片法制片（Pap×400）

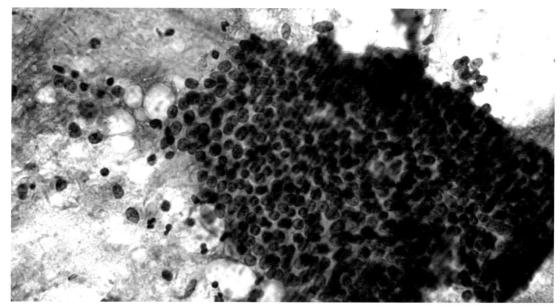

图4-123　密集的平铺状癌细胞伴有黏液

　　成片的细胞核间距小，细胞致密，细胞大小一致，部分边缘部不整，有游离出的孤立细胞，伴有黏液。MBW印片法制片（Pap×400）

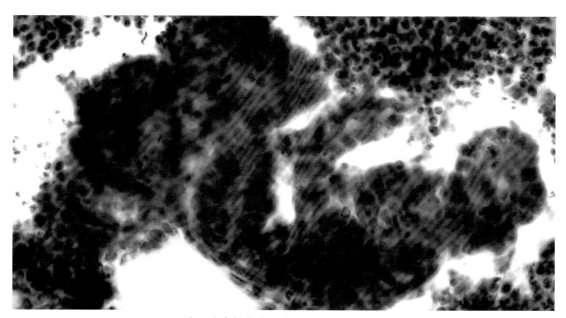

图4-124　直肠癌高柱状癌细胞围绕细胞团形成花边样外观

　　条索状分支样细胞碎片细胞排列较规整，细胞大小一致，缺乏瘤巨细胞及核分裂象，其内常见菊形团。细胞碎片边缘部细胞呈整齐的栅栏样排列，细胞核拉长。MBW印片法制片（Pap×400）

第九节 胰 腺 癌

胰腺癌大多来自胰腺导管上皮，少数来自腺泡细胞。组织学类型有：导管细胞癌、黏液腺癌、乳头状囊腺癌、巨细胞癌及腺泡细胞癌等。

一、导管细胞癌

细胞内有大空泡（黏液性），将核挤向一端而形成印戒样，但这种细胞数量并不是很多。颇似纹状管的腺管细胞团，由两层高柱状细胞形成花边样被覆上皮，而中间则似管腔样或其变形缝隙状管腔，可为长管状，亦可为短管状，如蚕状或花生样。散在细胞大小不一，可见有瘤巨细胞（图4-125、图4-126）。

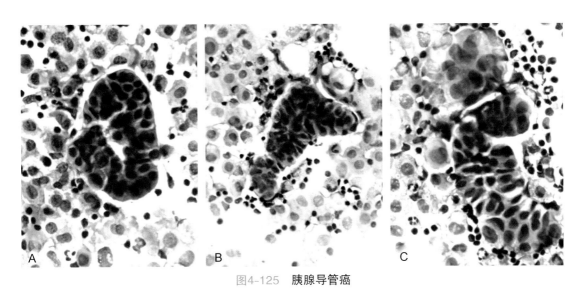

图4-125 **胰腺导管癌**

高柱状细胞双层排列形成变形的管状细胞团（疑来自纹状管，A、B、C），其内可见体积大的球形团（C），细胞团外周界限清楚，核深染，与间皮细胞形成对比。MBW印片法制片（Pap×400）

二、腺泡细胞癌

腺泡细胞癌可分为分化好和分化差两型，两者瘤细胞体积均较小。分化型细胞大小一致，形成腺样、小球形，如腺泡样，核深染，核仁明显，散在细胞少见，多为团状分布和多见胞质中黏液空泡，可有印戒细胞。胞质深染形成腺样或变形导致的缝隙样腔隙，无黏液空泡的被覆立方上皮为肿瘤性润管细胞，一般由数个细胞构成（图4-127，红色箭头；图4-128）。

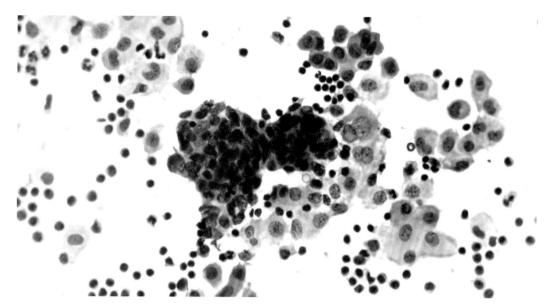

图4-126　胰腺低分化导管癌

　　小簇状排列紊乱的不规则细胞团内有小而深染如墨碳状核的细胞，缺乏胞质，细胞密集重叠，无一定的排列方式，显示出低分化癌的特点。背景中的间皮细胞和小淋巴细胞可作为对比参照细胞。MBW印片法制片（Pap×400）

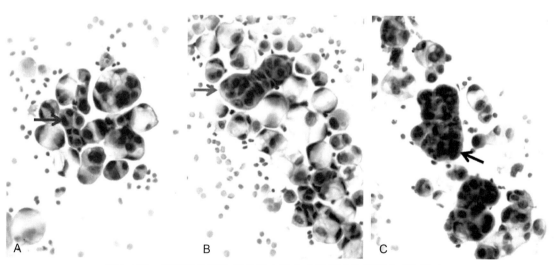

图4-127　胰腺腺泡细胞癌的腹水标本（模拟涂片截图合成图像）

　　以具有黏液空泡的腺泡细胞和润管立方细胞（A，红色箭头）为主；可见少数纹状管细胞（B，蓝色箭头）和小导管成团细胞（C，黑色箭头）。MBW印片法制片（Pap×400）

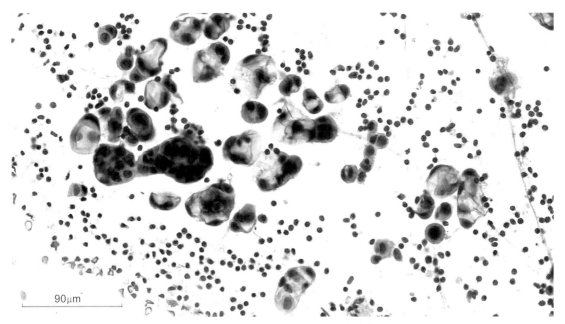

图4-128　胰腺腺泡细胞癌（模拟涂片截图）

在淋巴细胞背景中有明显的由数个细胞或数十个数量不等的细胞构成的微型细胞团，有分叶状黏液空泡细胞的为腺泡来源并占多数优势。小导管细胞包括润管、纹状管以及小导管，涂片中无大的成团细胞群。MBW印片法制片（Pap×400）

第十节　肾细胞癌

肾细胞癌又称肾腺癌，是发生于肾小管上皮细胞的恶性肿瘤，也是最常见的肾肿瘤。

肾小管上皮细胞为立方细胞，与甲状腺滤泡细胞、肝细胞等相似。其细胞呈类圆形或多边形，外形饱满，胞质丰富红染，含粗大的嗜酸性颗粒，这种颗粒被证实为糖原和类脂。核亦肥大饱满，核膜光滑，无明显异型性改变。电镜下见细胞胞质内具有丰富的线粒体，线粒体是细胞的能量中心，在细胞发生变化时亦出现功能性改变，其中之一的改变就是线粒体数量增加。在发生肿瘤时，表现为细胞核的异型性增加，但胞质也发生变化。在细胞损伤时胞质内的糖原和类脂可丢失，伴随细胞功能的变化，表现在线粒体数量的增多和减少，胞质逐渐变透明，即为透明细胞癌。因这些胞质内物质的丢失不是同步的，因而可出现混存现象，即从颗粒细胞癌到透明细胞癌的过渡形态。

一、颗粒细胞癌

细胞呈类圆形或多边形，显肥大即所谓"胖细胞"。胞质丰富，内含略嗜酸性的颗粒状物质（Pap染色可染为浅绿色，图4-129）。细胞核肥大，多位于细胞中央，亦可偏位。细胞排列多呈梁状或较松散的细胞团，胞质中很少见到黏液性空泡。部分病例标本中可见少量透明细胞，但数量不多。电镜下可见胞质中大量的线粒体，这个特点是立方细胞来源嗜酸性细胞癌的共同特征。

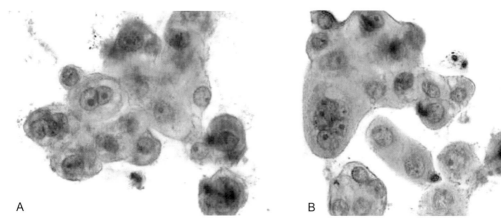

图4-129　肾细胞癌——颗粒细胞癌

细胞核肥大，双核或多核细胞可见，多位于细胞中央，核膜清晰，具有肥大的嗜酸性圆形核仁。胞质丰富，内含颗粒状物质，部分已透明，疏松的颗粒状显透光性好，显示由颗粒细胞向透明细胞变化的过程。MBW印片法制片（Pap×400）

二、透明细胞癌

癌细胞体积较大，大小较一致。细胞呈多边形或圆形，胞质透明而丰富，可分为部分透明或完全透明。部分透明可为胞质的部分透明或胞质中尚有颗粒存在（图4-130A）。完全透明者，胞质无着色物质（图4-130B），细胞轮廓清晰。细胞核为圆形或立方样，位居中心，此种特性是立方细胞或由其发生的肿瘤细胞最显著的改变。肿瘤细胞在浆膜腔中的出现常以成团状形式分布，多为数十个细胞为一团，虽然细胞界限清楚，但却抱团紧密，极少分散。细胞团外周界限清楚，细胞核呈薄雾状而显淡染，胞质透明。以上细胞呈质感松散颗粒状或完全透明的形态，与因胞质中含有巨大黏液空泡而形成的"透明"状腺癌细胞不同，后者质感黏液样，胞质被黏液遮盖所形成"苍白区"。其细胞核往往被黏液空泡推挤而位于细胞质边缘，出现贴边现象。组织学所见为以透明细胞为主的表现（图4-130C）。

结论与体会

腺癌细胞是浆膜腔积液标本中最常见的转移癌类型，对这个"大家族"类型的分析发现，细胞形态学特点与其组织学类型特点相应。应当详细地总结、归纳其形态学特征，这样才可以为临床提供肿瘤的来源和部位的信息，缩小原发部位的搜索范围，缩短原发癌判断周期，利于患者的治疗。

腺癌细胞的形态学特征的掌握，应当从胸腔积液标本中的最常见的肺、乳腺等肿瘤性

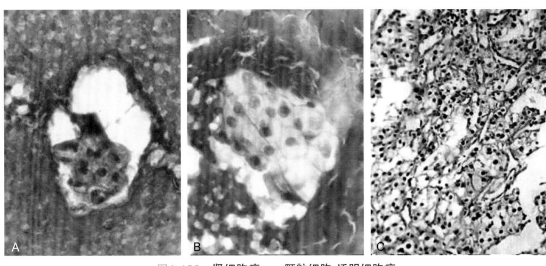

图4-130　肾细胞癌——颗粒细胞-透明细胞癌

积液中成团细胞胞质丰富并呈颗粒样胞质（A）；同一病例的部分细胞胞质透亮，显示透明样（B），说明从颗粒样细胞向透明细胞转变的过程。肾手术标本组织学同样显示了颗粒状胞质与透明胞质并存（C）。A、B.MBW印片法制片（Pap×400）；C.组织切片（HE×200）

积液标本以及腹水标本中常见的胃、卵巢等肿瘤性积液标本中的细胞观察着手，每遇到一例就将观察结果和描述形态详细记录下来。有了较多的病例积累便会有所发现，这样的经验是可靠和扎实的，而不应当仅仅以一种腺癌的笼统结果替代细致的分析。

需要说明的是，并不是要求所有病例均直接诊断来源，而是提供一个继续检查的范围，以作为临床进一步诊治时的参考。

（马博文）

第五章

鳞状细胞癌与小细胞癌

第一节　鳞状细胞癌

　　鳞状细胞癌与小细胞癌在积液标本中虽然与腺癌相比较少见，但其有明显的特征性形态改变，只有掌握这些形态学特征，诊断和分类的准确性和敏感度才会提高。

　　鳞状细胞癌是常见的上皮性恶性肿瘤之一，在全身的分布范围很广，包括皮肤、口腔、颌面、咽、食管、肛管、子宫颈等，甚至在没有鳞状上皮的部位，如肺、支气管、涎腺、甲状腺、乳腺、卵巢、胃、泌尿道等亦可发生鳞状细胞癌。虽然鳞状细胞癌是常见、多见的恶性上皮性肿瘤，但在浆膜腔积液却是少见的类型，434例恶性肿瘤胸腔积液、腹水中仅见10例鳞状细胞癌，其中肺癌8例，食管癌2例。而这些病例往往为体腔内脏器肿瘤侵犯至胸膜造成种植性转移所致。真正通过血管、淋巴管转移至浆膜的病例并不多见，这可能是鳞状细胞癌的癌细胞体积大，而末梢淋巴管、血管管径很小，癌细胞不易通过等原因造成的，有少数真正通过淋巴管或血管转移至浆膜腔的是体积小的鳞癌细胞，如小梭形或小角化型鳞状细胞癌。少数子宫颈小细胞性鳞状细胞癌可逆行转移至胸腔浆膜，诊断时注意病史。

（一）形态描述

　　在浆膜腔积液中的鳞状细胞癌形态学特征有如下的改变：在炎症细胞（中性粒细胞、淋巴细胞及浆细胞等）和红细胞背景下，可见少数癌细胞。这些细胞体积小，外形多样（多边形、圆形、梭形、纤维形等）；核质比多数等于或小于1；均质样的胞质明显嗜酸性、染深伊红色；核畸形明显，深染如碳质墨状；核位居中，核外形不规则，或呈长杆状；整体观的涂片中这种墨碳状核与胞质深伊红色的特点很显著。涂片中多见凝固性坏死（图5-1～图5-3），多为坏死的分解物即"纤维素样蛋白质性颗粒样物质"——肿瘤性物质之一。少数宫颈癌病例可逆行转移至胸膜，引起胸腔积液，但这个周期较长，可达1～3年之久，因此癌细胞的凝固性坏死更多见，大多为坏死的未分解有形物，即"鬼影细胞"，其数量甚至多于核固缩深染的癌细胞（图5-4）。偶见相邻细胞或成簇细胞之间具有连接关系，胸腔积液标本切片中见发育不全的细胞间桥（图5-5C）。

　　浆膜腔积液标本中所见的鳞状细胞癌形态有一定的特点，即以小细胞角化型鳞状细胞癌多见（图5-1～图5-5），而大细胞角化型鳞状细胞癌病例少见于胸腔积液标本中。应当

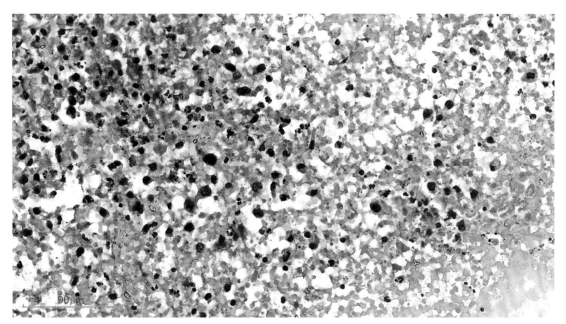

图5-1　胸腔积液标本中的肺鳞状细胞癌（模拟涂片截图）

细胞体积小、大小不一、核深染如墨碳状的鳞状细胞癌细胞，数量较多，散在分布，其中染紫红色部分为肿瘤样物质（坏死及"鬼影细胞"）。MBW印片法制片（Pap×400）

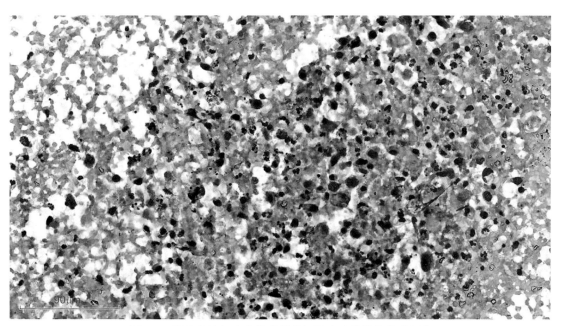

图5-2　胸腔积液标本中的肺鳞状细胞癌（模拟涂片截图）

散在和凌乱无规律分布的小鳞状细胞癌细胞大小相差很明显，细胞核染色极深，如墨碳状，核形不规则，核位居中，个别细胞核偏位。MBW印片法制片（Pap×400）

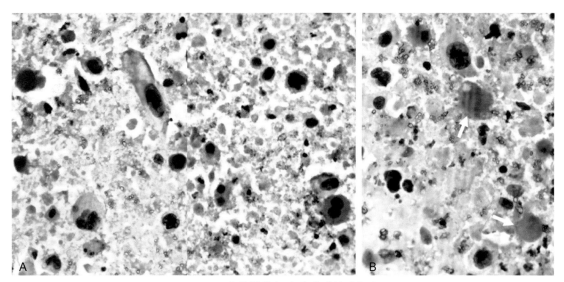

图5-3　食管鳞状细胞癌胸膜转移标本

　　形状怪异的鳞癌细胞大小不等，胞质丰富，单核、多核瘤巨细胞多见，体积小的细胞核染色如墨碳状，大的细胞核染色质呈粗颗粒状，核膜不规整。部分细胞的核消失形成有形坏死物——"鬼影细胞"（B，箭头）。MBW印片法制片（Pap×400）

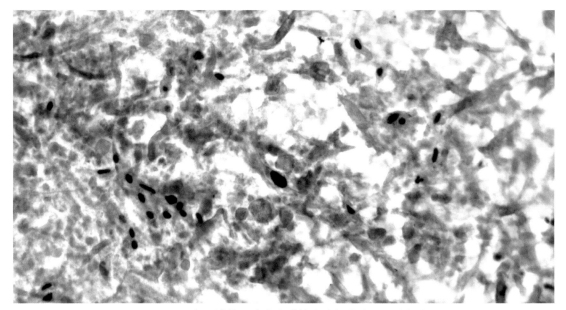

图5-4　子宫颈鳞状细胞癌胸膜转移病例的胸腔积液标本

　　子宫颈小细胞性角化型梭形鳞状细胞癌病例，癌细胞逆向转移至胸膜，胸腔积液见大量的坏死有形物（"鬼影细胞"），其中见有墨碳状核的癌细胞，部分坏死的有形物中隐约可见淡染的核痕迹（比胞质染色稍深）。MBW印片法制片（Pap×400）

注意的是标本中癌细胞的数量不丰富，在涂片中分布稀疏，单个散在，若不注意观察经常会漏诊，因此对炎性或坏死背景标本，应仔细观察是否有鳞癌细胞。

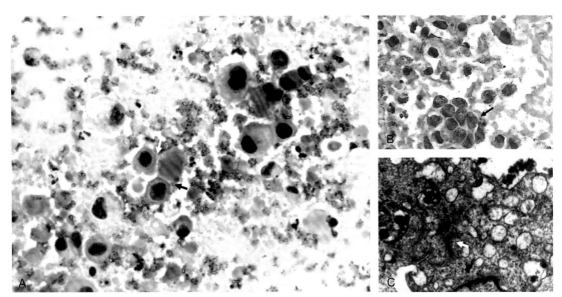

图5-5　食管鳞状细胞癌胸膜转移

核大小不一、染色质深浅不一，核染色质似墨碳状，由于核染色质凝固而不能观察到染色质质点（A）；成簇的细胞间偶有连接（A、B，箭头），胸腔积液标本电镜下见发育不良的细胞间桥（C）。A、B.MBW印片法制片（A，Pap×400；B，HE×400）；C.电镜切片（铅铀双染×4000）

（二）免疫表型

细胞角蛋白（CK）、上皮膜抗原（EMA）、桥粒蛋白等在鳞状细胞癌中具有很好的表达，但同时这些标志物在其他类型的恶性上皮性肿瘤也有一定表达，也就是特异度较差。细胞学对鳞状细胞癌的诊断定性和类型辨识效果好，即使不用这些抗体，诊断也较准确。

第二节　小细胞癌

小细胞癌或称燕麦细胞癌，以原发于支气管最多见，胸腔积液也以此种肺小细胞癌常见。在其他标本（如痰标本、针吸标本、内镜标本）中，肺小细胞癌以散在或队列式形式分布，而以小簇状成团分布则少见。但在浆膜腔积液标本中，肺小细胞癌的细胞最常见以小簇状细胞团分布，极少有散在分布的癌细胞。这可能与积液是良好的培养基有关，小细胞癌细胞在积液中所获取的蛋白质等营养物质足以供其成活生长，而不出现由缺乏营养而引起的发育不良、退化变性和坏死等改变。退化变性和坏死等常引起细胞之间的黏着力降低，使细胞之间的连接关系破坏，出现以散在分布为主的形态表现。

（一）形态描述

小细胞癌的癌细胞在浆膜腔积液中表现为小簇状细胞团，这种细胞簇状团可以由数个（2～3个或更多），也可由数十个（10个或数十个）细胞构成。细胞之间可见明显的连接结构，如镶嵌状结构，一个细胞与另一个细胞外周形成切迹或呈平行关系，并相互包绕（图5-6～图5-8）。细胞胞质极少，几乎不见。细胞核常为三角形、短梭形及卵圆形等。这些细胞之间有明显的间隙，可能是不着色的胞质。成小团的细胞，其外周不规则，无弧形外观；其细胞内相互包绕重叠，形成塔式俯视形状；核形不规则，"椒盐状"核染色质，质点为3～5个；核仁小或不明显，核膜薄或不明显等。由于细胞小而很容易漏诊（图5-6、图5-9）。固定不及时的标本中细胞呈退变样（图5-10）。

浆膜腔积液涂片中小细胞癌的诊断是一个未引起注意的问题，常出现一个诊断者认为有癌细胞，而另一个诊断者却认为没有癌细胞的情况。虽然有的病理或细胞病理学医师曾经或多或少诊断过痰涂片中的小细胞癌，但一直未明确描述在浆膜腔积液标本中的小细胞癌癌细胞形态特点。会诊中常见将腺癌诊断为鳞癌的情况，有些甚至将痰液中小细胞癌的形态表现代替其在浆膜腔积液涂片中的形态，这其实是错误的。在痰液涂片中的癌细胞常表现为一种缺少胞质的小圆形或三角形的细胞形态，其排列呈簇状或沿黏液丝延伸而形成，有学者曾经将其描述为美国早期西部片中的印第安土著马队样（图5-9C），或简称队列式。而在浆膜腔积液涂片中的细胞学表现却完全不同：小圆形癌细

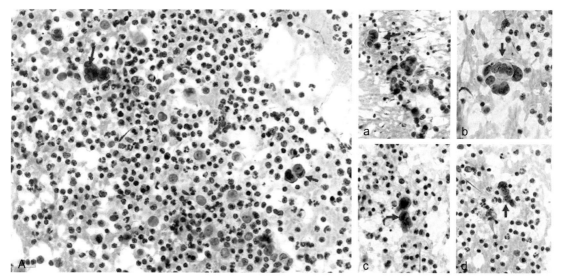

图5-6　容易漏诊的小细胞癌

小细胞癌的胸腔积液（或腹水）标本中的癌细胞数量并不丰富，在一个具有丰富背景细胞的环境下癌细胞很不起眼，因其细胞体积小或其以小簇状或散在分布而被忽视。A.整个视野中仅两小簇癌细胞（箭头）；a.核切迹；b.小团状；c、d.串状排列。MBW印片法制片（Pap×400）

胞表现为有少量胞质，细胞呈小团状（图5-11～图5-13）或链状，细胞间有连接关系并形成镶嵌状结构；有些细胞呈串状，有些细胞形状为方形，如同脊椎X线正位相或蠕虫状（图5-7、图5-9、图5-14），细胞量并不太多，一般在10个细胞以下。如浆膜腔积液涂片中的细胞一样隐藏于淋巴细胞或间皮细胞的背景中（图5-6、图5-10），有些细胞小团与扫描电镜中的细胞团一致（图5-13）。

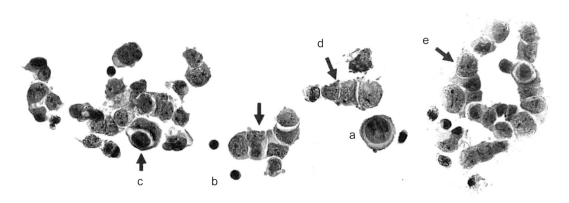

图5-7　积液标本中小细胞癌细胞之间的连接关系

a.退变的小间皮细胞；b.蠕虫状；c.细胞封入；d.椎骨X线正位片间隙样，细胞间有核切迹，即等边细小空白线；e.串珠样肿瘤细胞形成腺腔或腺管样。MBW印片法制片（Pap×400）

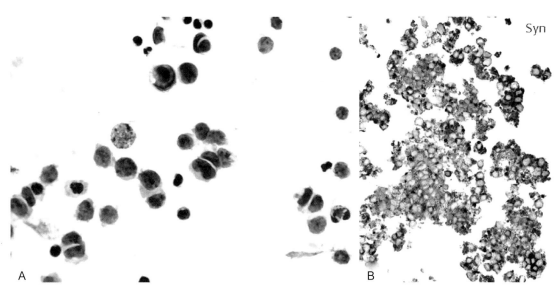

图5-8　小细胞癌细胞的细胞封入与核切迹

散在的圆形肿瘤细胞肥大饱满，成串细胞相互之间有核切迹，两个相邻的细胞形成"包含"（"封入"，A），细胞块切片的免疫细胞化学标记突触素（Syn）阳性表达（B），这些观察与免疫标记足以与淋巴细胞相区别。A.MBW印片法制片（Pap×400）；B.细胞块切片（Syn×400）

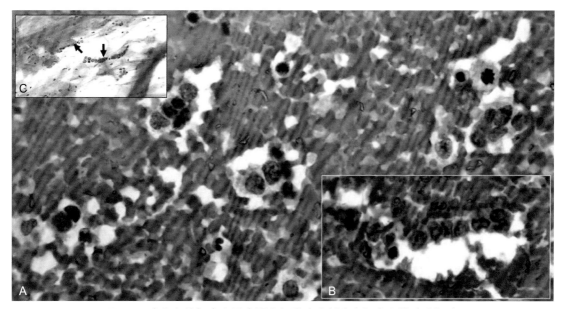

图5-9　出血多的标本中子宫颈小细胞癌病例腹水标本中的肿瘤细胞

　　出血多的标本不见得是无用标本，有阳性发现即是合格标本。若发现很分散的小细胞呈串状或小簇状（A，B），核之间有核切迹，核染色质呈椒盐状以及核分裂象等，应该考虑直接判读为小细胞癌。痰涂片中的"印第安马队式"癌细胞与黏液（C，箭头）。MBW印片法制片（Pap×400）

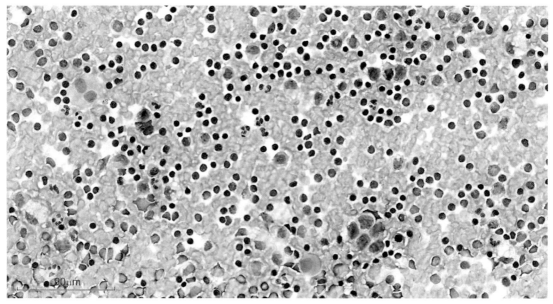

图5-10　小细胞癌的退变癌细胞

　　退变的小细胞癌细胞体积较淋巴细胞大，常常表现为串珠状、小簇状或小团状，与背景中的淋巴细胞相比其核切迹与细胞"包含"（封入）等细胞间的连接关系具有明显不同（Pap×400）

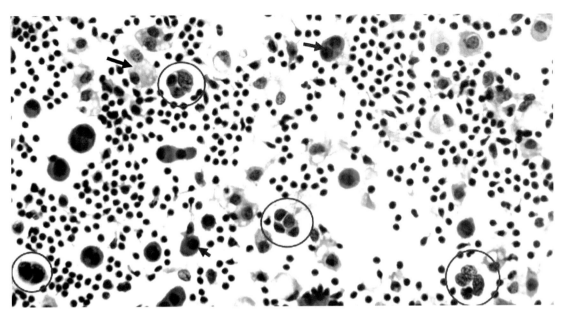

图5-11　由数个细胞构成的小簇状或小团状的小细胞癌细胞很容易被忽视

　　图中有4个细胞簇是小细胞癌细胞（红色圈内），胞质极少、高核质比、细胞间有核切迹显示其连接关系；胞质多的细胞有两种，即间皮细胞（蓝色箭头）、巨噬细胞（黑色箭头）；体积小、核深染的细胞为淋巴细胞。MBW印片法制片（Pap×400）

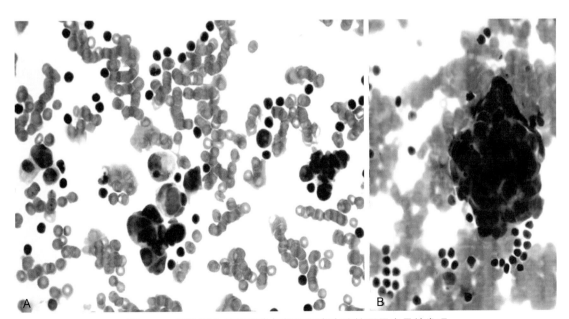

图5-12　细胞簇由于核深染与相互间存在连接而很容易被发现

　　胸水中的小细胞癌的瘤细胞呈小簇状（A）或紧密团状（B）。而非痰液涂片通常所见的散在分布、队列式分布等形式，这是积液标本中小细胞癌的特殊表现。MBW印片法制片（Pap×400）

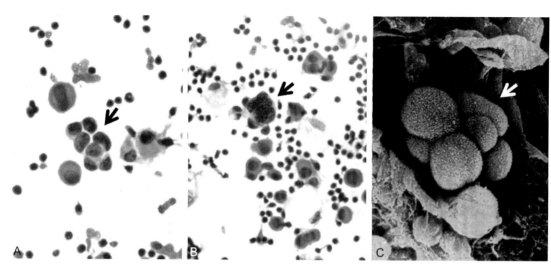

图5-13　小团状的癌细胞细胞间的核间距很明显

　　小簇状团的小细胞癌细胞与扫描电镜下的小细胞癌细胞很相似，细胞学标本中的小细胞癌细胞之间具有核切迹，在电镜下所见的癌细胞之间具有"缝合""遮盖"等相邻关系。A、B.MBW印片法制片（Pap×400）；C.扫描电镜×2000

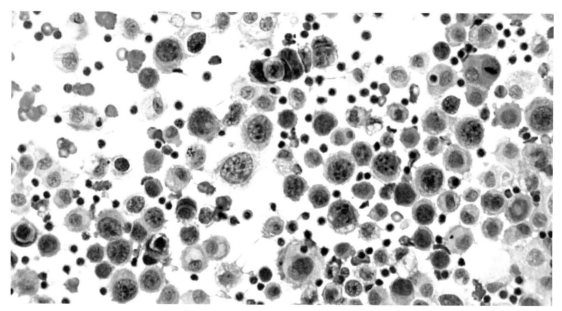

图5-14　高核质比的小圆形细胞很容易被判读为NHL细胞

　　散在的小细胞癌细胞与淋巴瘤细胞很难区分，它们之间的区别要点在于核的椒盐状染色质与细胞之间的连接关系，在积液标本中游离的小细胞癌细胞为圆形并有一定的胞质量，但仍属高核质比细胞，串状细胞之间有核切迹。MBW印片法制片（Pap×400）

（二）免疫表型

小细胞癌属神经内分泌癌的范畴，神经内分泌癌包括类癌（典型类癌和非典型类癌）、小细胞癌和大细胞神经内分泌癌等。在形态学与生物学行为上小细胞癌的恶性度更高。小细胞癌的免疫细胞化学标志物与类癌相似，一般多用突触素（Syn，图5-8B）、嗜铬粒蛋白（CgA），有些情况下还需要用鉴别低分化癌、小细胞肉瘤等的抗体来鉴别是否为小细胞癌，如TTF-1（腺癌细胞阳性标志物）、CD45（淋巴造血系统肿瘤阳性标志物）以及肉瘤和神经来源肿瘤的标志物Vim（波形蛋白，Vimentin）、NSE、结蛋白、SMA（肌动蛋白）等。

（三）鉴别诊断

一些低分化癌细胞可有散在分布和呈小团状分布的特点，须与小细胞癌细胞相区别。这些散在分布的细胞有明显的着色胞质、细胞体积大于小细胞癌的癌细胞、或多或少有一定的分化形态（如腺样、乳头状等）。小细胞癌免疫细胞化学显示神经内分泌癌的标志物Syn或CgA阳性表达，对鉴别有帮助。有时人为因素（如固定不及时）造成细胞退变而使细胞体积增大，成小团样的癌细胞颇似成团的腺癌细胞，从而造成误判。此时核切迹依然起着鉴别作用。

（四）漏诊提示

肿瘤细胞少时，如有大量出血（图5-9）、炎症细胞或淋巴细胞背景，注意不要将癌细胞误作炎症细胞等而轻易做出阴性结果的判断，这种情况很多见。退变的小细胞癌细胞体积显得较淋巴细胞大，常常呈串珠状、小簇状或小团状，与背景中的淋巴细胞相比其核切迹与细胞"包含"（封入）等细胞间的连接关系（图5-8A）明显不同，但常常因细胞退变或数量少而造成漏诊（图5-6、图5-10）。阅片时要仔细辨识每一视野中出现的细胞，以免轻易做出假阴性判断。

（马博文）

第六章

恶性淋巴瘤

恶性淋巴瘤是淋巴细胞恶性增生所形成的肿瘤。细胞学上恶性淋巴瘤分为非霍奇金淋巴瘤（NHL）和霍奇金淋巴瘤（HL）两大类。当这些淋巴细胞的恶性肿瘤侵犯或转移至浆膜时，就会造成浆膜腔内产生大量积液，因此抽取积液做细胞学检查就是必需的诊断方法。

转移性肿瘤造成的浆膜腔恶性积液是常见的细胞学送检标本，这些恶性浆膜腔积液患者的预后差，从出现积液、确诊到死亡平均约3个月，1个月内死亡者占54%，半年内死亡者占84%。因此若出现浆膜腔积液者必须尽快得到确诊，以利于尽快治疗。在诊断方法方面，优先选择细胞学诊断，将有利于快速确诊。据笔者1995—2005年的所有胸腔积液、腹水转移性恶性标本的资料统计数据得出如下结论：

胸腔积液或心包积液恶性肿瘤排序为：肺癌、乳腺癌、淋巴瘤、食管癌及贲门癌，淋巴瘤居第3位。

腹水恶性肿瘤：卵巢癌、胃癌、子宫癌、肝癌、大肠癌、胰腺癌、淋巴瘤，淋巴瘤居第7位。

胸腔、腹腔和心包腔三腔积液前9位恶性肿瘤：肺癌、卵巢癌、乳腺癌、子宫癌、淋巴瘤、肝癌、大肠癌、胰腺癌、生殖细胞肿瘤，淋巴瘤居第5位。可见在积液标本中淋巴瘤不是少见的肿瘤，特别是儿童恶性肿瘤中，可能居第一、二位，这需要引起注意。

位居前列的肿瘤占总例数的90%以上，癌的类型中以腺癌最为多见，有363例，占83.64%；鳞状细胞癌10例，占2.30%；小细胞癌8例，占1.84%。其他恶性肿瘤中以淋巴瘤多见，19例（4.38%），性索间质肿瘤11例（2.53%），生殖细胞肿瘤10例（2.30%），肉瘤10例（2.30%）。从这些数据中看出，不分部位的转移性肿瘤中恶性淋巴瘤占据第六位，可见其在临床上并不少见。

第一节　霍奇金淋巴瘤

霍奇金淋巴瘤由Guthrie在1921年报道，通过穿刺细胞学涂片查找Reed-Sternberg细胞（R-S细胞）得到诊断。而在胸腔积液（或腹水）中HL则是一种少见的病变，曾有少量的个案报道。其特点是显示一种多样改变的细胞形态学。R-S细胞虽然是HL的肿瘤细胞，但大多数情况下数量极少，尤其是在浆膜腔积液中，仔细寻找肿瘤性的R-S细胞是关键，统计数据证明经细胞学诊断出的HL确实寥寥无几，可能的原因是大多阅片不细致或被忽视而漏诊，此外在细胞学诊断上寻找R-S细胞确实有一定难度。HL的发病年龄偏小，两例分别为9岁和15岁，均为男性，约占18例浆膜腔积液淋巴瘤病例的11.11%（2/18）。临床上HL病例一般均有多个淋巴结肿大（图6-1A、B）。经过治疗的病例，极少出现胸腔积液。

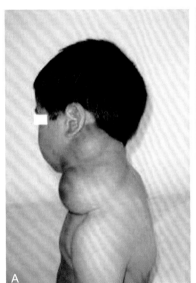
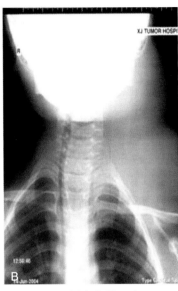
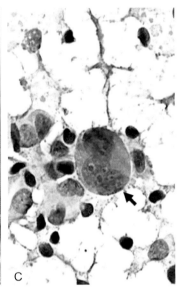

图6-1　霍奇金淋巴瘤

　　9岁男性患者，体征：左侧颈部多个肿大的淋巴结，发现3年（A）；X线检查发现左颈部多个淋巴结肿大，最大直径3～5cm，相互之间不粘连（B）；胸腔积液涂片在反应性淋巴细胞背景中发现肿瘤性的R-S细胞，多核并扭曲如"麻花"样（C）。MBW印片法制片（C，Pap×400）

　　2008年WHO公布的有关淋巴瘤分类中，霍奇金淋巴瘤的定义为：一种在非肿瘤性炎症的"适当背景"中存在R-S细胞及其变型细胞的恶性肿瘤。对HL的分类，有两个独立类型：结节性淋巴细胞为主型HL和经典型HL。后者包含4种亚型：结节硬化型、混合细胞型、富于淋巴细胞型和淋巴细胞削减型。细胞学无法全面比照组织学，因分类包含临床、肉眼大体、切片、组织结构、组织来源、免疫表型以及遗传学特征等一系列实验室工作的分析过程。但观察细胞尤其是观察肿瘤性的R-S细胞，为细胞学的优势所在。文献中人类最"早"非手术取材的病理诊断HL的报道是通过穿刺淋巴结进行细胞学分析完成的。

（一）基础细胞

R-S细胞、上皮样细胞、嗜酸性粒细胞、淋巴细胞。

（二）形态描述

HL的病变细胞包括两部分，即反应性细胞成分和肿瘤性的R-S细胞。HL的形态学表现实际上是由肿瘤细胞和大量非肿瘤细胞"混合"而成的。因此分析细胞形态和辨认肿瘤性细胞成为诊断HL的关键。

1.反应性细胞

种类较多，大量的淋巴细胞，包括成熟的小淋巴细胞及各转化期淋巴细胞，其体积大小、形态表现不一致，显示出多克隆性淋巴细胞的形态表现。淋巴结内嗜酸性粒细胞一般情况下很少出现，一旦出现可作为寻找肿瘤性细胞的提示。上皮样细胞常伴随R-S细胞出现在HL涂片中，此种细胞较多地出现并作为诊断依据是在结核的涂片中，如结核性胸（腹）膜炎等；其形态表现为圆形或类圆形，具有黄瓜样或鞋底样的长形核，核染色质均匀细致和淡染，有小核仁；胞质丰富略嗜碱性或弱嗜酸性；这种细胞如出现在有R-S细胞的胸腔积液、腹水中，也可提示HL的可能性（图6-2、图6-3）。

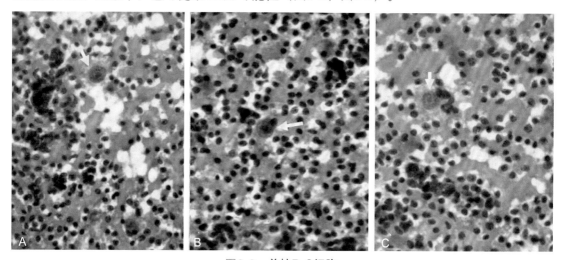

图6-2　单核R-S细胞

霍奇金淋巴瘤的肿瘤性细胞少于反应性淋巴细胞，单核R-S细胞体积大（A、B、C，箭头），胞质嗜碱性，具有很突出的巨大嗜酸性核仁。MBW印片法制片（Pap×400）

2.肿瘤细胞

HL的肿瘤细胞被称作R-S细胞，这种细胞体积巨大，可为小淋巴细胞的数倍到数十倍，直径30～100μm。细胞核巨大，直径一般在15～35μm；核染色质呈粗块状，深染并分布不均，可集中于核膜周围，使核膜显得肥厚；核内有巨大的、类圆形、似包涵体样的核仁，其大小如小淋巴细胞甚至更大，周边齐整，均匀嗜酸性红染，可多个。在固定不及时的涂片（干式固定）中，R-S细胞的核仁、核染色质颗粒及核膜不明显，呈均质淡染。在肿瘤细胞较少的涂片中，不易被检出，其核仁则消失，虽然遗留下的巨大嗜酸性类圆形区域很易辨认，但要判断R-S细胞仍然有其不确定性。

诊断性R-S细胞根据其核的数目及特点，又可分为三种变型形态：

①单核R-S细胞。这是在细胞学涂片中最多见的R-S细胞类型，其体积大于中心母细

胞。由于细胞体积大，在涂片中很显著，其核大，圆形，核膜厚，核仁巨大且嗜酸性，胞质丰富并弱嗜碱性染灰蓝色或不嗜色。曾有人认为，此型细胞无可靠的诊断价值，现在看来应予以重视。无论组织切片抑或积液细胞学标本，HL的肿瘤细胞较少，特别是淋巴细胞为主的HL肿瘤性细胞更为稀少，仅靠典型的双核R-S细胞（"镜影细胞"）诊断该瘤，有时会有漏诊（图6-2～图6-5）。

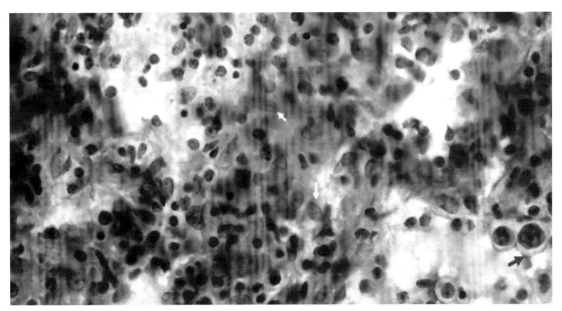

图6-3 单核R-S细胞与反应性上皮样细胞

反应性细胞除了淋巴细胞外，上皮样细胞（白色箭头）是一个重要提示（混合细胞经典型HL的肉芽肿改变），应该注重结核的肉芽肿改变和霍奇金淋巴瘤的肿瘤性R-S细胞（红色箭头，"腔隙性"单核R-S细胞）的查找，这在淋巴细胞为主型的HL的诊断中是极具意义的。MBW印片法制片（Pap×400）

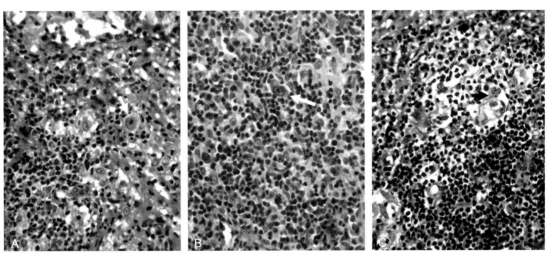

图6-4 肿瘤性细胞少的类型：淋巴细胞为主型霍奇金淋巴瘤

霍奇金淋巴瘤的切片显示绝大多数细胞为反应性的淋巴细胞，而肿瘤性的R-S细胞则是少见的细胞类型，常常被当作阴性而误诊。组织切片（HE×400）

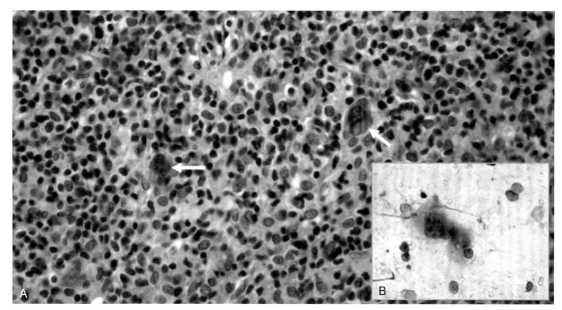

图6-5　淋巴细胞为主型霍奇金淋巴瘤的组织切片所见

有的R-S细胞的核呈扭曲的链状，无论是在组织学切片中（A，箭头），还是在细胞学涂片中，其与肿瘤性的组织细胞不好区别。在细胞学标本中，R-S细胞的胞质是均匀的浅灰色（B），而并未见胞质着褐色的颗粒，显示阴性。A.组织切片（HE×400）；B.MBW印片法制片（ANAE×400）

　　②双核R-S细胞。细胞与单核R-S细胞形态特点相似，但最突出者为细胞内有两个大小、形状相同的卵圆形核，且两核紧贴一起，如对称的镜影样，故称"镜影细胞"。据观察，不但核大小和核形对称，甚至核仁也对称，这是HL的典型性的和诊断性的肿瘤细胞（图6-6）。

　　③巨核和多核R-S细胞。又称"爆米花样R-S细胞"，其形态除上述单核、双核R-S细胞的基本特点外，细胞体积更大，核巨大，核扭曲更明显，显著的特点在于多核，表现为核呈分叶状、重叠等特征。细胞大小不一，核数目多少不一，一般为数个，以偶数为多见，核内均具有类似包涵体的嗜酸性核仁，胞质着色淡染为浅蓝灰色（图6-7、图6-8）。

　　浆膜腔积液涂片中HL的R-S细胞，一般是各型混存的，只是在数量上有时可有不同，多数情况是只出现某一类型的R-S细胞，一般情况下以单核R-S细胞为主。各型R-S细胞的数量多少一直是许多学者感兴趣的问题。赵彤等（1999年）对71例HL切片中的R-S细胞的统计结果表明，单核型R-S细胞占93.0%（66/71），成为各型HL肿瘤细胞的主体，双核型R-S细胞的出现率为46.5%（33/71），两型细胞可相伴出现。何毅等（1985年）介绍了痰涂片及颈淋巴结穿刺涂片中的R-S细胞，认为镜影和多核的R-S细胞可确定诊断。

　　浆膜腔积液中R-S细胞的数量多于在淋巴结针吸涂片中的R-S细胞数量（图6-7），这是因为R-S细胞在细胞学涂片中更容易被发现而引起注意，观察细胞个体表现是细胞

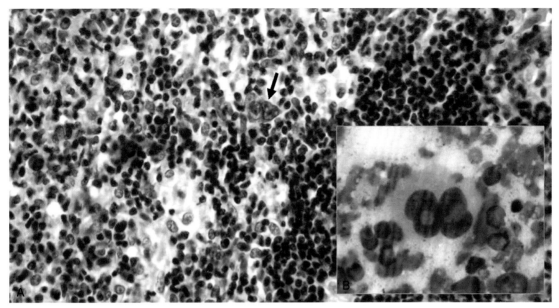

图6-6 "镜影细胞"

细胞内有两个大小、形状相同的卵圆形核，且两核紧贴一起，如对称的镜影样，典型R-S细胞具有硕大而对称的嗜酸性核仁。A.组织切片（HE×400）；B.细胞学涂片[瑞-姬复合染色（Wright-Giemsa stain，WG）×400]

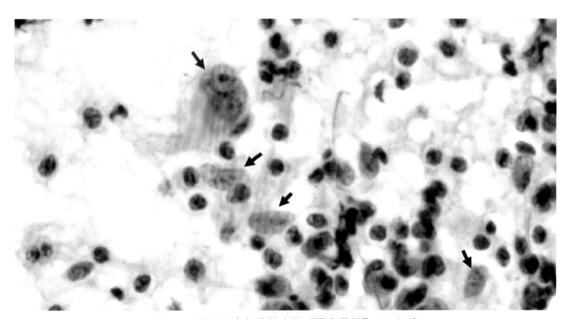

图6-7 淋巴结穿刺涂片中的"爆米花样"R-S细胞

除反应性淋巴细胞外，见一个体积巨大的多核R-S细胞（蓝色箭头），其突出特点是核仁巨大和嗜酸性，由于核拥挤形成所谓"爆米花"样外观，称之为"爆米花样多核R-S细胞"。另见长杆状核的上皮样细胞（黑色箭头）。直接涂片（Pap×400）

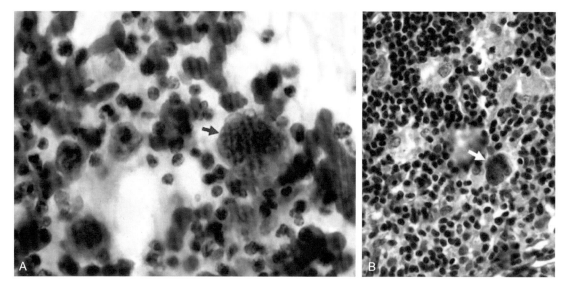

图6-8　"爆米花样"多核R-S细胞

个别"爆米花样"R-S细胞具有更多的核，为典型的"爆米花样"R-S细胞（A），背景中见单核的R-S细胞。组织学中R-S细胞则没有这样集中（B）。A.淋巴结穿刺涂片（Pap×400）；B.组织切片（HE×400）

学的优势之一。出现于胸腔积液（或腹水）中的R-S细胞则被认为是晚期HL的表现。此阶段的病灶中肿瘤细胞有增多的趋势，即淋巴细胞消减型HL，这与组织切片的观察结果是相吻合的。尽管如此，相比其他肿瘤细胞出现在胸腹中的数量，R-S细胞仍然是很少的，尤其在将双核或多核作为诊断依据的情况下更是少见。因此很多学者在进行了大量研究后指出，单核型R-S细胞应该成为诊断HL的依据之一，但必须与一些体积大的异型淋巴细胞相鉴别。

（三）鉴别诊断

对R-S细胞的判断关系到HL细胞学诊断的成功与否。目前为止，提出的需与之鉴别的细胞主要为下列细胞。

①异型单核细胞。多出现在传染性单核细胞增多症（IM）的淋巴结穿刺涂片中，也可出现在IM引起的浆膜腔积液中。该病是由EB病毒引起的一种传染性病毒性疾病。栗田报道1例IM淋巴结印片，对所见淋巴细胞进行如下分类：小淋巴细胞56.4%，幼稚淋巴细胞16.5%，免疫母细胞14.8%，异型淋巴样细胞8.9%，并认为大异型淋巴样细胞酷似R-S细胞。这种细胞亦可进入血液，其在末梢血中约占6.0%，而HL的R-S细胞则很少入血，形态学上R-S细胞的大嗜酸性核仁是一个显著的特征，可资鉴别。

②单核细胞。结核性胸膜炎涂片中，可出现多数单核细胞，但这种单核细胞的体积、形态与R-S细胞差别很大，鉴别并不困难。

③肿瘤性淋巴细胞。细胞来源于组织细胞性恶性淋巴瘤或间变性大细胞性淋巴瘤。这些肿瘤细胞的显著特征是多样的细胞外形或核型，多核细胞肾状核细胞常见于组织细胞

性NHL，核的重叠和分叶多见，无论何种核型其核染色质均明显深浅不一，浅者均匀细致，而深者如墨碳状，核仁较R-S细胞小。胞质呈双嗜性着色佳，而HL胞质着色淡蓝灰色。整体观HL涂片中所见的肿瘤细胞远少于组织细胞源性瘤细胞。间变性大细胞性NHL具有与R-S细胞相似的形态特点，特别是所谓"双核的R-S样细胞"（图6-26）。但其肿瘤细胞是主体细胞，满视野均是，无或极少反应性细胞。

④免疫母细胞。在慢性炎症或结核性胸（腹）膜炎中的反应性淋巴细胞中，有一种表现为体积增大，胞质红染，核增大并有明显的核周晕及大核仁的细胞，它是一种带有抗体的免疫活性细胞，被称为免疫母细胞。与R-S细胞相比，在浆膜腔积液涂片中其体积较小，核周晕、胞质红染及嗜碱性核仁等诸方面与R-S细胞不相同。若为肿瘤性免疫母细胞（免疫母细胞性NHL）则显示出单一类型、异型性和幼稚性的细胞学特点，其数量极多。结核性胸腔积液、腹水中所见的单核细胞（见前述）和上皮样细胞可能使镜检者误诊断为结核，而忽视了寻找诊断性的R-S细胞，这是特别要加以注意的。

⑤低分化癌的裸核癌细胞。这种癌细胞的裸核体积大，且有一个巨大的嗜酸性核仁，类似于包涵体，也可出现双核或多核。这种集群分布的肿瘤细胞一般出现于淋巴结的针吸标本中，为上颈部淋巴结的鼻咽癌转移，多为低分化鳞状细胞癌，偶见于晚期鼻咽癌的胸腔积液涂片中，可以有大的嗜酸性核仁，但癌细胞呈重叠堆集状多个出现。

⑥精原细胞瘤或无性细胞瘤的瘤细胞。腹膜后或纵隔的精原细胞瘤及卵巢的无性细胞瘤可出现胸膜或腹膜转移，造成在积液中见到这种瘤细胞，尤其是其中的双核瘤细胞和巨大的核仁，易误认为是R-S细胞，但总体为一致性和单一性的瘤细胞与HL的多种反应性背景细胞相差极大，还可以加PAS染色，鉴别并不困难。

上述这些细胞均是R-S细胞的鉴别细胞，在诊断HL时必须慎重地辨认这些细胞，否则会误诊或误分类型，进而对治疗和预后造成影响。其实R-S细胞也有不同类型，Lukes和Bulter将R-S细胞分为诊断型、单核型、多形型、腔隙型、L/H型及固缩型，这些类型的R-S细胞在细胞学涂片上清楚可辨，根据前述形态特征和这些分型特点，辨认R-S细胞是较为容易的。

第二节　非霍奇金淋巴瘤

一、概　况

非霍奇金淋巴瘤的肿瘤性淋巴细胞出现在浆膜腔积液的情况较多见。国外文献报道的，恶性积液中，男性居第二、三位，女性居第四位，可见并不少见。但以往通过细胞学诊断出的病例较少，原因是对其形态认识不足。其实在国内资料不分性别、不分部位、只分类型的报道中，淋巴造血系统肿瘤在胸腔积液标本中居第二位，仅次于腺癌，并不少见。Celikoglu等7年中遇到19例以浆膜腔积液为主要症状的NHL患者，仅有2例得到正确诊断，国内从浆膜腔积液标本中诊断出NHL亦不多见，廖松林报告检出率约为13.6%（14/103）。造成NHL较少通过积液标本细胞学诊断出的主要原因为：标本处理不当，甚至有不离心者；镜下无核增大的成团异型细胞即被视为阴性结果；没有分析标本中出现的淋巴细胞形态表现；无诊断经历等。实际上只要认真分析镜下所见，诊断NHL是可能的。Das等报道17例有浆膜腔积液的NHL病例，16例得到阳性结果，而且浆膜腔积液涂片中的NHL的细胞形态特征更明显。

NHL的诊断涉及有关淋巴细胞的理论简述（见后），特别是淋巴细胞转化阶段的各自形态学表现，直接影响NHL的诊断和分类，是必须注重和要了解掌握的内容，否则无法做出正确判断。

在1年（1988年）的浆膜腔积液标本中，18例中发现NHL16例（2例资料不完整和标本不合格），16例病例分别经活检、手术标本及尸检证实，其一般情况如表6-1。

表6-1　16例NHL病例的性别、年龄、原发肿瘤部位、组织学取材途径及积液部位

序号	性别	年龄	原发肿瘤部位	组织学取材途径	积液部位
1	男	4	锁骨上、腋下淋巴结	淋巴结活检	胸腔
2	男	53	腹腔、纵隔淋巴结	CT导引穿刺活检	胸腔
3	男	3	左睾丸	手术标本	胸腔
4	女	52	左股骨	骨穿刺活检标本	胸、腹及心包腔
5	男	3	腹腔淋结巴	尸检	腹腔
6	男	14	左肺门、颈淋巴结	左颈淋巴结活检	胸腔
7	女	30	双卵巢、乳腺、甲状腺	手术标本	腹腔
8	男	43	结肠回盲部	手术标本	腹腔
9	女	54	胃	手术标本	腹腔
10	男	9	肝及脊柱侧淋巴结	手术中淋巴结活检	腹、胸、心包腔
11	女	17	双颈淋巴结	左颈淋巴结活检	胸腔
12	女	11	纵隔、锁骨上淋巴结	锁骨上淋巴结活检	胸腔
13	女	15	纵隔、左锁骨上淋巴结	颈淋巴结活检	胸腔
14	女	50	肠系膜淋巴结	左腹股沟淋巴结活检	腹腔
15	男	37	腹股沟淋巴结	淋巴结活检	腹腔
16	男	49	右睾丸、腹股沟淋巴结	淋巴结活检	腹腔

在16例浆膜腔积液NHL中，男性9例，女性7例，男女之比约为1.27：1。年龄最小者3岁，最大者54岁，平均年龄为28.6岁。16例中胸腔积液9例，腹水8例，心包积液2例，其中有2例是在胸、腹及心包腔积液中均发现NHL。以上均经各种途径取材的病理组织学诊断证实。

16例浆膜腔积液NHL中，细胞学结合组织学、免疫细胞化学标记后的分类中弥漫性大B细胞性淋巴瘤（DLBCL，NOS）12例，其中中心母细胞型（CB）淋巴瘤10例，免疫母细胞型（IB）淋巴瘤2例。其他类型的淋巴瘤4例，其中伯基特淋巴瘤2例，小淋巴细胞性淋巴瘤1例，成人T细胞白血病/淋巴瘤1例。这些病例均有之前的组织学、免疫细胞化学标记的结果和其他部位淋巴结的穿刺涂片或细胞块的诊断，以及临床症状、体征、治疗、化验检查、影像学诊断和随访结果等。组织学分类结果与细胞学对比，基本一致。

二、淋巴细胞类型的辨认

在浆膜腔积液NHL的组织学分类上，最新的WHO新分类将其分为60种类型，目前的组织学分类不是一个纯细胞形态的分类，需要做多项实验室工作，包括ICC、流式细胞术、分子遗传学等，这些辅助项目是目前分类的基础之一。积液细胞学检查要求报告速度快、标本不能集中做实验室检测以及标本做成涂片后不能同时做多项目检测等，缺乏这些工作也就局限了细胞学的诊断。一般认为，采用形态学为主，尽可能介入一些简便可行的实验室技术，如ICC（免疫细胞化学）等，可以初步分析肿瘤细胞特点，像小淋巴细胞性淋巴瘤、中心母细胞型淋巴瘤、弥漫性大B细胞淋巴瘤以及间变性大细胞淋巴瘤等均可以通过辨识细胞类型做出诊断结论。如能采用ICC抗体标记就能更好地区分类型。纯形态方面，由于浆膜腔积液中细胞形态表现更清晰，无变形或破损，细胞类型的辨认、核染色质的模式、核膜、核仁等方面存在细微形态学优势，更利于对NHL细胞的分析。

对于淋巴瘤细胞的分析，离不开正常情况下淋巴细胞特点的辨认。淋巴细胞成分较多，形态学表现各不相同。其原因是淋巴细胞具有转化功能，这些转化不是在同一起点上即在不同时点上，故转化细胞具有不同的形态；淋巴细胞具有不同的功能，功能不同的细胞形态学表现也不同；一些疾病可使部分细胞发生变化，这些变化的细胞也与其来源细胞的形态有所不同。正是这些不同表现的形态，形成了不同疾病时淋巴细胞的形态特点，也使之成为诊断的依据。因此认识淋巴细胞的形态，对于识别积液中出现淋巴细胞的原因，诊断淋巴细胞性疾病具有重要意义。

1. B淋巴细胞

以小淋巴细胞（成熟淋巴细胞）为主，在抗原刺激下转化成各型淋巴细胞：活化的淋巴母细胞、免疫母细胞、浆细胞、滤泡母细胞、中心母细胞和中心细胞等。

①小淋巴细胞。主要位于套区，包括前B细胞、B1细胞、B2细胞或T小淋巴细胞以及T1细胞、T2细胞，是淋巴结中最小的细胞。直径4～6μm，核圆形，染色质呈块状，浓密，辨认不出染色质结构，多不见核仁。胞质稀少或几乎不见胞质，小T细胞具有相似的大小与形态。

在光学显微镜下很难识别这些细胞，但它们的相同点是体积小，直径6～9μm，大于组织学切片中的细胞（5～7μm）。一般慢性炎症涂片中占多数，达70%左右。胞质极少，位于核的一侧边缘，类似逗点样，染淡蓝色；极少见核仁，染色质集中在近核膜处，呈颗粒状。与小淋巴细胞相应的是小淋巴细胞性淋巴瘤或慢性淋巴细胞性白血病。

②中心细胞与中心母细胞。直径10～25μm，核形多样，有裂隙或缺口样核沟，染色质较细并深染，无明显核仁；细胞大小不一，大的稍小于中心母细胞，小者如小淋巴细胞。胞质稀少，染淡蓝色或不嗜色。中心母细胞大，直径15～25μm，与组织细胞相似或稍大，核圆形，核仁多个，贴近核膜，或位居中心；核染色质稀疏，呈泡状核，核膜厚而明显，光滑无畸形；胞质少，呈浅蓝色环状，围绕一周。可发生滤泡型淋巴瘤、弥漫性大B细胞性淋巴瘤（DLBCL）、Burkitt淋巴瘤、淋巴细胞为主型霍奇金淋巴瘤。免疫细胞化学：$CD20^+$、$CD79a^+$、$CD10^+$、$bcl-6^+$、$bcl-2^-$；可表达IgM、IgG或IgA，但通常IgD^-；

Ki-67增殖蛋白在次级滤泡中表达阳性，显示以中心细胞和中心母细胞的增殖特点。

③免疫母细胞。细胞大，是体积最大的B淋巴细胞。核大，核直径23～40μm，核呈圆形或椭圆形，核膜厚，核染色质为大粗颗粒状呈不规则稀疏分布；核仁肥大；胞质丰富，染为浅灰红色，近细胞膜的胞质部分染色深，越近核膜处越淡，形成一圈淡染区或不着色区，称为核周晕，这是免疫母细胞及其后的转化细胞——浆母细胞（前浆细胞）和浆细胞的共有特征。属B细胞，也有属T细胞者，在正常情况下不多见。核仁大，多为单个居中。发生的淋巴瘤类型为弥漫性大B细胞性淋巴瘤（DLBCL），其细胞也可为免疫细胞与中心母细胞混合构成。

④浆细胞及其来源细胞（浆母细胞或前浆细胞，又被称为浆样细胞，WHO）。位于髓索，B细胞分化演变的终末细胞。成熟的浆细胞中等大小（8～20μm），椭圆形，核偏心位；核染色质成块状靠近核膜，以核为中心向核周放射状排列，中间有空白带，形成似车辐状的核，有呈钟面观（clock face）描述；核位于胞质的小端；胞质丰富，略嗜酸性染淡红色，胞质形成扇面略似圆锥形，核膜外胞质淡染有核周晕。浆母细胞或前浆细胞为B免疫母细胞向浆细胞转化过程中的过渡阶段形态，其形态介于两者之间，与免疫母细胞相比体积略有缩小，核相应为小，核周晕存在，核染色质已有点状贴核膜的初级分布变化，胞质丰富略嗜酸性染淡红色或双嗜性。发生的肿瘤为浆细胞瘤和多发性骨髓瘤，少数浆母细胞性淋巴瘤归入DLBCL（IB）。浆细胞免疫细胞化学：CD45$^{-/+}$、CD20^{-}、CD79a^{+}、Oct-2^{+}、Bob.1^{+}、bcl-6^{-}、CD138^{+}、PAX5^{-}、MUM1^{+}。

2. T淋巴细胞

T细胞中包括T1细胞、T2细胞、T免疫母细胞以及曲核细胞等。这些细胞均有一定的部位性，只有了解其在淋巴结或其他部位的位置才能认识其属性特点。

①前T细胞（T小淋巴细胞，大多数具有特殊的CD4^{+}CD57^{+}的免疫表型）。形态和大小与B小淋巴细胞非常相似，在光学显微镜下不能区别；主要分布在滤泡间区和副皮质区；组织学中只能根据部位才能判定是T小淋巴细胞。

②T曲核淋巴细胞。当T区增生时可以见到，是转化阶段的T淋巴细胞；细胞体积中等偏小，多为圆形，胞质少，核呈不规则状，似B细胞的中心细胞，但核扭曲，呈分叶、胚胎或脑回状。

③T免疫母细胞。似B免疫母细胞，HE切片与细胞学涂片均难区别；有人认为，T免疫母细胞略小（有待观察），胞质染色较淡；细胞由T小淋巴细胞转化而来。

3. 单核细胞

单核细胞为巨噬细胞的前身，在淋巴结中其存在于淋巴窦及生发中心。电镜下，胞质内具有溶酶体颗粒、吞噬泡、线粒体和粗面内质网，细胞表面有皱褶和微绒毛。溶酶颗粒内含有多种酶，不仅与细胞功能有关，而且可作为细胞化学特征与其他细胞相鉴别，具有特殊意义。在淋巴结针吸涂片中单核细胞尤其是原始形态的单核细胞极少见，只有在淋巴结传染性单核细胞增多症和早期反应性淋巴结核病例的涂片中才可见到。而单核细胞的转化形态巨噬细胞则常见，可称为小体巨噬细胞（CD68^{+}），又称之为组织细胞。

4. 滤泡树突状细胞

为朗格汉斯细胞在淋巴结内的名称，ICC表达CD21⁺、CD35⁺。朗格汉斯细胞系组织细胞的一种特殊类型，与免疫传递有关。广泛存在于淋巴结、脑、肝、脾、骨、皮肤等全身组织，在朗格汉斯细胞组织细胞增生症时数量明显增多。细胞学特点是有多形性的带有核沟的组织细胞和多核巨细胞显著增多并伴有嗜酸性粒细胞增多。

三、对非霍奇金淋巴瘤细胞的认识

认识了正常淋巴细胞的形态、功能和分布部位后，则深入到对淋巴瘤分类诊断的初始阶段，只有对工作中见到的淋巴瘤病例的标本的形态学特征进行认真分析，才有可能对其初步做出诊断和分类，这需要在长期的工作中认真学习。以下是对浆膜腔积液标本中淋巴瘤的认识和描述。

浆膜腔NHL细胞形态表现为满视野大量的单一类型的幼稚淋巴细胞（图6-9～图6-18）。这些淋巴细胞具有明显的异型性，表现为：细胞肥大饱满，核染色质粗多、深染和深浅不一及不典型核分裂象多见；胞质稀少，但十分明显；细胞类型单一，除了个别混合性淋巴瘤外，基本不混合有其他类型的淋巴细胞，仅有相近形态的淋巴细胞。肿瘤性淋巴细胞在一种类型细胞的前提下，可有体积大小的略微不同但形态类型相近。

NHL的种类很多，但大多数浆膜腔积液为弥漫性大B细胞性淋巴瘤（DLBCL），极少数为原淋巴细胞（T细胞）NHL。肿瘤性的淋巴细胞与转化过程中的正常淋巴细胞相比其细胞外形饱满肥大，核染色质呈粗颗粒状、块状且分布不匀，核仁增大，不典型核分裂象多见。整体观细胞类型单一，细胞数量丰富，形态幼稚或异型性明显等，与反应性的多种类细胞混杂，与不具备异型性等特征的细胞相比，具有显著差异，定性诊断是不困难的，困难之处在于分类。要求细胞学做出完全准确分类诊断是不现实的，细胞学工作者一致认为，进行一些细胞类型的细致分析，特别是细胞核的染色质的类型、分布以及核仁、核膜等是可能的，有助于病理医师或临床医师参考，以便做出进一步诊断和治疗时的综合分析。如果病理医生对淋巴瘤的组织学、免疫细胞化学很熟悉，对细胞学所见的分析会使他们进一步加深对淋巴瘤的认识。

在诊断积液中的淋巴瘤细胞时，应当注意其数量一定要占绝对优势，除在感染时可见中性粒细胞、吞噬细胞和凋亡小体外，在淋巴瘤细胞发生凋亡时，可以出现细胞凋亡时的形态特点（图6-10、图6-11A），而其他细胞成分是不易见到的，甚至连间皮细胞也很少见。如果在涂片中见到大量间皮细胞或其他细胞，则不要轻易诊断为淋巴瘤。

（一）小淋巴细胞性淋巴瘤

小淋巴细胞性淋巴瘤（SLL）与慢性淋巴细胞性白血病起源于接触过抗原的B细胞，好发于老年人，男性较多见。多数患者累及骨髓或周围血，可在末梢血涂片中找到肿瘤性细胞。

形态描述

肿瘤性小淋巴细胞稍大于正常小淋巴细胞，核圆形或稍有不规则，深染，偶见小核仁。幼稚型小淋巴细胞的核染色质凝聚呈颗粒样块状，核膜很薄，部分染色质颗粒位近核

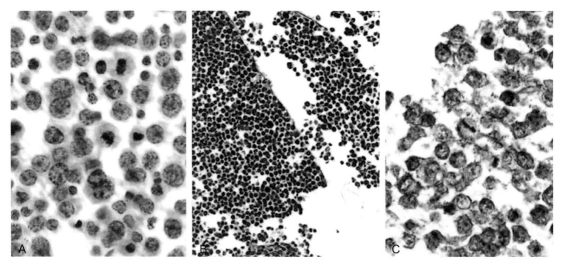

图6-9　小淋巴细胞性恶性淋巴瘤

　　积液中的淋巴瘤细胞为一致性单一类型的幼稚型小淋巴细胞，核染色质分布不均，染色质质点增多，靠近核膜更清晰（A）；细胞块见一致性的小淋巴细胞，细胞丰富（B）；免疫标记CD45阳性表达（C）。A.MBW印片法制片（Pap×400）；B.细胞块的石蜡包埋切片（HE×200）；C.ICC（CD45×400）

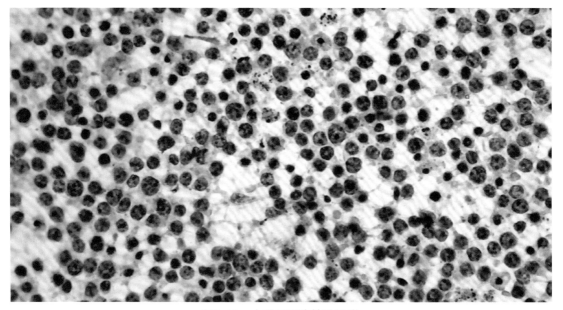

图6-10　小淋巴细胞性淋巴瘤

　　单一类型的幼稚型小淋巴细胞，在高倍镜下依然很小，但凋亡现象很多见，凋亡小体与瘤细胞核固缩较多，这是在浆膜腔积液标本中常见的现象，而其他病变内的这种现象却不多见。核染色质质点分布于核内，特别是近核膜处。MBW印片法制片（Pap×400）

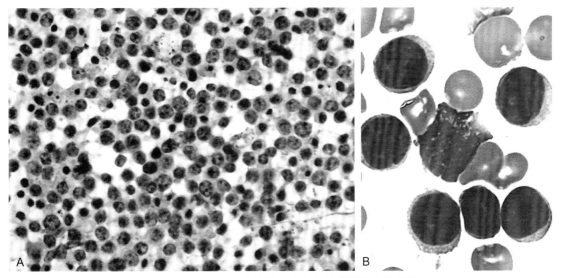

图6-11 小淋巴细胞性淋巴瘤患者的外周血油镜所见

　　肿瘤性小淋巴细胞的胸腔积液可见一致性的淋巴细胞，可以见到凋亡的瘤细胞及凋亡小体（A）；在患者的外周血涂片中见到一致性的小淋巴细胞（B）。A. MBW印片法制片（Pap×400）；B.外周血涂片（W-G×1000）

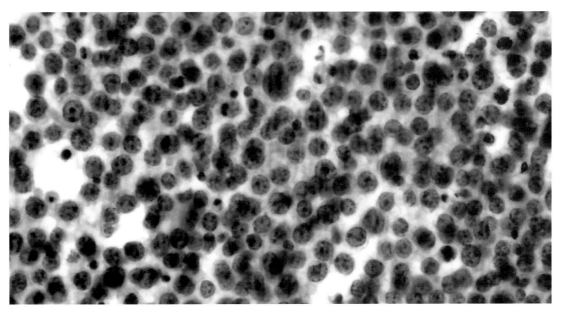

图6-12 弥漫性大B细胞性淋巴瘤（DLBCL-NOS）

　　中等大小的单一性淋巴细胞，核染色质质点多在2～3个，核分裂象并不多见，核仁增大，核膜厚；细胞呈圆形，胞质稀少，缺乏较大的肿瘤性淋巴细胞。MBW印片法制片（Pap×400）

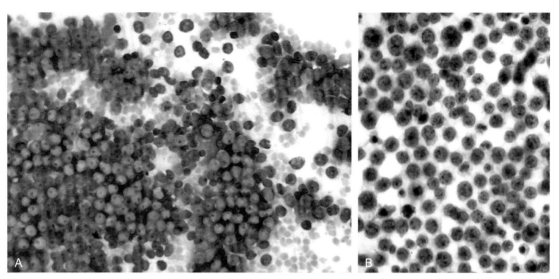

图6-13　弥漫性大B细胞性恶性淋巴瘤

同图6-12病例。在W-G染色中更为突出的是核仁（A）；可有稍大一些的细胞，但缺乏单核或双核的瘤巨细胞，高倍镜视野内有少数多极核分裂象（B）。MBW印片法制片（A，W-G×400；B，Pap×400）

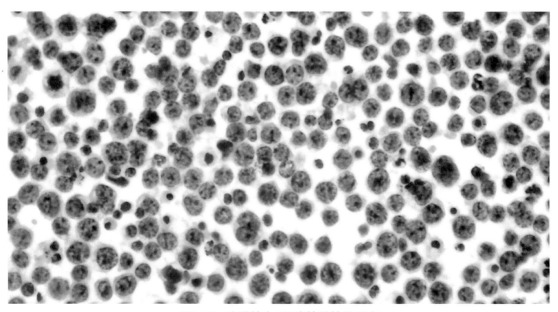

图6-14　弥漫性大B细胞性恶性淋巴瘤

肿瘤细胞的大小、单一性以及临床情况符合DLBCL，其内见较多的凋亡细胞，核内染色质质点为3～4个，多于图6-12病例。MBW印片法制片（Pap×400）

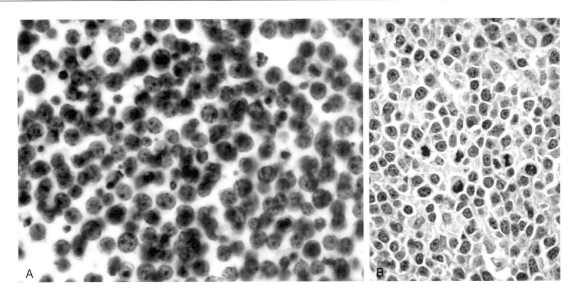

图6-15　弥漫性大B细胞性恶性淋巴瘤

　　在细胞密度大一些的视野，细胞的体积较小，但其核内染色质质点仍然为3~4个，细胞饱满（A）。组织切片显示核大小、核染色质、核仁以及核分裂象与涂片相似（B）。细胞学标本中的细胞体积大小要看每个视野细胞密度情况，一般细胞稀疏的视野中的细胞要大一些（A，Pap×400；B，HE×400）

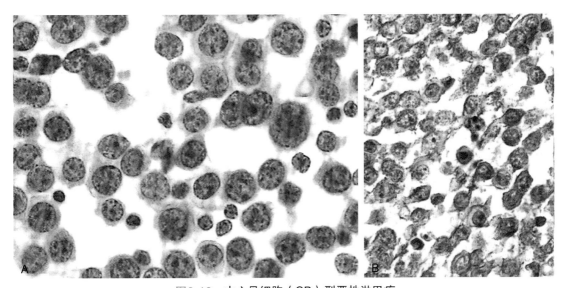

图6-16　中心母细胞（CB）型恶性淋巴瘤

　　一致性的大淋巴细胞（A），核染色质为粗颗粒状分布不均，染色质质点增多，可见多个核仁，双核；CD5标记阳性表达（B）。A. MBW印片法制片（HE×400）；B.组织学切片ICC（CD5×400）

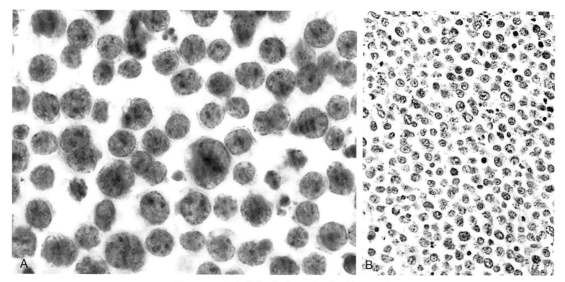

图6-17　中心母细胞（CB）型恶性淋巴瘤

　　圆形淋巴细胞中等大小，明显单一类型，具有幼稚性或异型性特点（A），表现与组织学相同（B）；细胞稍大一些的为瘤巨细胞，核内染色质清晰，核仁明显。A.MBW印片法制片（Pap×400）；B.组织切片（HE×400）

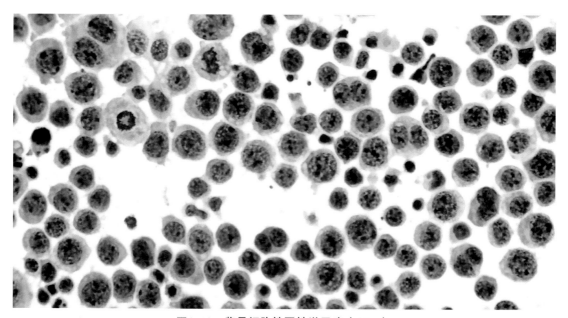

图6-18　浆母细胞性恶性淋巴瘤（PBL）

　　由免疫母细胞（IB）进一步分化而出现的形态实体，瘤细胞具有浆母细胞形态表现或类似有明显浆细胞分化的IB。细胞体积大，核染色质质点多，核分裂象多。MBW印片法制片（Pap×400）

　　膜，与核膜不相续。核分裂象多见，因细胞体积小，核分裂象多为"一"字形，而非弥漫性大B细胞性淋巴瘤的核分裂象的多极开放状。当细胞学考虑SLL时，应当建议取外周血或骨髓检查，同时做ICC标记，CD45阳性，初步考虑SLL，然后进一步进行组织学诊断。

（二）弥漫性大 B 细胞性淋巴瘤

WHO第三版分类将弥漫性大B细胞性淋巴瘤（DLBCL）分为非特指性（NOS）、特殊亚型和独立疾病三类，并列举出中心母细胞（CB）、免疫母细胞（IB）、富于T细胞/组织细胞和间变性4个变型，同时延伸至浆母细胞，表达ALK全长的2个罕见变型。由于变型缺乏明确的临床特点，也缺乏与治疗和预后的明确相关性，细胞学缺乏分类所具有的组织学方面的更多参考或支持信息，所以细胞学将DLBCL简化或统称为"弥漫性大B细胞性淋巴瘤，非特指性（DLBCL-NOS）"一词，既适应组织学分类，又能避免缺乏诊断所必需的信息支持所带来的缺陷。这遵循大分类的基本要求，又不影响临床处理原则，应该是普遍可被大家所接受的做法。

1.形态描述

①中心母细胞（CB）性淋巴瘤。是DLBCL最常见的变型，瘤细胞中等大小或较大，核圆形或椭圆形；染色质分散，可以有多个（2～4个）核仁，位于核膜附近；胞质少，微嗜碱性或双嗜性；有时核呈分叶状，胞质丰富和具有嗜碱性，核仁位居中；核分裂象较多见。

②浆母细胞性淋巴瘤（PBL）。属DLBCL亚型IB，肿瘤细胞具有明显浆细胞分化，与免疫母细胞相似，但浆细胞分化更显著。瘤细胞体积大，胞质量丰富和深染，近核膜处淡染。核圆形，饱满肥大，分叶状双核多见；核染色质5～8个粗块状质点；核分裂象多见，几乎每个高倍镜视野均可见到。这些所见均显示了高度恶性的特点（图6-18）。

2.免疫表型

CD20$^-$、CD79a$^{+/-}$、CD138$^+$、MUM1$^+$、cIg$^+$（多为IgG）。

（三）伯基特淋巴瘤

伯基特淋巴瘤（BL）是最早报道的发生在非洲儿童的肿瘤，由EB病毒感染造成，易发年龄4～7岁，男女之比为2∶1，常累及颌骨及其他面骨，也可累及回盲部、性腺、骨、甲状腺及乳腺等。散发性BL见于世界各地，好发于儿童和青年。也可见免疫缺陷相关BL，大多数为HIV感染患者。

1.形态描述

肿瘤由中等大小的单性的圆形肿瘤性淋巴细胞构成，大量的瘤细胞弥漫性布满视野，最具特点的是低倍镜视野下见淋巴瘤细胞伴随着巨噬细胞形成宛如深夜的星空（图6-19A），被描述为"星空相"；核染色质粗糙呈颗粒样斑块状分布，质点2～5个；核内可有多个嗜酸性核仁，核分裂象多见，肿瘤细胞的增殖活性高；凋亡细胞多，产生的细胞碎屑或凋亡小体被巨噬细胞吞噬，呈"星空"图像（图6-19～图6-22）。

2.鉴别诊断

研究表明，BL与EB病毒具有病因学相关性，免疫系统或免疫细胞均具有复杂的病理形态学变化，有些变化很相近。在浆膜腔积液中常见的反应性良性淋巴细胞也包含了这些变化，例如胸腔积液（或）腹水标本中所见的淋巴细胞发育过程的形态变化包含着与淋巴结内的淋巴细胞反应性变化相似的形态：淋巴细胞体积增大、增生活跃、窦组织细胞增生以及相关的吞噬现象出现，"易染小体"（或吞噬小体）（图6-23）的形成与

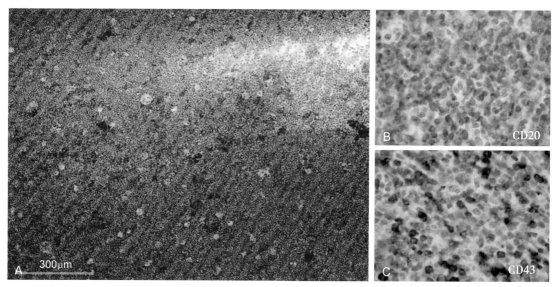

图6-19　伯基特淋巴瘤

　　伯基特淋巴瘤在涂片的低倍镜下的显著特点类似浩瀚的星空，由其中的巨噬细胞构成"星球体"，因此被描述为"星空相"（A）；ICC，CD20与CD43表达阳性（B、C）。A.离心物直接涂片（Pap×40）；B. CD20$^+$（×400）；C. CD43$^+$（×400）

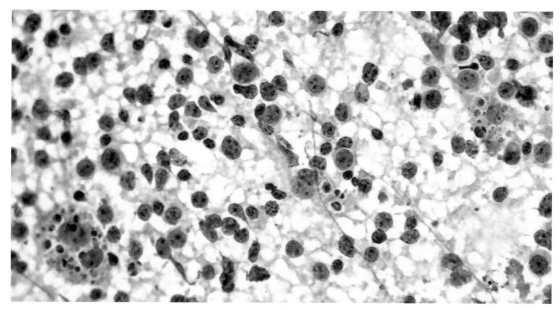

图6-20　伯基特淋巴瘤

　　在高倍镜下肿瘤细胞中等大小、圆形、外观饱满、核染色质3～4个质点，显著特点是具有多个"吞噬小体"或吞噬物，其他类型的淋巴瘤很少见这样多的"吞噬小体"。淋巴结穿刺直接涂片（Pap×400）

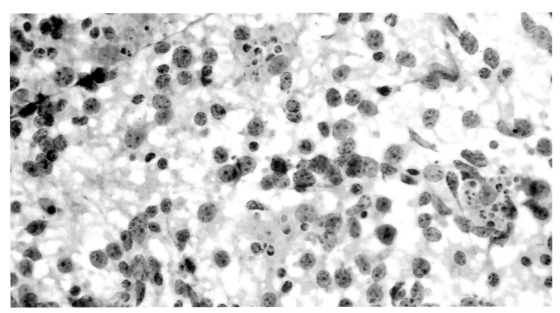

图6-21 伯基特淋巴瘤

同一病例的其他视野，随处可见"吞噬小体"（即所谓"易染小体"），诊断要重视的仍然是肿瘤性淋巴细胞，必须符合淋巴瘤的诊断标准和伯基特淋巴瘤的特殊性形态。淋巴结穿刺直接涂片（Pap × 400）

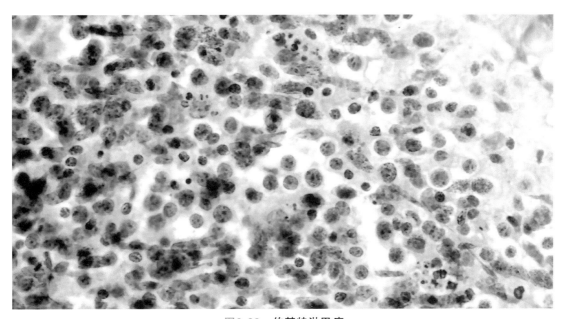

图6-22 伯基特淋巴瘤

体积巨大的"吞噬小体"是由微型"吞噬小体"逐步形成的：最初的单个巨噬细胞吞噬小的细胞碎片，吞噬物增多或参与吞噬的巨噬细胞增多而形成体积大的"吞噬小体"即是"星空现象"。淋巴结穿刺直接涂片（Pap × 400）

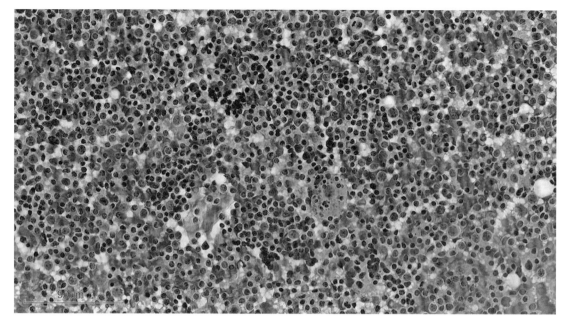

图6-23　淋巴结穿刺涂片中的吞噬现象"吞噬小体"（"易染小体"）

淋巴细胞体积较大，细胞成分相对"单一"或"相对多克隆"，窦组织细胞和"易染小体"可见，但为数较少。良性反应性淋巴细胞增生的淋巴结穿刺涂片（Pap×200）

伯基特淋巴瘤所见的吞噬现象（"星空相"）相类似。鉴别的要点包含临床情况，如年龄、病史以及影像学表现等。细胞学上，在吞噬象的星空现象方面，伯基特淋巴瘤表现得更为多见，核分裂象更多见，更重要的是肿瘤性淋巴细胞的单一性或单克隆性更明显。

3.免疫表型

CD19$^+$；CD20$^+$；CD22$^+$；CD10$^+$；bc16$^+$；bc12$^-$；sIgM$^+$；Ki67$^+$（接近100%的细胞阳性）等。

（四）成人 T 细胞白血病／淋巴瘤

成人T细胞白血病/淋巴瘤（ATLL）起源于CD4$^+$CD25$^+$FOXP3$^+$调节T细胞，这是一种由人T细胞白血病病毒1（HTLV-1）引起的肿瘤。常在儿童期感染，至成年期发病。表现为全身淋巴结肿大、肝脾大、皮疹、高血钙及骨病变。周围血中白血病细胞明显增高，常伴T细胞免疫缺陷。常有皮肤浸润，表面有"微溃疡"。

1.形态描述

瘤细胞大小不一，表现为多形性，特别是核型改变多样且极不规则，有如"三叶草"样核、花蕊样核、脑回样核以及胚胎样核等（图6-24A、B），外周血中可查到多叶状核的肿瘤细胞（图6-25）。

2.免疫表型

起源于CD4$^+$、CD25$^+$，FOXP3$^+$调节细胞，由人T细胞白血病病毒1（HTLV-1）引起的肿瘤。CD2$^+$、CD3$^+$、CD5$^+$、CD7$^-$、CD4$^+$、CD8$^-$、CD25$^+$；转化大细胞CD30$^+$、ALK$^-$，此外CCR4$^+$、FOXP3$^+$。

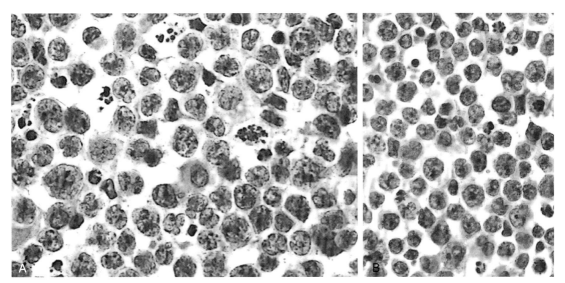

图6-24　成人T细胞白血病/淋巴瘤

　　肿瘤细胞由单一类型的淋巴细胞构成，很有特点的是核型的表现，与图6-14病例DLBCL的圆形的"完整"核相比较，其核型出现分叶状、脑回状等多形性改变；核分裂象与凋亡多见（A、B）。Pap×400

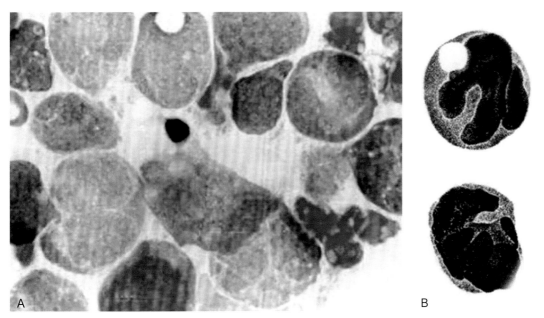

图6-25　成人T细胞性白血病/淋巴瘤

　　外周血经生理盐水稀释、沉淀、阶梯式离心、直接涂片，油镜镜下见多个分叶状核型的白血病细胞（A）；外周血涂片所见绘制"鸡爪样核""溶洞状核"示意图（B）。A，Pap×1000

（五）大细胞间变性恶性淋巴瘤

大细胞间变性恶性淋巴瘤（ALCL，ALK⁺）起源于活化的细胞毒性T细胞，好发于30岁以下的儿童和青少年。

1.形态描述

细胞外形多变，大小相差悬殊，形态的多形性极明显，可见有圆形（图6-26）、椭圆形、梭形、蝌蚪形及多边形等；瘤巨细胞多见，可有单核及多核，类似霍奇金淋巴瘤R-S细胞样。核型复杂，可为肾形、马蹄铁形、椭圆形等。胞质丰富，核旁透亮的胞质常呈弱嗜酸性，有似免疫母细胞的胞质，HE染色染为嗜伊红色，Pap染色染为浅绿色，近细胞边缘部染为深绿色（图6-26）。这些嗜酸性胞质的肿瘤细胞被描述为标记细胞（marker cell），具有一定诊断价值。瘤细胞体积更大，核呈多形性（图6-26A、B），涂片中可见类似R-S细胞的单核或双核细胞，肿瘤细胞的大小不一，胞质深染显厚，细胞之间无连接，孤立散在分布。

2.免疫表型

CD30⁺阳性反应定位于细胞膜和高尔基体区，ALK⁺胞质；另外还有CD2⁺、CD25⁺、EMA⁺、CD3⁻/⁺、CD5⁺/⁻、CD4⁺/⁻、CD15⁻等。

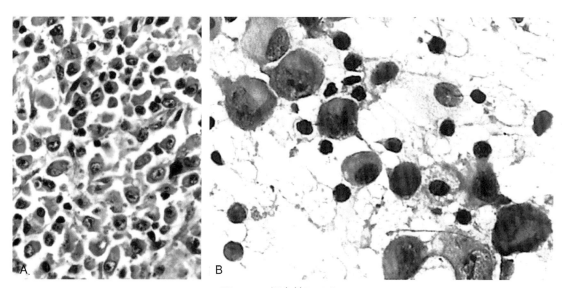

图6-26　间变性DLBCL

瘤细胞体积更大，核呈多形性（A、B），涂片中可见类似R-S细胞的单核或双核细胞，肿瘤细胞的大小不一，胞质深染显厚，细胞之间无连接，孤立散在分布。A.组织切片（HE×400）；B.离心后直接涂片（Pap×400）

第三节　浆细胞性肿瘤

滤泡中心细胞转化成的免疫母细胞中，有一部分继续转化为浆细胞，这中间包括其过渡类型——前浆细胞（又称原浆细胞、浆母细胞）。这些细胞在转化过程中获得免疫球蛋白，故均为成熟型淋巴细胞。浆细胞发生的肿瘤称为浆细胞性肿瘤，包括发生在骨髓的和骨髓以外的，前者称骨髓瘤，后者被称为髓外浆细胞瘤。无论是髓内抑或髓外，其特点均为幼稚的或异型的浆细胞是其唯一的肿瘤性细胞，具有明显的诊断性特征。产生浆膜腔积液的浆细胞瘤较为少见，在18例肿瘤性积液标本中仅见2例，均为骨髓瘤手术后的复发。另外，在曾经诊断为中心母细胞型淋巴瘤的两例病例的4～7个月后的积液标本中发现均为浆细胞瘤的表现，这种情况源于肿瘤性B淋巴细胞的转化形态，因此注重原发部位的临床情况是必要的。

（一）形态描述

与NHL相同的是镜下瘤细胞为单一类型，即均是肿瘤性浆细胞，不同点是这种浆细胞大小不一，分化程度不一，不成熟性浆细胞中混有成熟浆细胞。肿瘤性浆细胞是诊断的唯一依据，这种浆细胞与正常转化的浆细胞相一致，但在细胞的数量上、异型性等方面不同。浆细胞瘤分为分化好和分化差的两型。

1.分化好的浆细胞瘤

以大量的成熟型或类成熟型浆细胞为主，可见有极少量前浆细胞。这种类型的瘤细胞体积小且大小较相同，呈锥形或扇面形，胞质丰富，嗜酸性红染，核周胞质淡染呈空白区域形成"核周晕"，核位于胞质幅度小的一侧，偏位；核染色质由核中心向外周呈放射性排列，核膜外近核膜处集中增多，两条核染色质带间形成空白区使浆细胞核形似车辐状；可见少量的双核或多核浆细胞；浆细胞的非典型核分裂象少见（图6-27、图6-28）。

2.分化差的浆细胞瘤

以大量的未成熟型浆细胞即前浆细胞为主，可夹杂极少量的类成熟型浆细胞。瘤细胞体积明显肥大，且大小不一。这些瘤细胞比成熟型浆细胞体积大3倍左右，胞质较淋巴细胞丰富，多嗜碱性或嗜弱酸性，核周有晕，核圆形，核染色质浓集于核膜附近，部分细胞核已形成车辐状，与分化好的浆细胞瘤的瘤细胞核相似。但有些前浆细胞有大的核和中位核仁，核染色质呈粗块状集聚于核膜显核膜肥厚，有明显的"核周晕"，似免疫母细胞，但其胞质与细胞外形已具有浆细胞的雏形。同时在这种类型的浆细胞瘤涂片中，也可见到免疫母细胞，但因为前浆细胞的前身即是免疫母细胞，所以这不足为奇。此型浆细胞涂片中可见较多数量的不典型核分裂象，瘤巨细胞（即大型免疫母细胞样细胞），双核及多核前浆细胞，形态学显示明显的异型性（图6-29、图6-30）。

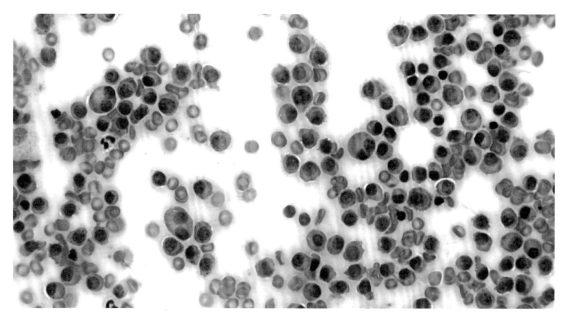

图6-27　分化型浆细胞瘤

以成熟型或类成熟型浆细胞为主，双核有明显的增多，单一性细胞饱满，基本无其他淋巴细胞。MBW印片法制片（Pap×400）

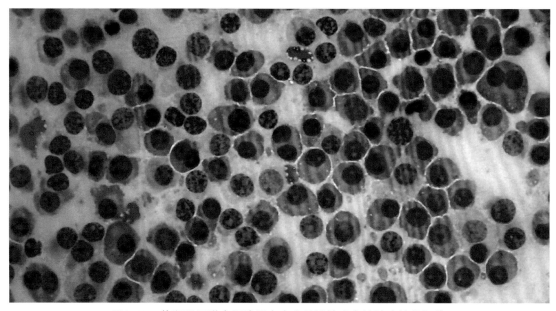

图6-28　体积明显增大细胞具有中度异型性改变的肿瘤性浆细胞

分化型浆细胞肿瘤细胞在积液标本中的高倍镜视野所见，为胞质丰富并红染的分化型浆细胞，单核或双核；部分类似裸核细胞，虽然无胞质区分类型可能困难，但其核染色质呈颗粒状并分布于近核膜处，与浆细胞核染色质的形式相同。MBW印片法制片（Pap×400）

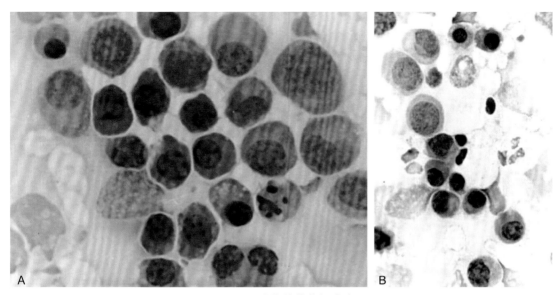

图6-29　分化差的浆细胞瘤

　　以大量的未成熟型浆细胞即前浆细胞为主（A），可夹杂极少量的类成熟型浆细胞（B）。瘤细胞体积明显肥大，且大小不一（Pap×400）

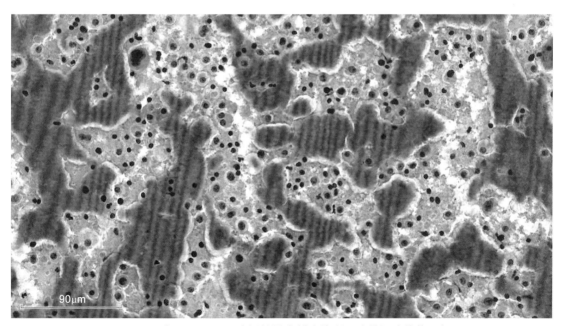

图6-30　与图6-29同一病例的骨穿刺涂片所见（模拟涂片截图）

　　颅骨凸起，X线片见高密度病变，穿刺发现大量肿瘤性浆细胞，细胞大小不一，单核与多核瘤巨细胞（Pap×200）

（二）免疫表型

Cig$^+$（常为IgG，IgA）；全B（CD19、CD29$^+$、CD22$^+$、CD19a$^\pm$、CD45$^{-/+}$、HLA-DR$^{-/+}$、EMA$^{-/+}$）。

（三）鉴别诊断

分化好的浆细胞瘤与浆膜腔慢性炎症的鉴别：后者常是某些器官或组织在炎性病变的后期表现，在慢性浆膜腔炎症包括结核性炎症时可有较多的浆细胞出现，但其在数量上无法与前者相比，在形态学的异型性方面也有很大的不同，可以此鉴别。

浆细胞瘤与腺癌的鉴别：某些腺癌的细胞体积小，分布散在或分化良好时，其形态类似浆细胞，易与之混淆。但腺癌虽然有散在分布者，其中仍不乏见到成团的相互连接紧密的癌细胞，而浆细胞瘤的瘤细胞相互间并不连接，在体积大小方面腺癌细胞也大于浆细胞瘤细胞。

浆细胞瘤与免疫母细胞型NHL的鉴别：后者涂片中可见到少数向浆细胞分化的免疫母细胞，形态学上与前浆细胞相似须鉴别。后者单一性的肿瘤性免疫母细胞为主要或绝对成分，而分化差的浆细胞瘤则显示了肿瘤性浆细胞的从免疫母细胞-前浆细胞-成熟性浆细胞各个阶段的转化细胞形态特征，显示相对的多形性特点。

第四节 白 血 病

白血病是一种造血细胞的恶性肿瘤。其特征是骨髓内异常的白细胞（白血病细胞）弥漫增生并取代正常骨髓细胞。白血病细胞常侵入外周血液，造成外周血象发生质和量的改变，所谓质变指白细胞的异型性或幼稚性改变，所谓量变是指外周血白细胞数量异常增多。白血病细胞亦可广泛浸润于肝、脾及淋巴结等全身组织和脏器。根据白血病的病情急缓和白血病细胞成熟程度可分为急性白血病与慢性白血病。

白血病合并浆膜腔积液的发生极少见，常以急性白血病的反应为甚。一般很少被重视，故检出率相当低。但只要标本处理得当，细胞量非常丰富并出现幼稚型的白细胞时，应当引起重视，参考症状、体征、外周血象等就可考虑诊断成立。3例白血病浆膜腔标本，2例为急性髓细胞性白血病（AML）中的急性粒细胞性白血病和1例急性淋巴细胞性白血病（ALL）。

（一）形态描述

AML由不规则形的原粒细胞为主要细胞构成，核呈肾形，这种异型原粒细胞被称为副原粒细胞，在浆膜腔积液标本中数量极丰富，细胞较单一，可见有分化的不同形态，未分化型粒细胞表现幼稚，形态与成熟单核细胞相类似，分叶型粒细胞少见。部分分化型（成熟型）与未分化型相反，以分叶状粒细胞为主要成分，未分化型粒细胞量较少。未分化型粒细胞的核略大呈圆形或稍有凹陷，部分分化型粒细胞的核呈弯月形、肾形和分叶状，但这种分叶状的粒细胞显示Pelger异常，表现为核分叶数减少，多为两叶。上述两型粒细胞的胞质中可出现Auer小体，用油镜观察较清楚（图6-31）。

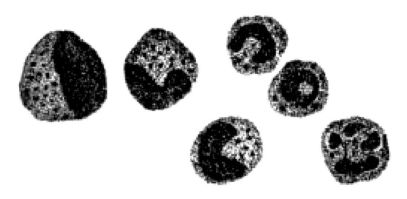

图6-31　急性粒细胞性白血病的肿瘤细胞示意图

　　急性粒细胞白血病的肿瘤细胞包含了粒细胞从幼稚到成熟的谱系形态过程，肿瘤细胞从单核到分叶核，大小不一，核型各异，显示了Pelger异常。根据油镜下的视野绘制，吉姆萨染色×1000

　　ALL的积液标本中见大量体积大、大小一致、类型一致的幼稚型淋巴细胞（图6-32）。与恶性淋巴瘤无法区别，此时骨髓细胞形态是重要依据，同时症状、体征也是参考依据之一。淋巴细胞体积大而饱满，核具有异型性，不典型核分裂象多见。做免疫细胞化学染色可鉴别出B细胞或T细胞来源。有些淋巴瘤或白血病累及浆膜病例，可在外周血中查到肿瘤性细胞，参考小淋巴细胞性淋巴瘤和成人T细胞性白血病/淋巴瘤项。

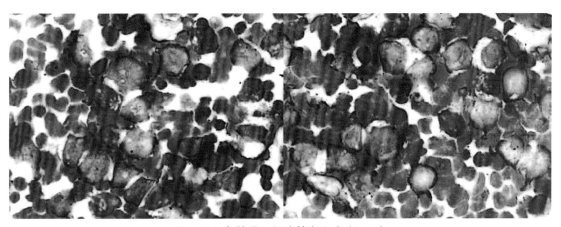

图6-32　急性淋巴细胞性白血病（ALL）

　　大量体积大、大小一致、类型一致的幼稚型淋巴细胞，标本干燥，只能显示外形，不能观察到核染色质结构（瑞氏染色×400）

（二）鉴别诊断

　　炎性浆膜腔积液在粒细胞反应明显时，可能被误诊。诊断白血病一定要有症状、体征、外周血象、骨髓象等参考性依据，当镜下细胞量丰富、形态特征一致时，可诊断之。一般情况下，化脓性炎症的粒细胞是成熟的多分叶的粒细胞，很好区别。

（马博文）

性索间质细胞与生殖细胞肿瘤

性腺肿瘤包括两大类细胞的肿瘤：生殖细胞肿瘤和性索间质肿瘤。后者包括生殖细胞瘤，在睾丸称精原细胞瘤，在卵巢称无性细胞瘤。生殖细胞瘤不但发生于性腺，而且可原发于腹膜后、纵隔、骶尾及颅底（松果体瘤）等部位。还包括向胚胎组织分化的成熟性和未成熟性畸胎瘤，以及向胚外组织分化的恶性卵巢囊瘤（内胚窦瘤）和恶性滋养叶母细胞瘤（绒毛膜癌）等。性索间质瘤则包括女性间充质瘤的颗粒细胞-卵泡膜瘤和男性间充质瘤的支持间质细胞瘤。

浆膜腔积液中出现的生殖细胞肿瘤和性索间质肿瘤（表7-1），主要为精原细胞瘤（或无性细胞瘤）、颗粒细胞-卵泡膜瘤、未成熟畸胎瘤及恶性卵黄囊瘤。这些肿瘤虽然少见，但却影响着浆膜腔积液细胞学诊断的敏感性和分类准确率。

表7-1　20例浆膜腔积液中的生殖细胞肿瘤和性索间质肿瘤

肿瘤类型	原发部位	例数	积液
颗粒细胞-卵泡膜瘤	卵巢	10	腹水
未成熟畸胎瘤	卵巢、睾丸、纵隔	3	腹水、胸腔积液、心包液
恶性卵黄囊瘤	卵巢	3	腹水
无性细胞瘤	卵巢	2	腹水
胚胎癌	卵巢、睾丸	2	腹水
合计		20	

生殖细胞肿瘤的瘤细胞与腺癌细胞十分相似，因此区别较困难。但由于生殖细胞所具有的特性，加之其在形态学上相应的表现，只要在实际镜检工作中仔细地观察、辨认和鉴别，细胞学诊断这些肿瘤是可能的。缺乏观察实践和细胞学标本辅助染色方法是大多数细胞学或病理学医师所面临的问题。

第一节　颗粒细胞-卵泡膜细胞瘤

颗粒细胞-卵泡膜细胞瘤由一种细胞来源的不同成熟度的两种肿瘤细胞构成，随细胞成分所占比例不同而有不同名称的肿瘤。由颗粒细胞为主构成者为颗粒细胞瘤，由卵泡膜细胞为主构成者，称卵泡膜细胞瘤，两者共同构成则称颗粒细胞-卵泡膜细胞瘤。

颗粒细胞-卵泡膜细胞瘤可发生于任何年龄，从不足1岁婴幼儿至92岁者均有报道。青春期前患者占5%～10%，但以绝经后妇女为多见，占60%～70%。临床上主要表现为不规则阴道流血、腹痛、腹胀、腹部包块，青春期患者可出现性早熟症状，如双乳肥大、阴道流血及出现阴毛、腋毛等。肿瘤切除后，这些症状消失。发生部位可以是单侧卵巢，亦可是双侧卵巢。出现腹水的情况并不少见，但由于对其瘤细胞缺乏了解，往往被忽视。

颗粒细胞瘤与卵泡膜细胞瘤可相互混存，故两种肿瘤的形态学表现或多或少在各自的肿瘤性细胞成分中可见到另一种细胞形态的存在。一般情况下，主要由颗粒细胞组成的颗粒细胞瘤是一种不同恶性程度的肿瘤，而完全由卵泡膜细胞构成者则为良性肿瘤，恶性卵泡膜细胞瘤极为少见。可以说，细胞混存是生殖细胞及性索间质肿瘤的重要形态学特征之一，由此可与其他上皮性肿瘤相鉴别。浆膜腔积液中的颗粒细胞瘤与卵泡膜细胞瘤的瘤细胞由于体积小、分化良好或异型性不明显，排列松散而往往不被观察者注意，常易被误为其他小细胞肿瘤而造成误诊或分类错误，检出率很低。

（一）形态描述

瘤细胞体积小且大小较一致，表现为圆形或椭圆形。胞质量较少，根据分化程度不同，可有嗜酸和嗜碱双嗜性。胞质嗜酸性，呈颗粒状质感，着色淡，有时呈泡沫样小空泡，细胞团中显示有腺样或花环样腔隙，其中有黏液蛋白样物质和1～2个固缩状核。成团的细胞与卵丘中的卵泡样结构相似，这种特殊的结构称为Call-Exner小体，与组织学相应结构类似。有时细胞排列呈平面状的岛状、乳头状或巢状，细胞间相互连接紧密，外围为整齐排列的柱状细胞，呈栅栏样改变。中间部分细胞无一定极性。部分类型也可呈梁状、实性、管状等，分化差者呈弥漫性散在与堆集状分布。具有特征性的核表现为核膜清晰，显示有皱褶即核沟，有作者描述为咖啡豆样核。分化差的瘤细胞胞质量少且嗜碱性，细胞呈堆集状，无一定规律，细胞重叠，细胞团外围细胞不整齐突起，细胞大小不一致，瘤巨细胞多见，这种类型恶性度较高（图7-1～图7-3）。

卵泡膜细胞瘤与颗粒细胞瘤混存时，在上述细胞为主的形态中，可见有梭形或带状细胞。由于在腹水中浸泡而发生肿胀显体积大。卵泡膜细胞瘤一般被认为是良性肿瘤，上述的混合改变，即使颗粒细胞量极少也不能单纯认为是卵泡膜细胞瘤。只有在均为分化好的纤维细胞时，才能诊断卵泡膜细胞瘤，这种瘤细胞与纤维瘤相似，称为卵巢纤维瘤。瘤细胞的数量丰富，梭形的纤维样细胞呈片状分布。卵泡膜细胞极少在腹水标本中检出，只有在恶性时才有可能被查到瘤细胞。

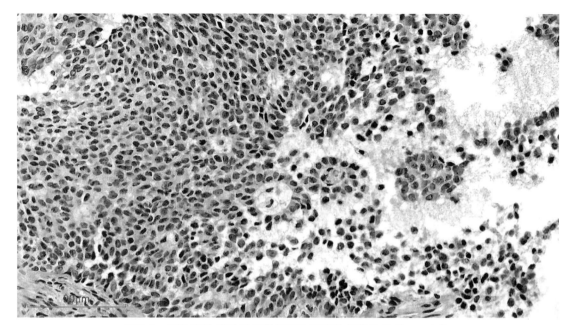

图7-1　颗粒细胞瘤的组织学类似初级卵泡状的Call-Exner小体

　　由肿瘤性颗粒细胞围成大小不等的菊形球状体，被称为Call-Exner小体，图中由小到大，逐渐形成较大的球状体，类似初级卵泡结构，这是组织结构的典型特点。组织切片（HE×200）

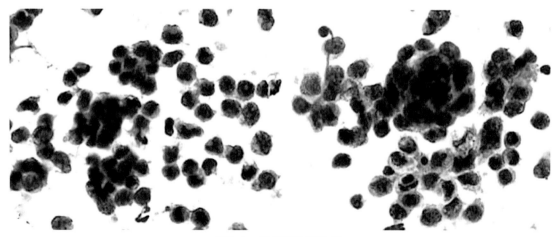

图7-2　卵巢颗粒细胞瘤

　　瘤细胞体积小且大小较一致，表现为圆形或椭圆形，散在分布或呈松散的球形（Call-Exner小体）或小簇状的集合体，细胞胞质稀少，核偏位，典型特点是核内有一纵向皱褶线，称为核沟。MBW印片法制片（Pap×400）

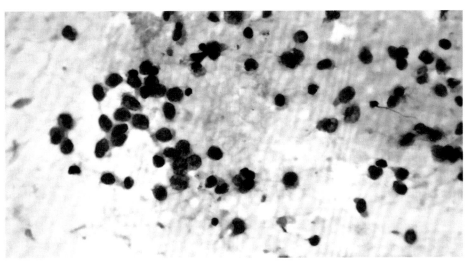

图7-3　核沟与咖啡豆样核

　　具有特征性咖啡豆样核的细胞，其核表现为核膜清晰，有核沟（核皱褶）；细胞体积小，以散在或小簇状分布于涂片内；因细胞缺乏异型性，有可能被忽视而漏诊。MBW印片法制片（Pap×400）

（二）鉴别诊断

　　颗粒细胞瘤须与腺癌鉴别，颗粒细胞瘤细胞大小一致，胞质的空泡为小空泡呈泡沫样，腺癌常为较大的分叶状黏液性空泡；腺癌细胞一般具有较大的核仁，而颗粒细胞瘤则为小核仁或核仁不清；颗粒细胞瘤Call-Exner小体腔缘胞质边界不清，腺癌细胞可呈重叠的三维立体感强的细胞团，以及无普遍性核沟、核位贴边，而颗粒细胞瘤细胞核有纵向核沟，细胞体积小（图7-4～图7-12）。

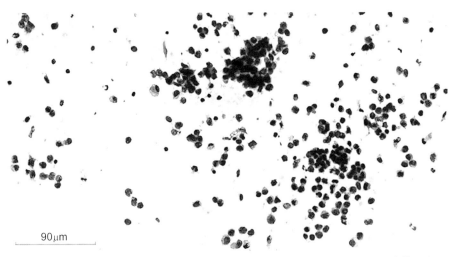

90μm

图7-4　低倍镜下小簇状的细胞群中依稀观察到花环样细胞排列（模拟涂片截图）

　　细胞多散在分布，小簇状分布的细胞中显示有松散的腺样或花环样腔隙，与组织学中所见的微小Call-Exner小体相似，只是细胞学所见的花环被挤压而发生形变，意识到这一点需要功力。MBW印片法制片（Pap×100）

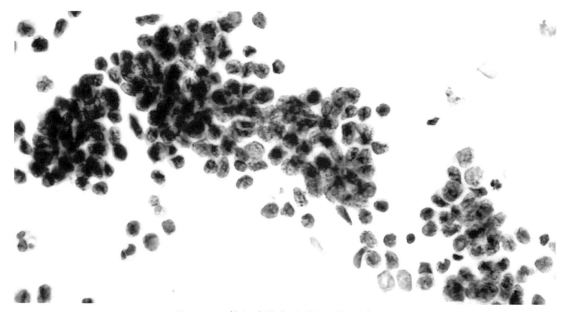

图7-5　颗粒细胞的胞质稀少，核型椭圆形

肿瘤性颗粒细胞呈簇状聚集，外周有游离出的肿瘤细胞，核呈椭圆形，核内有纵行核沟，细胞集中可见由几个细胞围成的微小菊形结构。MBW印片法制片（Pap×400）

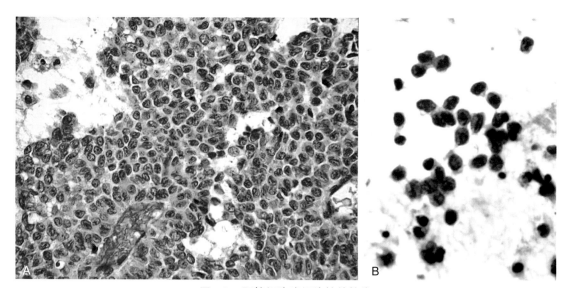

图7-6　颗粒细胞瘤细胞核的核沟

组织学（A）与细胞学（B）标本均可清晰地显示咖啡豆样核与核内纵向核沟，这是颗粒细胞的核特征，无论组织学或细胞学均有此细胞学现象。A.组织切片（HE×400）；B.MBW印片法制片（Pap×400）

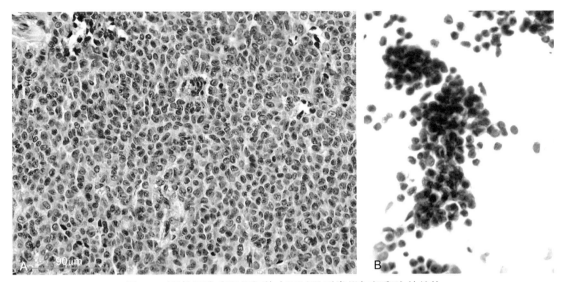

图7-7　颗粒细胞瘤组织切片中可以见到类似初级卵泡的结构

　　滤泡样结构呈放射样犹如更小的初级卵泡（A），由更微小的围圈逐渐增大形成，在细胞簇中见有此微小结构是常见的现象（B），细胞簇排列无序，较零乱。A.组织切片（HE×200）；B.MBW印片法制片（Pap×200）

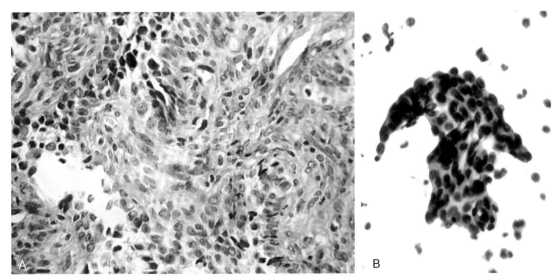

图7-8　颗粒细胞-卵泡膜瘤标本中的卵泡膜瘤细胞

　　组织学所见为颗粒细胞-卵泡膜瘤切片中的肿瘤性卵泡膜细胞，均匀的染色质分布，使细胞显得"温良"，梭形细胞呈合体样流水状排列（A）；腹水涂片中可见卵泡膜细胞：梭形细胞呈合体样（B），周围有游离的孤立性单个颗粒细胞。A.组织切片（HE×400）；B.MBW印片法制片（Pap×400）

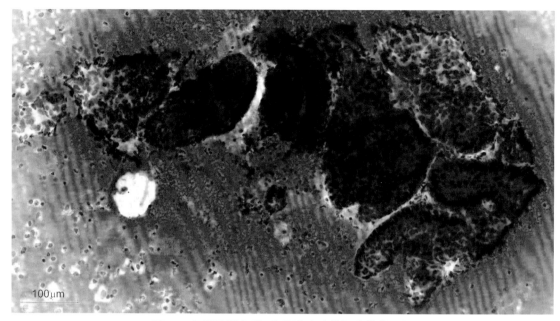

图7-9 恶性颗粒细胞-卵泡膜瘤（模拟涂片截图）

腹水涂片中见巨大的细胞碎片，呈乳头状细胞团，外周由高柱状细胞形成栅栏样；细胞稀疏处见椭圆形核的瘤细胞，细胞量丰富。MBW印片法制片（Pap×100）

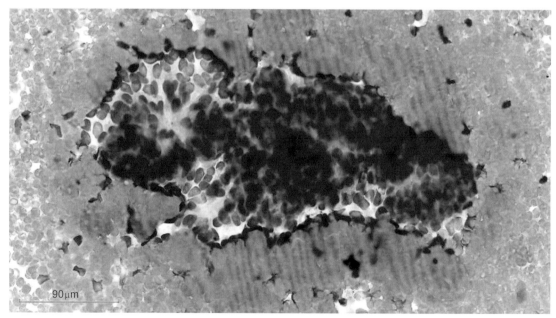

图7-10 恶性颗粒细胞-卵泡膜瘤（模拟涂片截图）

较疏松的细胞碎片内细胞致密、合体样和边界不清；椭圆形核的稀疏处形似菊形开放状；核染色质细腻均匀，核型长圆，为分化好的肿瘤细胞；重叠的高细胞密度显示细胞量丰富。MBW印片法制片（Pap×400）

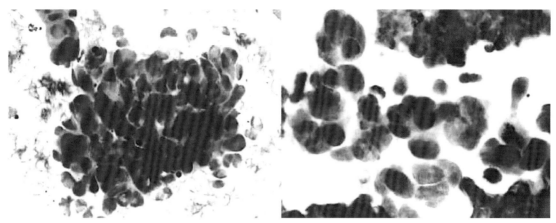

图7-11 恶性颗粒细胞-卵泡膜瘤

恶性颗粒细胞-卵泡膜瘤的腹水标本所见细胞紧密、不规则成团分布，极性消失；细胞肥大饱满，有微型Call-Exner样结构或假菊形；核型类圆形，细胞分化差并兼有粒层细胞与卵泡膜细胞的双重特点。（A，Pap×200；B，Pap×400）

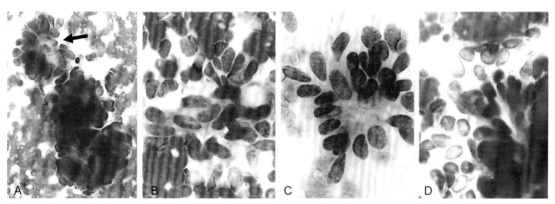

图7-12 恶性卵泡膜瘤（镜下图像合成）

虽然肿瘤细胞仍具有Call-Exner小体样的特点，但核型发生变化：核明显拉长，胞质稀少，细胞密集，显示细胞的卵泡膜分化，在小簇状细胞中有放射样菊形特点。MBW印片法制片（Pap×400）

第二节 精原细胞瘤或无性细胞瘤

精原细胞瘤和无性细胞瘤在组织结构上依据瘤旁正常组织表现区分发生部位。细胞形态上相同，无法鉴别其起源于睾丸还是卵巢，只有依靠性别区分并命名。好发年龄稍有不同，精原细胞瘤多发生于成年人（30～40岁），而无性细胞瘤大多发生在青少年（10～30岁）。

（一）形态描述

瘤细胞体积较大或中等大小，形态颇一致。一般为圆形，偶见多边形。胞质为嗜酸性红染或因糖原消失而透明，胞质与核形成一圈透明带是重要的判读信息。核大，圆形，居中或稍偏位，核染色质疏松；大圆形核仁，可见嗜酸性核仁；细胞大多为散在分布，偶有簇状出现。可能被判读腺癌，此时可加染高碘酸Schiff反应（PAS）以区别（图7-13～图7-16）。

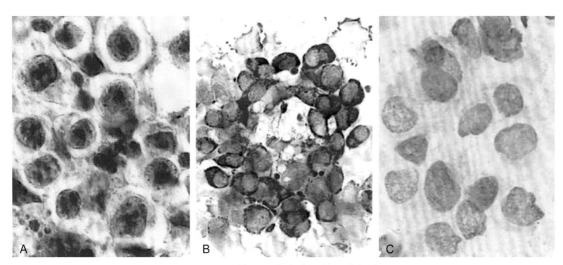

图7-13　精原细胞（或无性细胞）瘤

　　A.瘤细胞体积较大，形态颇一致，一般为圆形，核仁大，胞质透明（Pap×400）；B.糖原染色胞质强阳性（PAS×200）；C.经淀粉酶消化后无阳性颗粒（PAS×400）

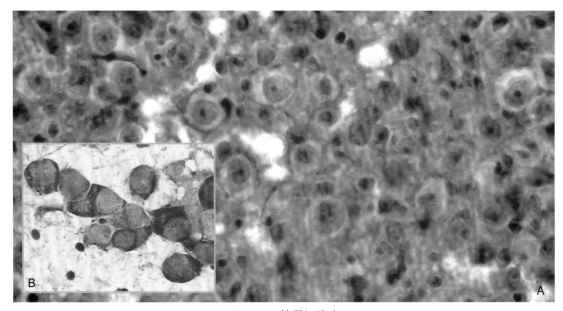

图7-14　精原细胞瘤

　　散在的圆形细胞如同淋巴细胞，均匀分布，细胞肥大饱满，胞质透明，核圆形，中心有巨大核仁（A，Pap×400）；糖原染色阳性（B，PAS×400）

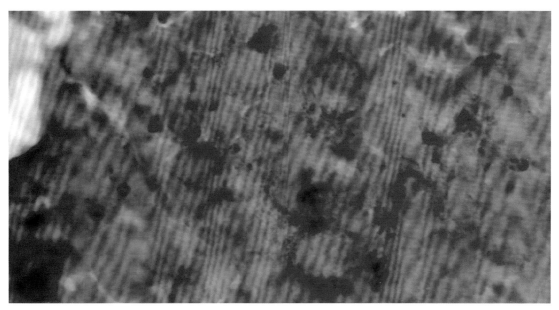

图7-15 精原细胞瘤胞质PAS阳性

成片状分布的精原细胞瘤（或无性细胞瘤）碎片内的瘤细胞，PAS染色强阳性，胞质内呈紫色颗粒状，经淀粉酶消化后消失。MBW印片法制片（PAS×400）

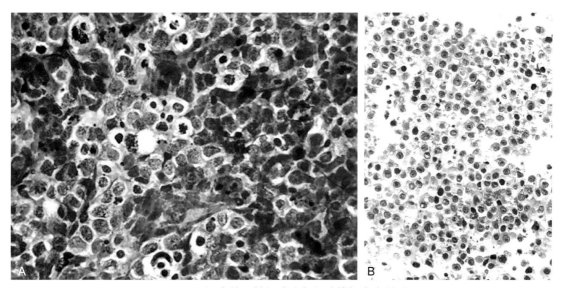

图7-16 退变的无性细胞瘤与细胞块标本中所见

无性细胞瘤在发生退变或凋亡时细胞呈弥漫性散在分布，其圆形细胞形态酷似淋巴瘤，细胞核内的DNA物质由于核膜薄而易破损，涂片时的外力牵拉将其拉成嗜碱性的丝状物（A）。细胞块切片则无变形细胞（B）；大圆形细胞胞质透明，做PAS染色显示糖原。A.MBW印片法制片（Pap×400）；B. HE×200

227

（二）鉴别诊断

积液中所见的瘤细胞以散在为主，偶见呈粗大的梁状。瘤细胞显示为肥大饱满的形态，由于积液为良好的培养基，瘤细胞生长旺盛，分裂能力强；细胞数量很多，满视野可见；核分裂象多见；瘤巨细胞多见，一般可见单核、双核或多核，多核者以偶数居多。

散在的圆形瘤细胞之间连接并不紧密，如同淋巴细胞，与在电镜下所见的发育很差的连接相一致。散在形式的瘤细胞在体积小、退变或形态较一致时与恶性淋巴瘤细胞不易识别（图7-16A）。此种情况下，由于瘤细胞胞质内富含糖原和脂类物质，对涂片行显示糖原的PAS染色和显示脂肪的苏丹Ⅲ染色时，可呈强阳性改变，而淋巴瘤细胞则为阴性表现。有些情况下由成团细胞形成粗大的梁状，这是淋巴瘤所没有的，鉴别起来很容易。

总体观，瘤细胞丰富、肥大饱满、富含糖原、富含脂类物质，有时胞质可呈透明状，为糖原消失或脂类消失所致。

在一些情况下，精原细胞瘤或无性细胞瘤可伴有畸胎瘤成分，出现混合性肿瘤成分。这些瘤细胞体积肥大，成团出现在以精原细胞瘤（或无性细胞瘤）瘤细胞为主要成分的背景中，其胞质中含有巨大的黏液样空泡，瘤细胞形态类似于腺癌改变。

第三节　畸　胎　瘤

畸胎瘤是生殖细胞瘤中多见的肿瘤，常发生于睾丸、卵巢、腹后膜、尾骶部及纵隔等处，分为成熟性畸胎瘤和未成熟性畸胎瘤。造成胸腔积液、腹水的畸胎瘤主要来源于纵隔、卵巢、睾丸、腹膜后等处的未成熟畸胎瘤，常呈恶性倾向。在进行积液细胞学诊断时，要特别注意影像学所显示的原发瘤的部位，特殊性发病部位常常是诊断时参考的要点。

（一）基础细胞

生殖细胞或原始生殖细胞。

（二）形态描述

恶性的未成熟性畸胎瘤表现为由多种不同分化程度的各种细胞构成，细胞幼稚、未分化且数量丰富。形态类似腺癌、鳞状细胞癌样或软骨肉瘤样，未分化癌或类癌的特点，有时表现为良、恶交汇，多种恶性细胞混合等特征（图7-17）。还可见皮脂腺细胞、软骨细胞等良性细胞成分。

似腺癌表现的瘤细胞体积肥大、饱满；胞质丰富，可有大空泡；细胞大小不一；核肥大，核染色质呈多中心的疏松分布，显核透亮样；核仁小，可有多个核仁；核膜薄。细胞常以数个、数十个聚团存在，可表现为球状、梁状、乳头状等，也可以散在分布（图7-18、图7-19）。

表现为鳞状细胞癌样的瘤细胞，形似表皮样癌形态，但细胞常发育不良或呈凋亡状态。在有黏液或黏液样变出现时，黏液中的瘤细胞形态似软骨肉瘤样改变，细胞位于黏液中，并有软骨陷窝样特征。出现未分化癌或类癌样改变时，瘤细胞常表现为体积小而一致，恶性特点不一致，类似未分化癌的聚集重叠细胞群，细胞胞质稀少或呈裸柱样，可见镶嵌样结构；形似类癌者，瘤细胞则表现为有一定分化，整体观恶性特点不明显。

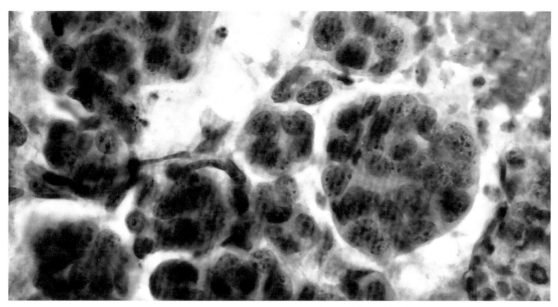

图7-17　未成熟性畸胎瘤细胞形态类似腺癌的特点

　　成团腺样分布，核染色质多中心稀疏分布使得核内透光性好，但缺乏一般腺癌细胞核膜增厚与核仁增大的特点，这些是一些生殖细胞肿瘤细胞所见。腹水标本，MBW印片法制片（Pap×400）

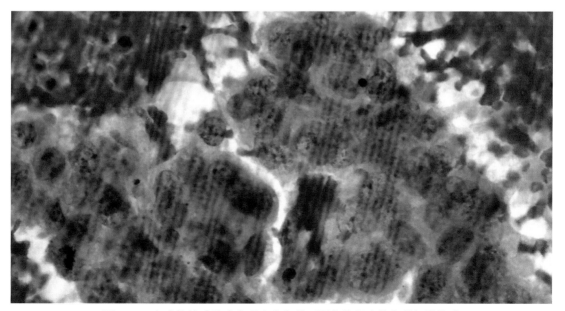

图7-18　未成熟性畸胎瘤表现为由多种不同分化程度的各种细胞构成

　　肿瘤细胞体积增大很明显，核内容显示得很清晰，多中心点状染色质很稀疏，是肿瘤的主体细胞，左上方类似凋亡的鳞癌样细胞显得发育不良，两者形成鲜明的对比。腹水标本，MBW印片法制片（Pap×400）

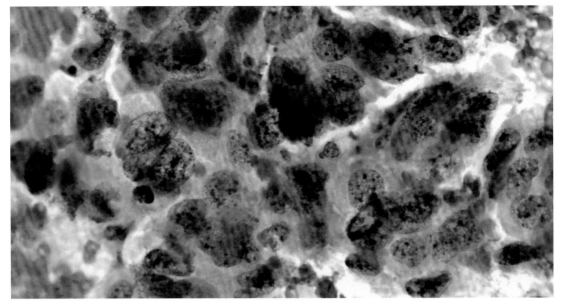

图7-19　未成熟性畸胎瘤

巨大的肿瘤细胞平铺分布，核间距极小，几乎为重叠的细胞团，但平面感仍然明显，多数细胞核的染色质质点为5个以上甚至更多，核仁很小或不清楚。腹水标本，MBW印片法制片（Pap×400）

以上细胞形态并不是所有畸胎瘤均具备的特点，细胞常是以某两种或几种的混合形式存在。据观察，含有丰富糖原与脂肪的类似腺癌细胞是胸腔积液、腹水中常见的类型。

（三）鉴别诊断

最主要的需要相鉴别的肿瘤是腺癌，可依据继发部位、影像学所见及原发灶的病理组织学结果进行鉴别，其细胞学鉴别要点见前述。特染中PAS阳性的强度常起到一定作用。

第四节　恶性卵黄囊瘤

恶性卵黄囊瘤被认为是原始生殖细胞或多能胚胎细胞向胚外的中、内胚层衍生形成的卵黄囊样结构。可发生在婴儿和儿童的睾丸，并发现在成人其他生殖细胞肿瘤（胚胎性癌、畸胎瘤）中也含有本瘤成分，还可发生于女性婴儿、青少年的卵巢。

易产生积液的恶性卵黄囊瘤常发生在卵巢，年龄范围2～35岁，平均年龄18岁，多发生于右卵巢。患者血清中甲胎蛋白（AFP）增高。

与其他生殖细胞肿瘤相同的是它也由多种细胞成分参与构成，显示了原始生殖细胞的多向分化功能，这些肿瘤相互表现为"你中有我，我中有你"的特点。

（一）基础细胞

原始生殖细胞，多能胚胎细胞，胚胎干细胞。

（二）形态描述

主要细胞构成为肥大的、胞质中有黏液样大空泡的细胞团，这些细胞团往往包含3~5个细胞或更多，呈一圆球形外观，团外周有空白区，形似"肾小球样改变"。也可以有较大的细胞团，呈球形、梁状，细胞团外周与红细胞溶血区之间有"隔离区"，这些区域无红细胞伸入，说明有物质存在。在"肾小球样"结构内可见染为红色或绿色（Pap染色）的嗜酸性透明小球（图7-20C）。这与切片光学显微镜观察到的嗜酸性透明小球和电镜下观察到的细胞内、外存在大量基底膜物质等是相一致的，现已证实，这些透明小球中具有由瘤细胞产生的甲胎蛋白，说明肿瘤来源于生殖细胞。

在"肾小球样"结构内的细胞表现为细胞肥大并富有核外空泡。其核形不规则，核膜薄而清晰；核仁小而清晰可见；核染色质疏松，分布不均，形似网状而形成泡状核形态。胞质较丰富，细胞界限不清，其内充满大而分叶状的黏液样空泡，因此胞质着色极淡，呈透明状（图7-20）。

在积液标本中除上述细胞外，其他细胞很少见，但明显的是可见到较多量的反应性淋巴细胞。

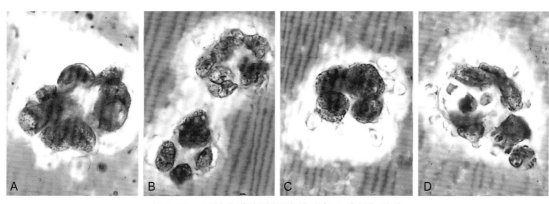

图7-20　**恶性卵黄囊瘤细胞的"肾小球样"结构**

细胞往往3~5个为一圆球形外观，团外周有"空白区"，为细胞与溶血区之间的隔离区，其内细胞团形似"肾小球样"结构。MBW印片法制片（Pap×400）

（三）鉴别诊断

有时涂片中可出现较小或较大的单一性细胞构成的梁状、球形或乳头状细胞团。生殖细胞来源的肿瘤细胞类似腺癌细胞，其成团、腺样、核膜薄，核染色质稀疏且透光性好等方面构成了与胚胎性癌或未成熟性畸胎瘤的瘤细胞相类似的特点。区别的要点：胚胎性癌的细胞成分更复杂多样，具有从类癌到腺癌样的细胞学改变。未成熟性畸胎瘤细胞亦显示多样化形态，细胞分化不一，可有良性形态的细胞交叉混合出现，如泡沫液胞质的皮脂腺细胞、良性腺样细胞、软骨样细胞等，以上均无"肾小球样改变"（图7-21~图7-26）。

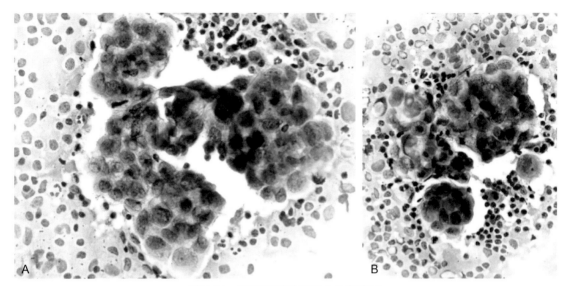

图7-21　恶性卵黄囊瘤较大的细胞团

　　较大的细胞团由多数细胞构成类似梁状的结构（A），并与球形团共同形成"肾小球样"（B）特殊组合结构，这是恶性卵黄囊瘤的特点，细胞的改变包括：胞质透明、核膜薄、核仁小、核染色质均匀细致等。MBW印片法制片（Pap×400）

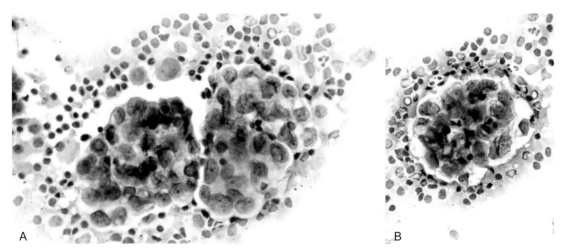

图7-22　细胞丰富的"肾小球样"细胞团

　　球形团细胞之间结合紧密，核偏位，核染色质均细，核仁小，核膜薄（A）；胞质丰富，其内充满大而分叶状的黏液样空泡，因此胞质着色极淡，呈透明状（B）。MBW印片法制片（Pap×400）

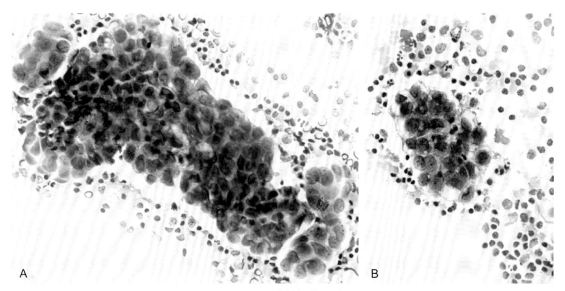

图7-23　巨大的梁状细胞团

由数量极多的细胞组成的较大梁状细胞团，细胞大小一致，其中可见类似变形的微腺体样排列（A）；与"肾小球样"球形团混合分布（B）。MBW印片法制片（A，Pap×400；B，Pap×400）

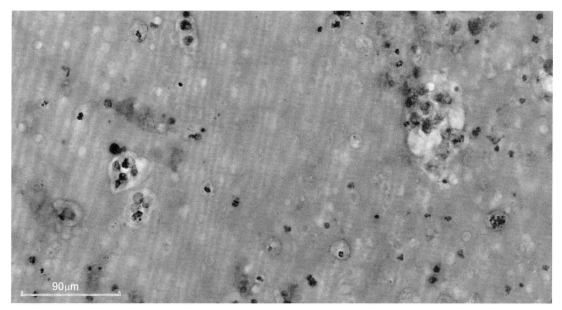

图7-24　伴有黏液的恶性卵黄囊瘤（模拟涂片截图）

有些恶性卵黄囊瘤伴有大量的细胞内外黏液，布满整个视野，嗜碱性，其内有呈"肾小球样"细胞团，胞质内含巨大的分叶状黏液空泡，游离的单个细胞犹如软骨陷窝。手术中穿刺涂片（Pap×200）

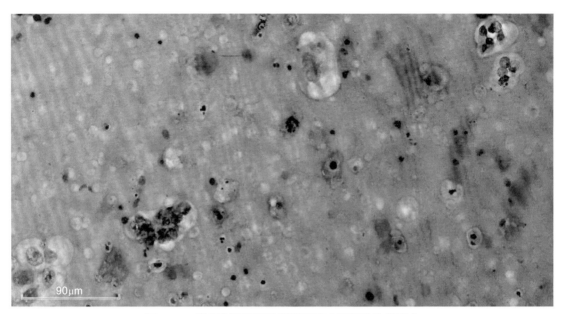

图7-25　伴有黏液的恶性卵黄囊瘤（模拟涂片截图）

　　黏液中陷入小的"肾小球样"结构，由数个细胞组成，胞质内有大的分叶状空泡，由于细胞表面也被黏液遮盖，着色较淡，低倍镜下容易忽视，漏诊的可能性大。MBW印片法制片（Pap×200）

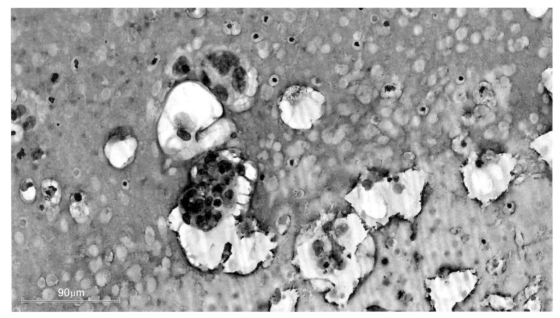

图7-26　伴有黏液的恶性卵黄囊瘤（模拟涂片截图）

　　大小不等的"肾小球样"细胞团内的细胞量可有不同，有的细胞量多一些，有的则只有3～5个细胞，黏液空泡却是均有的特点。MBW印片法制片（Pap×400）

精原细胞瘤的瘤细胞若成团出现，其形态特点亦与本瘤相类似，但其表现为粗大的梁状结构、腺样结构或乳头状结构，而无"肾小球样"结构和细胞内外黏液。

第五节　胚胎性癌

胚胎性癌由原始多能性未分化的生殖细胞构成，为高度恶性的肿瘤。瘤细胞在电镜下与原始生殖细胞相似，这些细胞可向滋养叶细胞或躯体细胞分化，常伴发畸胎瘤或绒毛膜上皮癌，故表现多种类细胞成分是其特征。

胚胎性癌可发生于睾丸或卵巢，在腹水标本中多见，但却很少被鉴别出来，主要原因是缺乏对其形态学的观察实践，而往往以其中一种形态成分为依据确定良恶性质，不做进一步的分析。

（一）形态描述

瘤细胞种类复杂多变，多种类型的肿瘤细胞构成了胚胎癌的细胞形态学特点。癌细胞多形性明显，细胞大小、形状和排列不一，由胚胎性未分化多能性生殖细胞的变化而引起，表现为上皮与间质来源的肿瘤均为恶性特点（图7-27、图7-28）。

1.腺癌样细胞

这种类型的细胞较多见，细胞较大、饱满、胞质内多空泡细胞成团分布，类似腺癌的管状结构、梁状结构和乳头状结构的细胞团。

2.鳞癌样细胞

由胞质丰富、均质和核呈黑炭状染色的细胞形成，但胞质嗜碱性蓝染，细胞体积较大，呈梭形外观（图7-29）。

3.小细胞癌样细胞

类似小细胞癌的成堆聚集或散在分布的小细胞，细胞体积小，胞质量少或呈裸核样（图7-27C）。

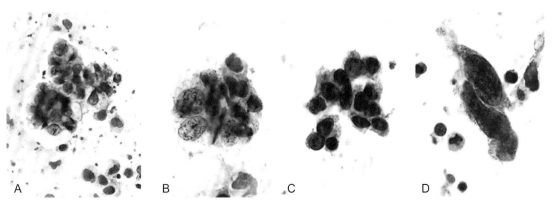

图7-27　卵巢胚胎性癌的术中穿刺涂片所见

带有黏液性空泡透明胞质的部分腺癌样细胞具有恶性卵黄囊瘤的"肾小球样"结构（A、B）；核透光的生殖性肿瘤细胞与核不透光的低分化鳞癌样未分化生殖细胞（C）；巨大的肉瘤样细胞（D）。视野合成图像，直接涂片（Pap×400）

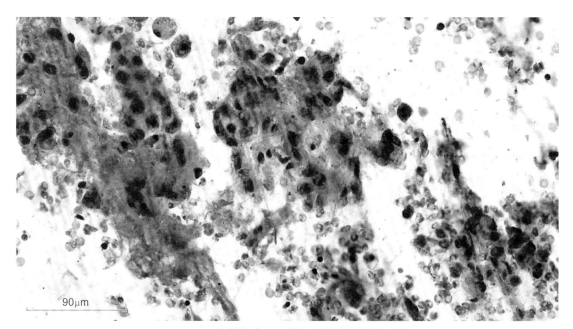

图7-28　穿刺标本所见的胚胎性癌的腺样细胞

腺癌样细胞呈不完整的团，可能因为与间质细胞交错所致，其胞质内富于细小的空泡或颗粒样物质，透光性好，显得胞质透明；核染色质细致均匀，核膜很薄，核仁小或不明显。MBW印片法制片（HE×400）

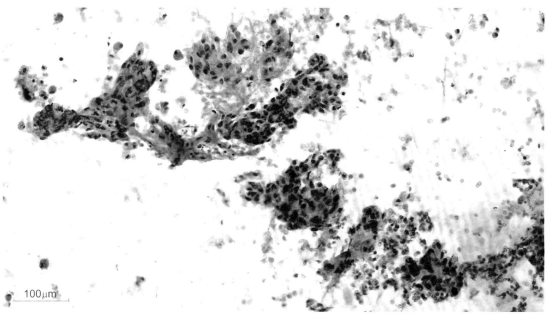

图7-29　穿刺标本：鳞癌样细胞

肿瘤性细胞包括上皮性细胞与间质细胞，均为恶性形态。上皮性细胞含鳞状细胞癌样细胞，胞质嗜碱性蓝染，与间质细胞（胞质嗜酸性红染）混合出现在涂片中。MBW印片法制片（HE×100）

4.肉瘤样细胞

由大量的梭形细胞或带状细胞构成，分布于黏液样变的黏液湖中（图7-27D，图7-30～图7-32）。

这些细胞具有明显的异型性特点：核畸形、深染如墨碳状，核大小不一，形状不一，核大者具有多个核仁并大小不等；细胞外形复杂多变，有腺样、巨细胞样、梭形或星形样及小细胞样等；细胞间境界不清，互相交错重叠；细胞排列分布不一，可为各种类型的细胞团成堆集群，束状与合体样梭形细胞簇，也可为散在分布。总之细胞形态复杂多变是其特征，单一性不能作为诊断依据。组织学证实了细胞学诊断的胚胎性癌的可靠性，做比较是一种常见的做法，有比较才有鉴别。不但要与结果对比，更重要的是与形态学对比，这是方法学的重要内容。

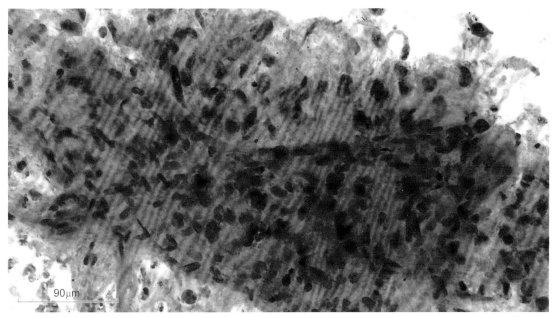

图7-30　穿刺标本中的肉瘤样细胞（模拟涂片截图）

胚胎性癌的间质细胞也是其肿瘤性成分，胞质丰富嗜酸性红染，呈合体样，以梭形肉瘤样细胞为主，排列上无极性，纵横交错，核染色质呈细颗粒状均匀分布，核间距变小，细胞密度大，其内只有纤细形细胞类似血管纤维轴心。MBW印片法制片（Pap×400）

（二）免疫表型

由胚胎性未分化多能性生殖细胞恶性变而来的胚胎性癌细胞同样具有一些分化型细胞的特征。在考虑临床原发灶的信息，观察到多样形态学特点后，做ICC标记，可起到鉴别作用。CD30一般用于淋巴瘤分类中的活化T/B细胞、RS细胞以及部分滤泡间区细胞。近期有报告证实CD30是个不错的标志物（图7-33），在单纯胚胎细胞癌中阳性表达为17/18，混合性生殖细胞肿瘤的胚胎癌为31/32，而在缺乏胚胎癌成分的睾丸生殖细胞肿瘤中为0/27，精原细胞瘤中呈阳性表达，可能为混合的淋巴母细胞。其他标志物有：胎盘碱性磷酸酶阳性、甲胎蛋白弱阳性、HCG阴性、角蛋白阴性、EMA阴性等。

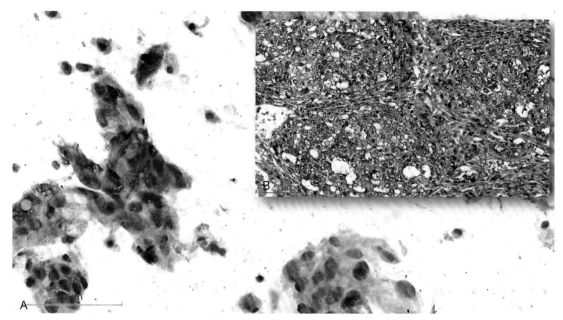

图7-31　胚胎性癌中梭形肉瘤样细胞

　　嗜酸性梭形细胞在组织学中是将实性上皮巢分割穿插的间质样细胞，由大量的梭形细胞或带状细胞构成，胞质中见有空泡。A.细胞学（HE×400）；B.组织学（HE×100）

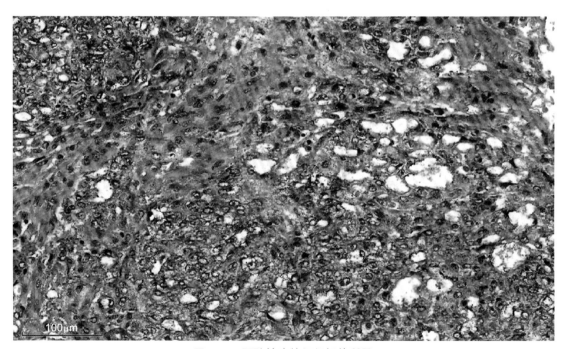

图7-32　胚胎性癌的组织切片所见

　　实性的巢状上皮性肿瘤组织与梭形合体样肉瘤样细胞混合，将上皮巢分割开，与上皮巢界限不清，组织显示明显的不同；嗜碱性的上皮性细胞呈球形团，而嗜酸性的梭形细胞将这些细胞巢分割穿插。HE×200

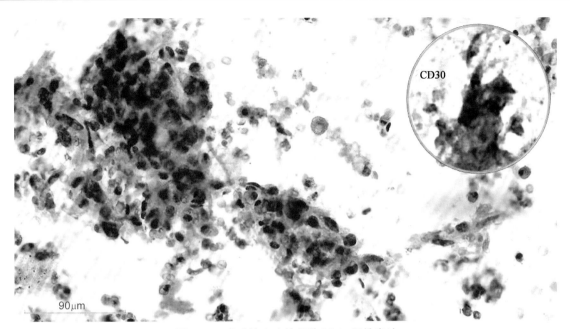

图7-33 嗜碱性上皮性细胞CD30阳性表达

上皮性肿瘤细胞密集而具异型性改变，核固缩的细胞似鳞癌样细胞，这种多样细胞性肿瘤的细胞学诊断难度较大，ICC标记显示CD30阳性，这往往起到很好的决定性作用。MBW印片法制片（HE×400）。ICC，CD30×400

腺癌样细胞较多见，细胞较大、饱满，胞质内多分叶状黏液空泡，细胞成团分布，类似腺癌的管状结构、梁状结构和乳头状结构的细胞团。未分化癌样细胞为成堆聚集或散在分布的小细胞，细胞体积小，胞质量少或呈裸核样（图7-34、图7-35）。

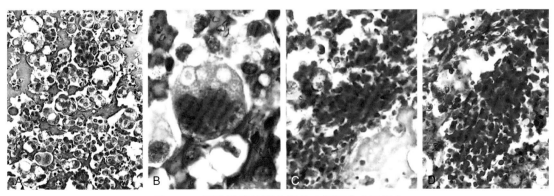

图7-34 胚胎性癌的腹水所见（视野合成图像）

A.成团的腺癌样瘤细胞；B.瘤巨细胞（胞质内有包涵体样物）；C、D.类癌样未分化型肿瘤细胞（C，Pap×400；D，Pap×200）

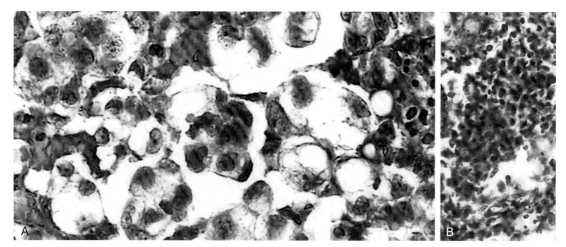

图7-35　胚胎性癌的黏液腺癌样细胞（A）与未分化肿瘤细胞（B）

分布不一，可为各种类型的细胞团（A）或堆集群（B），也可为散在分布。总之复杂多变是其特征，单一性不足诊断。细胞团内具有丰富的分叶状空泡（A）。MBW印片法制片（Pap×400）

（三）鉴别诊断

未成熟性畸胎瘤是本瘤的主要鉴别要点，由于未成熟性畸胎瘤也由不同分化程度的各种细胞构成，尤其在多种类型性细胞混存时，鉴别就更为困难。在未成熟性畸胎瘤中可出现良恶交汇，其中的良性成分可为成熟的表层鳞状上皮细胞、皮脂腺细胞及其他良性细胞成分，而恶性细胞则常见为鳞状细胞癌、腺癌及类癌形态的瘤细胞。在胚胎性癌的涂片中则见不到良恶交汇的现象。胚胎性癌的瘤细胞（上皮样）显示核染色质分布不均、多中心分布和泡状核的特点，但其核仁肥大与未成熟性畸胎瘤的瘤细胞有相似性。

（马博文）

第 八 章

间叶组织来源的恶性肿瘤

肉瘤是指从纤维、脂肪、横纹肌、平滑肌、血管、淋巴管、骨、滑膜及组织细胞等来源的恶性肿瘤，范围相当广泛，肉瘤的术后复发率明显高于上皮性肿瘤，其瘤细胞的转移和种植性播散均可造成胸腔积液、腹水中瘤细胞的存在。而这些肿瘤在过去的浆膜腔积液细胞学诊断中或者被忽视或漏诊，或者被错误地诊断为其他肿瘤，如间皮瘤或转移癌等。事实上，虽然积液中这些肿瘤细胞远较转移癌细胞少见，但也不是十分少见的。

第一节 概 论

一、积液标本中的肉瘤来源

胸腔积液、腹水中的肉瘤除来自间皮的肿瘤和淋巴组织的恶性淋巴瘤外（分别见各节内容），很少能够被细胞学所诊断。近年来，大量的个案报道证实了细胞学可以诊断来自积液标本的肉瘤。Even Hadju对胸腔积液（或腹水）标本中软组织肉瘤的细胞病理学特征进行了细致的研究。Frable认为，以细胞学形态为基础识别一种肉瘤较容易，困难的是对其进行正确分类。肉瘤具有相当复杂、繁多的种类和类型。细胞学上分为小圆细胞、梭形细胞及多形性细胞等形态的细胞类型，当然这些类型需要与上皮性肿瘤相鉴别，同时也要在各种肉瘤之间鉴别。

原发灶的组织学类型、症状、体征、影像学检查、化验结果等不但在诊断上皮性肿瘤中的参考价值较大，而且在对肉瘤的诊断上也同样发挥着很重要的作用。在诊断思路上要重点考虑那些常见和易发的肉瘤类型，同时参考一些有诊断价值的信息，观察形态学特点，并与组织学形态相对照，是可以获得诊断结论的。

胸腔积液内肉瘤细胞的来源，可见于肺原发性或转移性肉瘤，也可见于纵隔的各种结缔组织和软组织的肿瘤，如纤维肉瘤、脂肪肉瘤、横纹肌肉瘤、平滑肌肉瘤以及血管内、外皮瘤等。胸内神经组织大多来源于脊椎旁的交感神经干或脊髓神经，故神经源性肿瘤常位于后纵隔的肋椎沟内，常见神经源性恶性肿瘤有恶性外周神经鞘瘤（MPNST）和来源于肾上腺髓质交感神经的神经母细胞瘤等。

腹水中肉瘤细胞的来源更为广泛，除腹腔内脏器的各种肉瘤外，腹膜后常见的肉瘤有MPNST、神经母细胞瘤、脂肪肉瘤、横纹肌肉瘤及脊索瘤等。

胸腔积液、腹水中肉瘤细胞的形态掌握点与上述肉瘤的发生部位和定型相关。这些肿瘤为多能干细胞来源，处于不同的分化阶段，因此在形态上也各有特征，只有全面了解各种肉瘤的类型及其形态学特点，才能不被其复杂的形态所迷惑。虽然肉瘤的形态十分复杂，但根据细胞谱系中相应的分化阶段形态来判断类型可能是一个较好的区分或鉴别的方法。

　　细胞分化是指原始或幼稚（低分化）的细胞发育为具有特殊形态和功能（高分化）的细胞的过程，其广义的概念包括细胞形态的发育成熟过程，更严格的概念是指较原始的尚未定向的细胞转变为不可逆的某种定向细胞的过程，这称之为"决定"。细胞的决定发生在形态结构变化之前，主要标志是细胞开始合成某种特殊的蛋白质（如酶、受体等），可用来确定细胞的分化类型。

二、肉瘤的类型与谱系过程

　　肉瘤的类型与其来源组织在胚胎发育过程中的细胞形态演变过程（或称细胞的不同分化阶段形态）有密切的关系，这种处于各种分化阶段形态的细胞被称为"细胞谱"。在组织学诊断中，如果将目前的分型形态与细胞谱联系起来，就会发现一个极为有意义的"巧合"（其实是必然现象），即各种分型不再是孤立现象而是与细胞发育过程中细胞形态演变过程相符合。

　　（一）纤维细胞的"细胞谱"与纤维肉瘤分型

　　纤维细胞是由原始纤维细胞（一种具有向纤维细胞分化潜能的胞质稀少的椭圆形细胞）经短梭形细胞、梭形细胞向成熟型的长纤维形细胞转化而成的细胞。

　　（二）横纹肌细胞的"细胞谱"与横纹肌肉瘤分型

　　横纹肌细胞由原始横纹肌细胞（即胚胎型横纹肌细胞）经有横纹肌细胞分化倾向的小圆形、印戒样小细胞（胞质嗜酸性红染的小圆形细胞，可排列如腺泡状结构）向多形性横纹肌细胞（形状如球拍状、伞状、梭形、带状及巨细胞样，可伴有黏液样变）转化而来，其分化过程显示横纹肌肉瘤细胞的分型形态。该肿瘤的形态学过程中，胞质显示嗜酸性红染。

　　（三）平滑肌细胞的"细胞谱"与平滑肌肉瘤分型

　　平滑肌细胞由原始平滑肌细胞（一种具有向平滑肌细胞分化潜能的椭圆形小细胞）经短梭形细胞向长梭形细胞或带状细胞转化而来，其分化过程显示平滑肌肉瘤细胞的分型形态。

　　（四）脂肪细胞的"细胞谱"与脂肪肉瘤分型

　　脂肪细胞由原始脂肪细胞（一种具有向脂肪细胞分化潜能的小圆形细胞）经带有脂滴或空泡的"脂肪母细胞"向分化型脂肪细胞及梭形细胞（纤维细胞）转化而来，可伴有黏液样变，其分化过程显示脂肪肉瘤细胞的分型形态。

　　（五）纤维组织细胞的"细胞谱"与恶性纤维组织细胞瘤分型

　　纤维组织细胞由原始纤维组织细胞（一种具有向纤维组织细胞分化潜能的小椭圆细胞）经纤维形细胞向成熟类型的组织细胞转化而来，其分化过程显示恶性纤维组织细胞瘤的分型形态。

除以上"细胞谱"外，其他细胞或肿瘤的"细胞谱"亦可依据各自的分化动感形态绘出。肉瘤的性质判断及其与癌的鉴别一般是不困难的，在浆膜腔积液标本中，做出癌或肉瘤的诊断是较容易的。困难在于肉瘤的分型或分类。从所列"细胞谱"可看出，几乎所有肉瘤的细胞类型中都有小圆形细胞和梭形细胞，在此情况下很难判断出究竟为何种肉瘤，如小圆细胞型脂肪肉瘤、腺泡状横纹肌肉瘤、梭形细胞型各类肉瘤等。虽然从其细胞形态学的观察得到经验可以区分一些类型，但其准确性欠佳。因为肉瘤的分型是个极其复杂的过程，即使组织学诊断有时也很困难。有些作者建议将肉瘤大致分为小细胞肉瘤、梭形细胞肉瘤、多形性肉瘤等，然后再辅以免疫细胞化学标记鉴别其类型。这样做是可行的，关键是解决对普通各种肉瘤形态学认识的不足而造成误判。相对转移性癌而言浆膜腔积液标本中，肉瘤是极少见的。大多数实验室的细胞学医生在此方面的诊断经验欠缺。诊断、分类困难的另一个原因可能是细胞学标本的制作、染色、固定等方面的失误，致使镜检观察困难。这些不足之处有待改进，但是只要认真学习了解肉瘤的细胞学特征，付出辛勤劳动，精于思考和归纳，相信假以时日，会逐渐积累更多诊断和分类的经验。

为弥补单一形态学诊断的不足，许多学者做了很多努力，包括对浆膜腔积液标本行免疫细胞化学染色和超微结构的观察，这对弥补细胞学诊断的缺陷、纠正对细胞学涂片的错误判断以及对肿瘤类型的确定等方面都具有重要作用。

第二节 肉瘤细胞的形态特点

肉瘤细胞的形状大致可分为小圆细胞、梭形细胞及多形性细胞三种，了解这些细胞的形状和其特殊变化（对应分化特点），可能对分析其细胞学形态、判断来源有帮助。有关肉瘤的细胞学形态，从其他标本中（如针吸标本等）获取的细胞类型、每种类型细胞的分化特征及组织学信息，逐渐得到一个"谱系"即细胞谱，通过这些细胞谱，理解和解读细胞学形态和区分其类型已成为可能。

良恶性质的判断仍然是所有胸腔积液、腹水标本的首要诊断内容，顺序为细胞数量多少及核异型性分析——良性、恶性判断——外形与胞质等分析（主要是细胞外形、胞质、组成排列和细胞间关系等）——肿瘤类型判断，这是诊断和区分肉瘤的基本思路。良恶性判断在积液标本中是一个并不复杂的问题，通过细胞数量极多（指异常细胞，在正常或非肿瘤疾病情况下所没有的细胞）和异常细胞的核异型性明显等即可判断。而且这种判断大多数情况下仅是非肿瘤性疾病与恶性肿瘤的问题，很少涉及良、恶性肿瘤的区分。因为良性肿瘤极少出现浆膜腔积液。因此在良、恶性判断上细胞学很少出现错误，即假阳性、假阴性结果较少，而敏感度高。

一、纤维肉瘤

原发于胸腹腔而产生积液的纤维肉瘤很少见，而多见的产生积液的情况为四肢、躯干的纤维肉瘤转移至肺、肝、骨的晚期肿瘤。

（一）基础细胞

原始纤维细胞，成纤维细胞。

（二）形态描述

大量单一性梭形或纤维状具有异型性特点的肿瘤性成纤维细胞，细胞数量丰富，呈碎片状、重叠分布或散在分布。细胞形态如纤维形，核也相应呈长圆形如枣核状，片状分布的瘤细胞呈流水状、漩涡状；散在分布的瘤细胞因肿胀退化变形表现较为肥胖，有些则失去胞质成为梭形裸核细胞，核分裂象在细胞涂片中极难观察到。胞质细长呈两头尖锐的梭形，胞质欠丰富，Pap染色中嗜碱性染淡蓝灰色（图8-1～图8-3）。

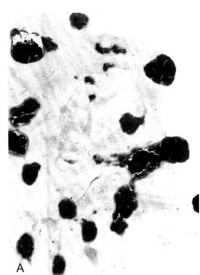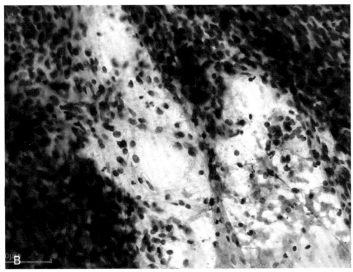

图8-1 全信息扫描模拟胸腔积液涂片——纤维肉瘤

肉瘤细胞在胸腔积液中的数量很丰富，扫描涂片中可以看出最低倍放大图中的细胞碎片虽然只有数十个（A），碎片显得很厚，不能拍摄，但中倍镜下碎片边缘部细胞量仍然极多（B），梭形肉瘤细胞的定性随即可定。MBW印片法制片（A，Pap×20；B，Pap×200）

（三）免疫表型

波形蛋白阳性表达，部分病例可表达EMA、CK、S-100和NES。LCA、CD68、HMB45、结蛋白和肌动蛋白阴性。

（四）鉴别诊断

纤维肉瘤与恶性间皮瘤（梭形细胞型）及恶性纤维组织细胞瘤的鉴别：纤维肉瘤的瘤细胞的主要特征为单一性形态的纤维形细胞成片分布或有一定的散在分布。而后两者则混杂有多少不等的其他多形性类型的肿瘤细胞，如在梭形细胞型恶性间皮瘤的涂片中除梭形细胞外，还可见上皮样型的间皮瘤细胞。恶性纤维组织细胞瘤中肿瘤性成纤维细胞少见，而肿瘤性组织细胞常占优势（在培养基中的细胞常呈分化成熟的形态），在细胞学标本中很易鉴别。

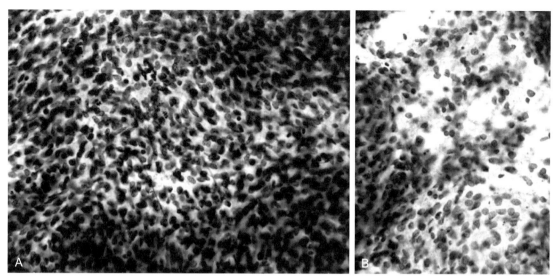

图8-2　积液标本中的纤维肉瘤

　　单一性梭形或纤维形或梭形具异型性的肿瘤性成纤维细胞，极丰富的成片状分布的瘤细胞呈流水状、漩涡状（A）；细胞核呈椭圆形或梭形，核膜薄而规整，有小的核仁（B）。MBW印片法制片（Pap×400）

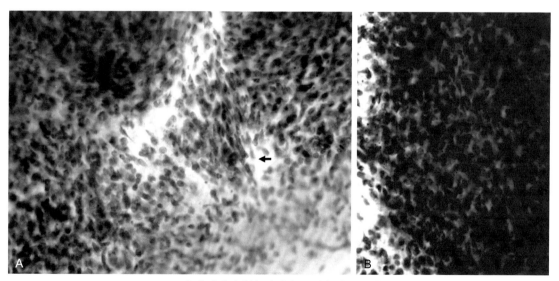

图8-3　胸壁肿瘤穿刺标本中与积液标本中的肉瘤细胞

　　单一性短梭形肿瘤细胞表现为较大的细胞碎片，其中的肿瘤细胞大小较一致，排列上呈流水状合体样密集重叠分布（A，箭头），胞质稀少，核膜薄，核染色质密集均匀分布（B）。A.胸壁肿瘤穿刺涂片（Pap×400）；B.胸腔积液标本MBW印片法制片（Pap×400）

二、恶性纤维组织细胞瘤

恶性纤维组织细胞瘤（MFH）是由组织细胞发生的软组织恶性肿瘤，常被误诊为癌或其他软组织肉瘤，文献报道多发生于中年以上男性，以40～60岁为最多。胸腹腔内原发性MFH极为少见，积液多为转移性肿瘤引起。在2002年版WHO的软组织肿瘤的组织学分类中将其列入所谓的纤维组织细胞性肿瘤的恶性肿瘤中，命名为多形性"恶性纤维组织细胞瘤"，分为多形性"恶性纤维组织细胞瘤"、未分化多形性肉瘤（undifferentiated pleomorphic sarcoma）、巨细胞"恶性纤维组织细胞瘤"、未分化多形性肉瘤伴巨细胞、炎症性"恶性纤维组织细胞瘤"、未分化多形性肉瘤伴明显炎症6种类型。就其形态而言，多形性为其主要特点。

（一）基础细胞

不明来源的幼稚型细胞，原始间叶细胞，"纤维组织细胞"，多形性梭形细胞。

（二）形态描述

异型性的组织细胞样细胞和成纤维细胞是构成MFH的特征性肿瘤细胞，伴有良性形态的多核巨细胞和炎症细胞。肿瘤细胞特别是多核细胞是由组织细胞样细胞构成，还是由破骨样巨细胞反应性组织细胞融合而成，存在分歧，因为其有CD68阳性表达。笔者认为破骨细胞是反应性细胞而非MFH的肿瘤性细胞，因为多数的具有异型性特点的多核瘤巨细胞并没有CD68阳性表达。

肿瘤性组织细胞大小不一，相差极悬殊，可相差数十倍；单核或多核的瘤巨细胞多见；细胞核形多样，圆形、卵圆形、肾形或畸形均可见，双核或多核非常多见，表现为对称或不对称、重叠、弯月形成串、扭曲如麻花等不同类型的形态；核分裂象多见；瘤细胞胞质丰富，嗜碱性或双嗜性；以散在分布为主。成纤维细胞型肿瘤细胞呈梭形、纤维形及三角形；大多为散在分布（图8-4），少数可呈重叠堆聚状紊乱排列；胞质较组织细胞型细胞少；核型与组织细胞核相似。MFH细胞可有1～4个胞质突，这是组织细胞源性肿瘤的一个重要特点。要特别注意的是，由于浆膜腔积液是良好培养基，其中的瘤细胞可较迅速发展为成熟的类型，即由成纤维细胞的肿瘤细胞转化为组织细胞的肿瘤细胞（图8-5），其胞质突丢失，细胞质表现为光滑的曲线圆润的圆形组织细胞（图8-6），不可将其误为腺癌或其他肿瘤。

（三）鉴别诊断

MFH在以成纤维细胞为主时首要需要鉴别的肿瘤是纤维肉瘤，在组织学上有时较难鉴别，但在细胞学上却有各自不同的表现，鉴别并不困难，其鉴别点见表8-1。

成纤维细胞型骨肉瘤在积液标本中需与MFH鉴别，由于细胞学标本无法观察肿瘤性骨样组织或肿瘤性骨小梁，但是骨内也可有原发性MFH发生，两者之间鉴别相当困难，需依据体征、发病年龄、X线片或原发灶的病理组织学诊断结果等进行鉴别。骨肉瘤中骨母细胞和软骨母细胞的形态（圆形、核偏位、胞质呈扇面状或胞质空亮等在MFH中是见不到的）可作为鉴别点。

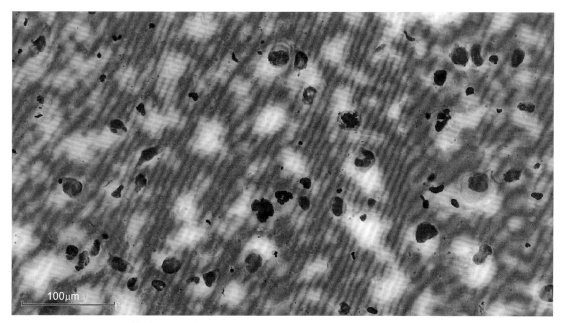

图8-4 **异型性的组织细胞和成纤维细胞是构成MFH的特征性肿瘤细胞（数字涂片）**

散在孤立的多形性肿瘤细胞体积较大，呈宽幅的梭形、类圆形或圆形；重要的是其核型多样、双核及多核的细胞增多；核型具有圆形、椭圆形、肾形、分叶状等；巨大的多极核分裂象多见。血性胸腔积液离心后直接涂片（Pap×200）

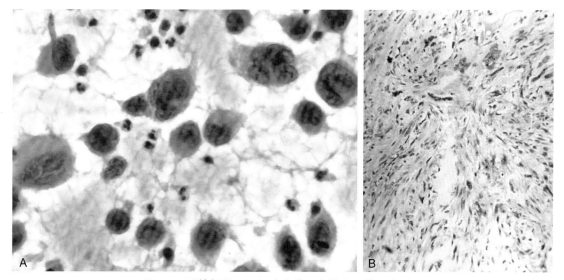

图8-5 **恶性纤维组织细胞瘤的混合性多形性形态特征**

由多核构成的分叶状核型的突出表现与凋亡的固缩细胞形成对比，核位居中或贴边，胞质丰富，瘤巨细胞多见（A）与组织学相比十分相像（B）（A，MBW印片法制片，Pap×400；B，HE×400）

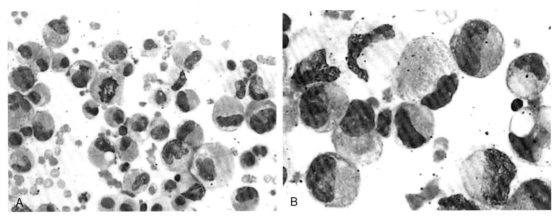

图8-6　肿瘤性组织细胞样细胞

　　恶性纤维组织细胞瘤的肿瘤性细胞在积液中发育成熟，成为肿瘤性组织细胞样细胞，很难与纤维细胞联系起来。A，瑞氏染色×200；B，瑞氏染色×400（江苏省常州市第二人民医院检验科朱主任提供病例）

表8-1　恶性纤维组织细胞瘤与纤维肉瘤的细胞学鉴别

鉴别要点	恶性纤维组织细胞癌	纤维肉瘤
肿瘤细胞成分	两种以上的肿瘤细胞	单一性肿瘤细胞
肿瘤细胞形态	多样形态表现	单一的梭形或纤维形细胞
肿瘤性组织样细胞	诊断的必要条件	无
多核瘤巨细胞	多见	无
良性多核巨细胞	可见	无
肿瘤细胞排列形式	散在分布	成片合体样流水样排列
核分裂象	多见	少见
背景	常见炎症细胞	少见

（四）免疫表型

　　大多数病例波形蛋白、AAT或AACT阳性表达，低分子CK可在25%的病例中表达，EMA的阳性表达病例占20%左右。个别病例结蛋白、肌动蛋白也有灶性阳性反应，S-100表达阴性。

三、平滑肌肉瘤

　　平滑肌肉瘤是发生在平滑肌的恶性肿瘤，较多见于子宫和胃肠道，也可发生于腹膜后，偶见平滑肌肉瘤浸润浆膜（腹膜）而造成积液。

（一）形态描述

细胞可呈片状或散在分布，成片的瘤细胞往往界限不清，而散在者界限清，胞质嗜酸性红染。肿瘤细胞呈细长的纤维形、带状或梭形，其核也相应为长圆形。分化好者瘤细胞大小一致，瘤巨细胞少见，核分裂象不易见到；分化差者瘤细胞大小和形状不一，核的异型性较明显，核染色质呈较粗颗粒状，核仁大而清楚，核分裂象可见，单核或多核瘤巨细胞常见（图8-7）。

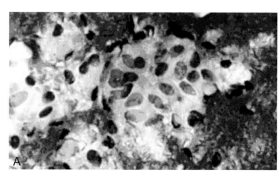
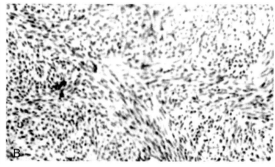

图8-7　积液标本中的平滑肌肉瘤细胞

分化好者瘤细胞大小一致，瘤巨细胞少见，核分裂象不易见到，形似"温良"（A），但生物学行为呈恶性的侵袭性生长方式（B）。细胞学标本中所见肿瘤细胞的数量极其丰富，是个重要提示。A.MBW印片法制片（Pap×400）；B.组织切片（HE×200）

除分化良好和分化差型（多形细胞型）平滑肌肉瘤外，还有一种圆形细胞（上皮样）型平滑肌肉瘤，这种细胞是未分化平滑肌母细胞，其形态大部分呈圆形、卵圆形，散在分布，这种类型诊断最困难，可依靠组织来源和免疫细胞化学进行诊断，仔细观察见有少量分化型细胞可作为鉴别判断依据。若以椭圆形细胞型、多形细胞型和分化良好型排列亦可证明"细胞谱"在平滑肌肉瘤是存在的，从未分化、差分化到分化好，显示细胞分化过程。

（二）鉴别诊断

恶性外周神经鞘瘤（MPNST）的瘤细胞发生黏液样变时与平滑肌肉瘤片状分布的瘤细胞很相似，但前者细胞大小一致，而平滑肌肉瘤细胞可有大小不等的差异可作为鉴别依据。出现在积液标本中的分化型平滑肌肉瘤的诊断颇为困难，尤其当积液标本中出现梭形分化的反应性增生的间皮细胞时识别更加困难。这种情况下ICC标记是个不错的选择。

（三）免疫表型

结蛋白$^{+/-}$，1A4$^+$（抗平滑肌细胞肌动蛋白抗体），HHF35$^+$（肌肉特异性肌动蛋白抗体），波形蛋白$^+$，角蛋白$^+$，S-100$^+$，平滑肌型肌动蛋白$^+$，CD57$^+$（leu-7），EMA$^+$。

四、横纹肌肉瘤

横纹肌肉瘤是由各种不同程度的未分化横纹肌细胞组成的恶性度较高的软组织肿瘤，依照肿瘤的形态和临床特点，分为三型：多形性横纹肌肉瘤，多见于成人，以40～70岁常见；腺泡状横纹肌肉瘤和胚胎性横纹肌肉瘤，前者多见于10～20岁的青少年，后者则常见于小儿。

横纹肌肉瘤的发生部位，除四肢外，以头颈和泌尿生殖系统为多见。胸腔积液、腹水标本中的横纹肌肉瘤以腺泡状类型为主，主要由血行播散、肺转移、肝转移以及原发于泌尿系统等所形成。

（一）形态描述

根据细胞的谱系特点横纹肌肉瘤可分为以下类型：

1.胚胎性横纹肌肉瘤

由未分化的小圆形或椭圆形肿瘤细胞构成，瘤细胞体积小于腺泡状横纹肌肉瘤细胞，肿瘤细胞呈索状、梁状、小巢状或小簇状分布，具有聚团成巢倾向。大量未分化的小圆形肿瘤细胞呈弥漫性散在分布，酷似淋巴瘤；但尚可见瘤细胞聚团成巢倾向，细胞呈密集的立体感强的团状排列，可构成菊形或假菊形结构（图8-8B）。如果仅从小细胞、腺样结构来判读是否是横纹肌肉瘤有点牵强（图8-8A）。

2.腺泡状横纹肌肉瘤

小圆肿瘤细胞，可见带尖尾的瘤细胞，核染色质粗糙深染，核分裂象多见。形成尖尾的胞质嗜酸性红染是判读肿瘤细胞是否是横纹肌肉瘤细胞的一个重要切入点，其来源于细

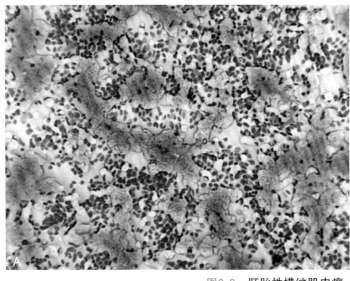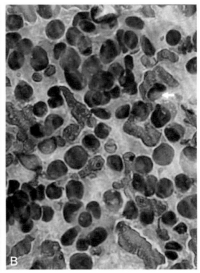

图8-8　胚胎性横纹肌肉瘤

未分化的小圆形肿瘤细胞呈弥漫性散在分布（A），或小簇状（B），部分细胞排列似菊形。如果仅从小细胞、假菊形排列来判读是否是横纹肌肉瘤有点牵强。细胞数量丰富，可以定性为恶性小细胞肿瘤。胞质稀少的肿瘤细胞偶尔可显示遮盖核的嗜酸性物质（A，Pap×100；B，Pap×400）

胞分化形成的特征性微细形态。瘤细胞呈从未分化到有限分化的状态，这些变化是分析是否是横纹肌细胞转化的很有价值的依据，如可有小球拍形细胞、带状细胞与印戒样细胞等，小细胞类型的原始横纹肌细胞的始分化即在半月形核中环抱有类似包涵体样的小红球样胞质开始，这往往起到"一点红"的决断意义（图8-9）。瘤细胞2～5个核呈向心扇面排列形成伞状结构，其胞质部分也呈红染，也具有诊断意义。在浆膜腔积液中的未分化细胞多聚集成团，这种不规则的细胞团由胞质量极少的未分化细胞重叠聚集构成，其诊断较为困难，需做免疫细胞化学染色或电镜检查鉴别。

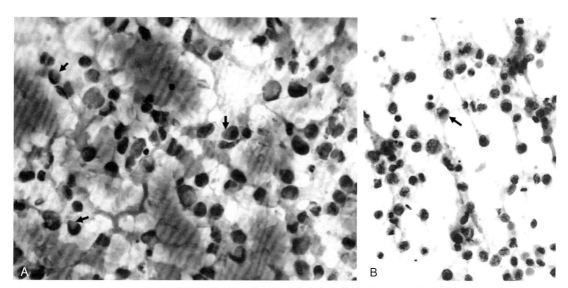

图8-9　浆膜腔积液与穿刺标本中的腺泡状横纹肌肉瘤所见

以小圆形细胞为主的肿瘤细胞呈单个散在分布，可见呈花蕊样或花环样团排列。重要的是在散在分布的肿瘤细胞中发现核偏向一侧，而另一侧则显示有嗜伊红胞质覆盖部分核，使细胞呈"降落伞状"和细胞一端有一小红点，这是横纹肌分化的原始形态，从小细胞类型开始到细胞增大或成熟。A.腹水标本，MBW印片法制片（Pap×400）；B.穿刺标本，直接涂片（HE×400）（图B病例由山东省聊城第一医院任玉波主任提供）

3.多形性横纹肌肉瘤

是最具细胞学特点、最易诊断的类型，肿瘤细胞有明显的异型性和多形性，显示不同分化阶段的横纹肌母细胞，甚或见到分化型横纹肌细胞，显示横纹特点。其中大而异型的梭形肿瘤细胞占多数，细胞呈肥胖饱满的短梭形。除此之外，还可见下列类型的细胞：圆形或多边形瘤细胞，偏位核；球拍状瘤细胞，系梭形与圆形细胞之间的过渡表态，一端膨大（系胞质失去而成），一端尖细，形似网球拍样；带状瘤细胞，呈长带状，胞质丰富，两端尖锐，此为分化型横纹肌细胞（图8-10A、B），偶见横纹结构；畸形多核瘤巨细胞，不规则多边形，并有胞质突，瘤细胞巨大，巨核或畸形核（图8-10C），显示明显的异型性且核深染如墨碳状。以上多种类型的横纹肌肉瘤细胞构成了多形性横纹肌肉瘤的细胞学特点（图8-10）。

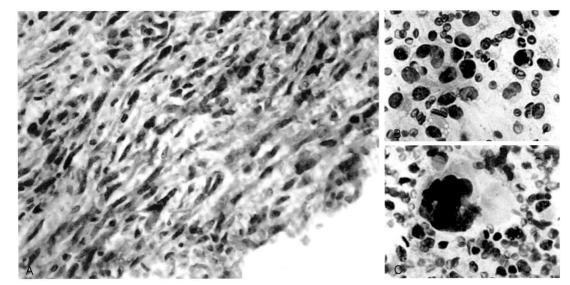

图8-10　多形性横纹肌肉瘤

组织学中以梭形或纤维形细胞为主（A），可见瘤巨细胞；细胞在积液标本中显示大小不一（B、C），细胞显示多形性改变，肿瘤细胞谱系中的各阶段细胞均能见到，如小圆形细胞、梭形带状细胞与瘤巨细胞等。A.组织切片（HE×400）；B、C.MBW印片法制片（Pap×400）

（二）鉴别诊断

鉴于胚胎性横纹肌肉瘤细胞显示明显的未分化形态，应与多种类型的未分化肿瘤细胞相鉴别，这是有相当大的难度的。

（三）免疫表型

免疫细胞化学染色显示结蛋白（desmin）、肌球蛋白（myosin）及波形蛋白（vimentin）阳性，有助于儿童期其他小圆形细胞恶性肿瘤，如神经母细胞瘤、Ewing肉瘤、淋巴瘤等的鉴别。

五、脂 肪 肉 瘤

脂肪肉瘤是发生于深部脂肪组织的恶性肿瘤，其形态变异复杂，可以近似成熟的脂肪细胞、梭形细胞或很原始的小圆形的间叶细胞，反映了胚胎期脂肪细胞发育过程的不同阶段的形态。积液标本中的脂肪肉瘤细胞多来源于腹膜后及肠系膜的脂肪肉瘤，其形态改变与发生于深部软组织的脂肪肉瘤相似。

（一）形态描述

脂肪肉瘤的形态表现多种多样，反映了不同分化程度的不同阶段，从成熟的脂肪细胞到原始间叶细胞，可分为以下类型：

1.分化好的脂肪肉瘤

表现为成熟型梭形肿瘤细胞，具有大的体积和长梭形外观。肿瘤细胞的特点主要表现在核上，增大明显，呈长圆形、卵圆形或梭形。核染色质深染并呈粗颗粒状。核大小不一致，可见瘤巨细胞（图8-11A）。

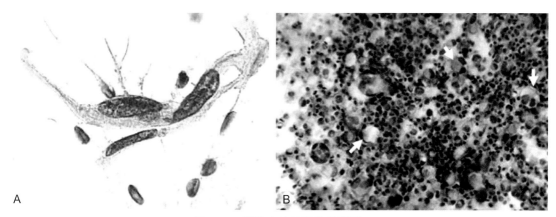

图8-11　脂肪肉瘤的细胞学类型

分化好的黏液性脂肪肉瘤的梭形肿瘤细胞（A），以在黏液内的梭形细胞为特点；去分化脂肪肉瘤细胞（B），大小不一，多核瘤巨细胞多见，见有核贴边的圆形脂肪母细胞（A，Pap×400；B，Pap×100）

2.多形性脂肪肉瘤

主要由梭形、卵圆形、圆形等肿瘤细胞组成，黏液多见，非常显著的是其中的脂肪母细胞性瘤细胞，圆形，体积大，核深染，单核，核形多样，恶性特点明显（图8-11A）。

3.去分化脂肪肉瘤

此型肿瘤的显著特点是大小不等的圆形肿瘤细胞，相差可达数十倍。富于细胞，瘤巨细胞多见，圆形，单核或多核。中等大小的肿瘤细胞形态各异，有核呈偏位的脂肪母细胞，也有胞质内有许多小脂滴空泡的瘤细胞，还夹杂少许分化型脂肪肉瘤细胞，显示有少量不同分化阶段形态改变的脂肪肉瘤细胞（图8-11B）。

4.小圆细胞型脂肪肉瘤

大量小圆形肿瘤细胞呈弥漫性散在分布，细胞表现较一致。胞质极少，以裸核状为主。可见有黏液分布于细胞之间。虽然整体观与其他小细胞性肿瘤很难区别，且分化很差，但也可见到具有分化的脂肪母细胞，这是诊断信息和鉴别要点。

5.黏液性脂肪肉瘤

脂肪肉瘤往往发生黏液样变，被称为黏液性脂肪肉瘤。黏液湖中多见瘤细胞，但在积液标本中却少见黏液。其细胞学表现为大小不一的梭形肿瘤细胞被黏液所黏附，少数脂肪母细胞显得饱满。肿瘤细胞分化良好，除细胞数量外，异型性不明显，看似"温良"容易被忽视而漏诊。这种脂肪肉瘤的体积巨大，切面富于黏液（图8-12）。

（二）免疫表型

脂肪细胞一般S-100免疫组化染色阳性，对显示病变中的脂肪母细胞等圆形细胞构成的病例诊断有一定帮助，绝大多数病例S-100弥漫阳性。大多数黏液性脂肪肉瘤不需要进行免疫组化即可正确诊断。多形性肿瘤细胞波形蛋白阳性，尽管有明确的脂肪性分化，但只有不到一半的病例S-100阳性。

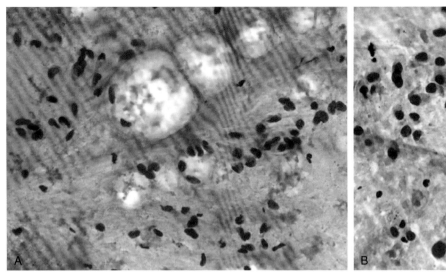

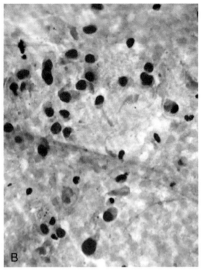

图8-12　黏液性脂肪肉瘤

在大量黏液中漂浮着梭形和脂肪母细胞等脂肪肉瘤细胞，梭形细胞呈短梭形，脂肪母细胞呈圆形，核饱满并偏位，细胞大小不一。腹水标本，MBW印片法制片（A，Pap×400；B，Pap×400）

六、恶性外周神经鞘瘤

恶性外周神经鞘瘤（MPNST）是发生于外周神经鞘组织的恶性肿瘤，以往曾称为恶性施万瘤或神经纤维肉瘤等，在WHO1994年以后的软组织肿瘤分类中，统一为MPNST。

发生于腹腔的MPNST常见于腹膜后，次见于肠系膜。由于肿瘤转移到腹膜或肝脏常产生积液，其中的肿瘤细胞具有特殊的形态学改变和免疫标志物，成为诊断MPNST的依据。

（一）基础细胞

外周神经鞘细胞或施万细胞。

（二）形态描述

在细胞学上可将MPNST分为分化差型、混合型及分化型三种。细胞类型由圆形、椭圆形和梭形构成，显示从未分化施万细胞到分化施万细胞的转化。

1.合体细胞型MPNST

散在的梭形肿瘤细胞明显增多，成片的圆形、椭圆形或梭形细胞形成由未分化类型与分化型类型细胞的混合，但均不占优势，显著的特点是成片状的梭形细胞显示束状，具有方向性的瘤细胞纵横交错构成细胞集群，呈编席状或羽毛状（图8-13）。

2.分化细胞型MPNST

散在或不规则片状分布，细胞瘦长形，核呈杆状，两端呈钝圆状，细胞数量较多（图8-14、图8-15）。

3.分化差细胞型MPNST

小圆形、椭圆形细胞为基本构成成分，偶见梭形细胞成分。圆形细胞一般呈不规则片

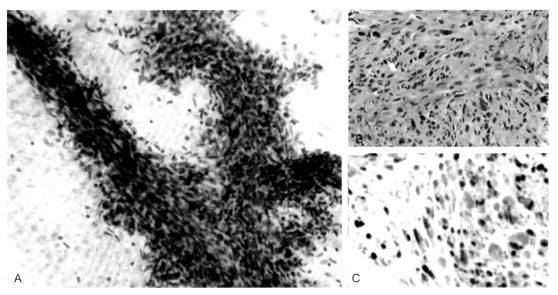

图8-13　腹膜后合体细胞型恶性外周神经鞘瘤的腹水标本

束状排列致密的恶性梭形细胞（A）；组织学所见（B）；S-100阳性（C）。A. MBW印片法制片（Pap×200）；B.组织切片（HE×400）；C.细胞块切片（S-100×400）

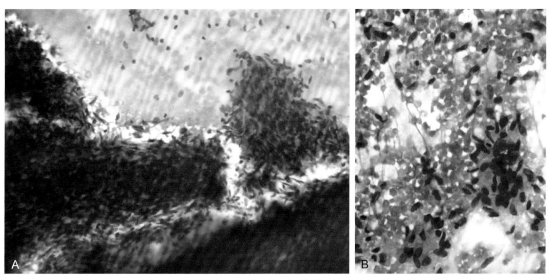

图8-14　腹水标本中的分化细胞型恶性外周神经鞘瘤所见

呈束状的梭形细胞碎片（A）多见于涂片中，也可见散在或呈排列紊乱无序的小簇状梭形细胞（B），其中的肿瘤性细胞为一致性梭形肿瘤细胞（A，Pap×100；B，Pap×400）

状分布，瘤细胞分界不清，形成胞质融合样或合体样改变，细胞大小一致，可见有假菊形或管状结构。细胞核增大，大小不一，核染色质呈聚集状或粗颗粒状，核膜清晰，可见核仁。胞质稀少甚或裸核，与其他类型的肉瘤中的小细胞类型相似，单纯细胞学直接诊断较难。如果系穿刺涂片，在穿刺过程中的酸麻痛感觉是一个诊断线索。少许散在的肿瘤细胞为梭形细胞并显示肥胖型短梭形改变（图8-16）。

图8-15 腹膜后分化细胞型恶性外周神经鞘瘤肝转移的CT导引下穿刺涂片所见

细长的梭形或纤维形的肿瘤细胞呈小簇状排列且排列杂乱无章，核沿胞质的长轴展开，呈细长的椭圆形或梭形；细胞界限清楚，胞质较丰富且嗜碱性；核染色质为细颗粒状致密深染，核膜薄，核仁小或不清晰（Pap×400）

图8-16 纵隔分化差的恶性外周神经鞘瘤的胸腔积液标本所见

成片的密集细胞群，以零乱的不整齐排列分布为主，细胞以短梭形为主，细胞体积小，核呈短梭形；数个细胞可以围成假菊形，这是神经相关肿瘤的共同特性。这种类型的肿瘤细胞处于细胞谱系的幼稚型之列。MBW印片法制片（Pap×400）

上述类型的MPNST在积液标本中最明显的特点是细胞数量多，散在或片状、束状，一般无核分裂象，偶见大核或多核的瘤巨细胞，形态学上具有明显特征。

（三）鉴别诊断

与MPNST最相似的肿瘤主要为纤维肉瘤和平滑肌肉瘤，纤维肉瘤的细胞形态较一致，而MPNST则混杂分化差与分化好两种细胞，并具有假菊形或管状结构。平滑肌肉瘤的细胞中常见瘤巨细胞及核分裂象，常散在分布，胞质常嗜酸性红染，而MPNST则为弱嗜碱性或嗜碱性，在Pap染色中胞质染为浅蓝色或淡绿色，在细胞排列上也有不同点，可鉴别。

（四）免疫细胞化学

S-100、MBP和Leu-70是外周神经鞘肿瘤常用的标志物，部分病例AACT、AAT、铁蛋白可以阳性；但肌红蛋白与结蛋白始终为阴性。

第三节 其他肿瘤

一、神经母细胞瘤

神经母细胞瘤常见于6岁以下幼儿，多发生于肾上腺、腹膜后及后纵隔等。该瘤分化差，恶性度高，早期即可转移至骨、淋巴结、肺和肝等处。就诊时常已发生恶病质、胸腹胀痛等症状，产生的胸腔积液、腹水量很多，往往不宜手术而只能靠细胞学诊断。

（一）形态描述

瘤细胞为体积小的圆形或卵圆形细胞，胞质少，分化差，形态颇似淋巴瘤、未分化癌及Ewing瘤等的瘤细胞。仔细观察发现瘤细胞之间有连接，并具有聚巢成团倾向。除散在的瘤细胞之外，成团的细胞显示不规则的乳头状，其内细胞数个或数十个围圈排列呈假菊形样结构（图8-17）。胞质极稀少。NES染色阳性。

（二）鉴别诊断

一些儿童期易发的小细胞性恶性肿瘤是与本瘤鉴别的重点，如Ewing肉瘤及小圆细胞横纹肌肉瘤等。大多数的淋巴瘤细胞表现为单一性的同类型幼稚淋巴细胞，细胞散在分布，不成团聚集，相互间无连接结构，区别不难。Ewing肉瘤细胞以聚团为主，散在者呈退化变性改变，细胞显大，细胞间虽有连接但形成细胞的串状排列，糖原（PAS）染色阳性。小圆细胞横纹肌肉瘤包括胚胎性和腺泡状横纹肌肉瘤，这两种肉瘤均不形成假菊形结构，同时其瘤细胞按其"细胞谱"不同的分化阶段有其对应的形态，与神经母细胞瘤的单一未分化瘤细胞不同，横纹肌肉瘤细胞的胞质量较本瘤细胞丰富且红染。

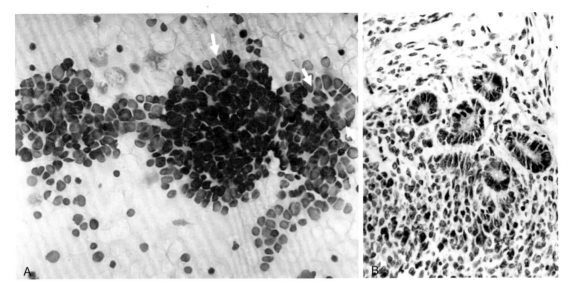

图8-17　腹膜后神经母细胞瘤

　　体积小的圆形或卵圆形细胞，类似肺小细胞癌的形态表现，聚巢成团，胞质极稀少，在细胞群中有假菊形样结构。A.直接涂片（Pap×400）；B.组织切片（HE×400）

二、骨母细胞瘤

　　骨母细胞瘤也称成骨细胞瘤，是以骨母细胞增生为特点的骨肿瘤。男性多于女性，30岁以下占75%。一般认为是良性，但也有恶性骨母细胞瘤的报道，称为侵袭性骨母细胞瘤或恶性骨母细胞瘤。本例经手术切除后不到1年出现肺转移，并伴大量胸腔积液，腹腔转移的下肢骨骨母细胞瘤可造成腹水。

　　（一）基础细胞

　　骨母细胞。

　　（二）形态描述

　　骨母细胞瘤的瘤细胞在积液标本中体积大，多为圆形，胞质丰富并带有尾部凸起，发生退化变性的瘤细胞胞质中可见有小空泡。散在分布，不聚团成巢。单核或双核，多为圆形核，核膜较规整或略畸形，核贴边居偏位，核染色质深染并呈粗颗粒状，核仁小或不明显，细胞学涂片中很少见核分裂象。细胞显示分化好或恶性程度不高的形态特点，常被描述为"温良"。在这些细胞中可见有胞质透明和核部分被遮盖而显示部分空白的分化型骨母细胞，这是最具特点的鉴别点（图8-18）。

　　（三）鉴别诊断

　　在胸腔积液、腹水中最需与骨母细胞瘤鉴别的是散在的腺癌细胞。在形态上虽相似，但腺癌细胞即使以分散分布为主，也可见到聚团的癌细胞，而散在分布的腺癌细胞往往以低分化腺癌为主，恶性特点明显，核仁肥大，核分裂象多见，这些特点与骨母细胞瘤不同，还是可以区分的。

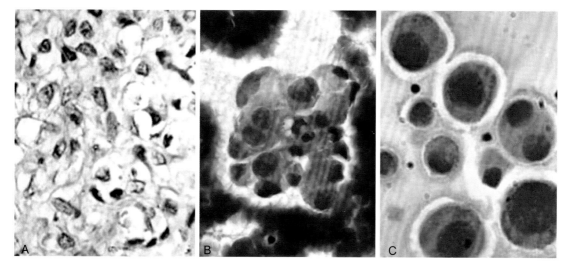

图8-18　颅骨骨母细胞瘤的胸腔积液细胞学所见

胫骨干骺端肿瘤术后标本切片骨母细胞瘤（A）；穿刺标本见圆形细胞可带有尾部凸起、核偏位（B）；病例的腹水标本所见圆形肿瘤细胞的体积更大，核圆形并偏位（C）（A，HE×400；B、C，Pap×400）

　　肉瘤及骨肿瘤的种类很多，但在浆膜腔积液标本中少见。其经验只有在原发肿瘤部位的穿刺细胞学诊断的实践中积累，观察并掌握其细胞学特征，重视其细胞谱系变化，并与组织学形态相对照。如果要诊断一例年轻腺癌患者，在下诊断结论之前要思考是否恰当，当出现错误诊断后应该注意汲取经验教训，更应该从中学习诊断错误的原因，分析其形态学与腺癌有何不同，今后再次碰到怎样避免再次出错，从而总结经验避免再犯错误。还要注意偶然遇到的浆膜腔积液标本中的软组织或骨肿瘤的特征性表现，由于取材方法不同可能会有一定差别，此时注意结合临床资料会有助于诊断。相信这些难诊断和难分类的恶性肿瘤的形态终会被细胞学者认识并用于临床诊断分类。

第四节　间叶组织肿瘤的细胞学诊断报告问题

一、积液标本中的肉瘤诊断

　　相对于其他肿瘤而言，肉瘤在人体所有恶性肿瘤中为数较少，在浆膜腔积液标本中更是罕见。因此有关积液标本中肉瘤的诊断经验（包括组织学）是极缺乏的，严格要求肉瘤的诊断过程，对患者或对医者都有好处。过去对发生在肢体的肉瘤诊断很重视，是因临床处理有时采用截肢手术，现在的治疗规范则采取保守切除加化疗较谨慎的做法。其中包含首先明确诊断作为处理的依据。

　　间叶组织来源的恶性肿瘤称之为肉瘤，肉瘤的种类很多。由于缺乏诊断经验，许多细胞学医师采取只判断良恶性质、不分类型的回避做法。这甚至成为临床医师的共识，其实是一种误解。

　　不能否认肉瘤的细胞学诊断问题是一些非常复杂的问题，为了解决这些疑难病例的诊断问题，有必要有意识地对切除的标本进行切面刮取细胞并进行观察研究。有经验的细胞学家对这些肿瘤的诊断大多有很准确的结论和推论，他们充分了解和注意到仅细胞学检验是不能解决问题的，经常利用病理科的日常工作中收到的未经固定的病例标本，制作细胞学涂片进行学习，这确实是一个快速、简单、有准确结果对照的有效学习方法，对初学者来说更是一个捷径。如欲达到准确诊断，就需要提前熟知这些诊断难题，做更多的工作，总结更多的诊断经验，这当然需要付出艰辛的努力。

二、细胞学诊断肉瘤的要点

　　出现在浆膜腔积液中的肉瘤细胞往往被忽视或仅被怀疑为恶性肿瘤。在诊断上皮性肿瘤时，通过细胞的异型性特点、细胞排列组合特点以及细胞生成物等，很容易辨明该肿瘤的类型和性质。而在肉瘤的标本中，梭形、小圆形、多形性、多类型等不同类型肿瘤细胞穿插交错，在辨识上确实困难。以细胞排列形式判读类型的证据缺乏或相混存，见不到那种特殊的组合形态，梭形细胞肿瘤的细胞呈巨大而重叠的细胞碎片，甚至看不清其内细胞的结构（图8-1A）。对这样的标本在涂片时动作须轻，以印片为主，可适度轻拉涂片。对离心沉淀中颗粒样微粒组织，可做细胞块切片。显微镜观察时注意细胞碎片中细胞重叠相对薄的视野（图8-1B、图8-2），能够取得较好的阅片效果。相对于单一性分化差的肿瘤而言，多形性肉瘤的诊断倒是较为得心应手，如在组织学上较难鉴别MFH、横纹肌肉瘤等，细胞学可以很容易将其检出，原因是涂片中MFH肿瘤细胞以孤立散在分布和谱系性多形性肿瘤细胞为特征，而横纹肌肉瘤细胞的谱系性形态更具有简单性、证据性和准确性的特征，细胞的明显横纹肌细胞分化特征，使得诊断得以简化。

　　对于上皮来源的恶性肿瘤（癌）的良恶性判断、类型鉴别等方面在绝大多数情况下是准确的，诊断和分类并不困难。鳞状细胞癌、腺癌、小细胞癌等常被细胞学直接诊断，甚至可以对移行细胞癌、透明细胞癌、嗜酸性细胞癌、乳头状癌、黏液癌等做出判断，说明对这些上皮性恶性肿瘤的诊断经验是丰富的和成熟的。而对于间叶组织来源的恶性肿瘤（肉瘤）的诊断经验是相对缺乏的和不成熟的。注意观察肉瘤的形态学特征是必要的。一般情况下判断其良恶性并不特别困难，难点在于区分类型和来源。对肉瘤积液标本的诊断经验来源于如下几方面：

　　①广泛的组织病理学和细胞病理学诊断经验，包括对肉瘤的诊断经验。

　　②已知准确的组织病理学诊断结果，而浆膜腔积液中又发现非上皮性形态的恶性肿瘤细胞。

　　③虽然没有组织病理学诊断结果，但已知原发部位的体征、病史、影像学资料，且浆膜腔积液中发现与常见癌类型不同形态学表现的恶性肿瘤细胞。

　　④有细胞学诊断结果，经探查有组织病理学结果，经再次复查原涂片而归纳的经验。

　　⑤通过观察针吸标本中肉瘤的形态学特征而获得诊断经验等。

通过以上诊断间叶组织肿瘤的必需条件逐步建立的过程可获得一定的诊断经验，并逐渐将其应用于诊断和分类判断中。需要指出的是，尽管有以上获得诊断经验的途径，浆膜腔积液标本中肉瘤的诊断报告仍然是应当慎重对待的问题，因为这种流程第四项（见后）如果缺如，将是高风险报告。建议有较丰富经验及工作条件的大医院可采纳如下的观察、判断的思路和报告方式。此流程强调形态学做到极其细致，需要免疫细胞化学（ICC）实验室标记的工作和具备电镜观察设备条件的辅助，介入实验室的强有力辅助。

三、细胞学诊断肉瘤的流程

细胞学对肉瘤的诊断是很谨慎的，这主要是因为肉瘤的形态学复杂和容易误判等。多做工作（如选择可靠的抗体标志物对细胞进行ICC标记）可以解决大多数诊断问题，如有可能做电镜观察更好。肉瘤细胞的形态大都包括如下的直观形态：小圆形细胞、梭形细胞、多形性细胞。图8-19所示流程对第四项所列项目的工作可根据条件情况量力而行，不能做的借助具有条件的更高一级的医疗单位的专业实验室进行。如果实验室条件或工作质量均达不到要求，可以建立图8-20所示流程。诊断的内容以形态学观察的重点为基础，仅做良恶定性分析，直观大致分类，建议进一步的诊断，也是可取的办法，并可降低风险性，无论对患者还是医生均是正确和谨慎的规范做法（图8-19、图8-20）。

图8-20示的诊断思路和流程比较简单，依据细胞外表判断，将剩余的工作放在后面，由具备条件的大医院做进一步的实验室工作。简单的流程便于患者及时确诊，其报告直观并简单，重要的诊断要素——良恶性的定性判读已经列出，可以引起临床医师或患者的重视。这个工作流程适用于初学或诊断经验欠缺的情况，如中、小医院细胞学诊断医生少、经验缺乏等情况，如根据细胞形态学特征判断为恶性间叶组织来源梭形细胞肉瘤，建议进一步检查等。

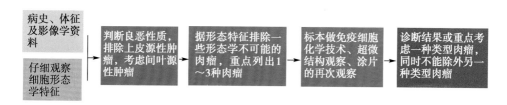

图8-19　浆膜腔积液标本中肉瘤的诊断思路和工作流程（一）

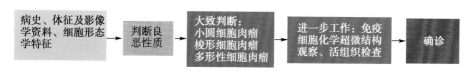

图8-20　浆膜腔积液标本中肉瘤的诊断思路和工作流程（二）

為了保證診斷結果的準確性，謹慎是十分必要的，此外還應保證進一步的各個環節的工作質量，做得好將增加診斷的證據，這樣做出的診斷結論與腫瘤本身的實際情況更加接近或完全一致，可給臨床提供可靠的診斷信息，便於臨床醫師做出進一步的診治及處理決策。

（馬博文　鮑聚喜　倪曉琛）

汉英对照专业名词与缩略语

第一章

胸腔 cavitas thoracis

胸膜 pleura

单层扁平上皮 simple squamous epithelium

间皮 mesothelium

浆膜性心包 pericardium serosum

心包腔 cavum pericardii

腹膜 peritoneum

间皮细胞 mesothelial cell

世界卫生组织 WHO

免疫细胞化学 ICC

细胞块 cell block

第二章

凋亡 apoptosis

核质固缩 condensation

边集 marginating

核膜皱褶 fold

胞质紧实 compactness

细胞器集中 squeeze

出芽 bleb

间皮细胞增生 hyperplasia

非典型增生 atypical hyperplasia, dysplasia

角蛋白 keratin

结核病 tuberculosis

上皮样细胞 epithelioid cell

结核结节 tubercle

白假丝酵母菌 candida albicans

圆酵母菌 torula

获得性免疫缺陷综合征 acquired immunodeficiency syndrome, AIDS

卡波西肉瘤 Kaposi sarcoma

人类免疫缺陷病毒 HIV

超敏反应 hypersensitivity reaction

变态反应 allergic reaction

过敏反应 anaphylaxis

朗格汉斯细胞 Langerhans cell

交错突细胞 interdigitating cell

滤泡树突细胞 follicular dendritic cell

朗格汉斯细胞组织细胞增生症 Langerhans cell histiocytosis, LCH

组织细胞增生症X histiocytosis X

骨嗜酸性肉芽肿 eosinphilic granuloma of bone, EGB

汉-许-克病 Hang-Schuller-Christian disease, HSC

莱特勒-西韦病 Letterer-Siwe disease, LS

系统性红斑狼疮 systemic lupus erythematosus, SLE

瑞氏染色 Wright's stain

第三章

间皮瘤 mesothelioma

恶性间皮瘤 malignant mesothelioma

"刷边"细胞 "brush border" cell

第四章

腺癌 adenocarcinoma

表面活性物质 surfactants

交界性浆液性/黏液性乳头状肿瘤 serous/mucinous borderline tumor, SBT/MBT

砂粒体 psammoma body

浆液性乳头状囊腺癌 serous papillary cystadenocarcinoma, SPC

黏液性乳头状囊腺癌 mucinous papillary cystadenocarcinoma, MPC

内膜样癌 endometrioid carcinoma, EC

中肾瘤 mesonephroma

透明细胞癌 clear cell carcinoma, CCC

胃腺癌 gastric adenocarcinoma

乳腺癌 breast adenocarcinoma

浸润性小叶癌 ILC

小叶单位 TDLU

子宫内膜腺癌 adenocarcinoma of the endometrium

肝癌 liver carcinoma

肝细胞癌 hepatocellular carcinoma

胆管细胞癌 cholangiocellular carcinoma

胆囊癌 carcinoma of gallbladder

大肠癌 carcinoma of large intestine

胰腺癌 pancreas adenocarcinoma

肾细胞癌 renal cell carcinoma

肾腺癌 renal adenocarcinoma

胖细胞 oncocyte

第五章

鳞状细胞癌 squamous cell carcinoma

小细胞癌 small cell carcinoma

燕麦细胞癌 oat cell carcinoma

第六章

非霍奇金淋巴瘤 non-Hodgkin lymphoma, NHL

霍奇金淋巴瘤 Hodgkin lymphoma, HL

传染性单核细胞增多症 infection mononucleosis, IMO

小淋巴细胞性淋巴瘤 small lymphocytic lymphoma, SLL

弥漫性大B细胞性淋巴瘤 diffuse large B-cell lymphoma, DLBCL

伯基特淋巴瘤 Burkitt lymphoma, BL

成人T细胞白血病/淋巴瘤 adult T-cell leukemia lymphoma, ATLL

大细胞间变性恶性淋巴瘤 anaplastic large cell lymphoma ALK-positive, ALCL, ALK+

骨髓瘤 myeloma of the bone

白血病 leukemia

急性髓细胞性白血病 acute myelocytic leukemia, AML

急性淋巴细胞性白血病 acute lymphocytic leukemia, ALL

副原粒细胞 paramyeloblast

Pelger 异常 pseudo-pelger nuclear anomaly

第七章

精原细胞瘤 seminoma

无性细胞瘤 dysgerminoma

颗粒细胞-卵泡膜瘤 granulosa-cell thecoma

颗粒细胞-卵泡膜细胞瘤 granulosa-theca cell tumor

颗粒细胞瘤 granulosa cell tumor

卵泡膜细胞瘤 theca cell tumor

畸胎瘤 teratoma

未成熟性畸胎瘤 immature teratoma

恶性卵黄囊瘤 malignant yolk sac tumor

胚胎性癌 embryonal carcinoma

第八章

肉瘤 sarcoma

纤维肉瘤 fibrosarcoma

脂肪肉瘤 liposarcoma

横纹肌肉瘤 rhabdomyosarcoma

平滑肌肉瘤 leiomyosarcoma

恶性外周神经鞘瘤 malignant peripheral nerve sheath tumor, MPNST

神经母细胞瘤 neuroblastoma

细胞分化 cell differentiation

决定 determination

纤维组织细胞性肿瘤 fibrohistiocytic tumour

多形性"恶性纤维组织细胞瘤" pleomorphic 'MFH'

未分化多形性肉瘤 undifferentiated pleomorphic sarcoma

巨细胞"恶性纤维组织细胞瘤" giant cell 'MFH'

未分化多形性肉瘤伴巨细胞 undifferentiated pleomorphic sarcoma with giant cells

炎症性"恶性纤维组织细胞瘤" inflammatory 'MFH'

未分化多形性肉瘤伴明显炎症 undifferentiated pleomorphic sarcoma with prominent inflammation

胚胎性横纹肌肉瘤 embryonal rhabdomyosarcoma

腺泡状横纹肌肉瘤 alveolar rhabdomyosarcoma

多形性横纹肌肉瘤 pleomorphic rhabdomyosarcoma

结蛋白 desmin

肌球蛋白 myosin

波形蛋白 vimentin

分化好的脂肪肉瘤 well differentiated liposarcoma

多形性脂肪肉瘤 pleomorphic liposarcoma

去分化脂肪肉瘤 dedifferentiated liposarcoma

小圆细胞型脂肪肉瘤 round cell liposarcoma

黏液性脂肪肉瘤 myxoid liposarcoma

恶性施万瘤 malignant Schwannoma

神经纤维肉瘤 neurogenic fibrosarcoma

施万细胞 Schwann cell

神经母细胞瘤 neuroblastoma

骨母细胞瘤 osteoblastoma

侵袭性骨母细胞瘤 aggressive osteoblastoma

汉英对照细胞病理形态学专用描述术语

说明：这些描述术语是笔者在日常工作和讲学中常用的细胞形态学专业的描述术语，一部分来源于病理学术语，另一部分是笔者在长期学习细胞病理学专业的过程中的体会和发现，经整理后将其发布在中国细胞学网(www.chinacytology.com)上，由从事本专业的网友翻译为英语，在笔者的多部著作中出现，附录于此，供专业工作者参考。

1.球状 spherical或globular

例：The shape of soluble proteins is more or less spherical (globular).

2.乳头状 papillary

例：papillary carcinoma 乳头状癌

3.腺样和腺泡状

腺样 adenoid；腺泡状 acinar

例：adenoid cystic carcinoma 腺样囊状癌

acinar adenocarcinoma 腺泡状腺癌

4.菊形 Flexner-Wintersteiner rosette

假菊形 Homer-Wright rosette

注：室管膜瘤的瘤细胞排列有两种特征：一是环绕空腔排列成腺管状，形态上与室管膜相似，称为菊形团形成，也叫 Flexner-Wintersteiner 型菊形团（真神经菊形团）；另一是环绕血管形成假菊形团结构，瘤细胞有细长的胞质突起与血管壁相连，称为 Homer-Wright型菊形团（假菊形团）。

5.束状结构 fascicular structure

例：Based on their fascicular structure, nerves may generally be divided into four basic patterns of intraneural architecture.

6.编织状 braid

例：The spindle cells were arranged in braid.

7.黏液 mucus

例：Be there any blood or mucus in your stool?

黏液湖 "mucoid lake"

例：The low density of tumor cells and a large amount of mucus around the tumor cells which reflected a "mucoid lake" were observed.

8.影细胞 ghost cell

例：A ghost cell is an enlarged eosinophilic epithelial cell with eosinophilic cytoplasm but without a nucleus.

9.细胞间连接 cell-cell junction

例：Recent evidence indicates that Rapl also plays a key role in formation of cadherin-based cell-cell junctions.

10. 无连接散在分布 diffuse in distribution

例：Tumor cells were diffuse in distribution in most cases.

11. 管状 tubiform, tubular

例：Tubular carcinoma 管状癌

12. 泡状 vesicular

例：The nuclear envelope of a vesicular nucleus, although delicate in appearance,is visible by light microscopy.

13. 梁状 trabecular

例：trabecular adenoma 小梁状腺瘤

14. 筛状 cribriform

例：invasive cribriform carcinoma 乳腺浸润性筛状癌

15. 微囊腔样 microcystic space

例：The microcystic space was empty or rarely contained eosinophilic material.

16. 结核结节样 tuberculoid

例：Tuberculoid leprosy is a skin condition characterized by solitary skin lesions that are asymmetrically distributed.

17. 叉枝样 bifurcation

例：A bifurcation or separation into two or more branches or parts.

18. 包涵体样 inclusion-body-like

例：An "inclusion-body-like" configuration of some cell nuclei in moose.

19. 砂粒体 psammoma bodies

例：A psammoma body is a round collection of calcium, seen microscopically.

20. 角化珠 keratin pearl

例： In this squamous cell carcinoma at the upper left is a squamous eddy with a keratin pearl.

21. 旋涡状 whirlpool

例：Spindle, clear boundary, tumor cells were arranged in bundles or whirlpool.

22. 组织碎片 tissue fragment

23. 指状突起 finger-like projection

例：Intestinal villi are tiny, finger-like projections that are approximately 0.5～1mm in length.

24. 栅栏样 palisade arrangement

例：The columnar epithelium here also has a palisade arrangement.

25. 胶质球 collagen ball

胶质 colloid; 球状 spherical 或 globular

26. 黏多糖基质 mucopolysaccharide matrix

27. 血管 blood vessel

例：The blood vessels are the part of the circulatory system that transport blood throughout the body.

28. 带状 bundle

例：Spindle, clear boundary, tumor cells were arranged in bundles or whirlpool.

29. 羽毛状 feathery

例：In histopathology, feathery degeneration, formally feathery degeneration of hepatocytes.

30. 腺样结构 gland-like structure

31. 腺样 glandular

32. 管样 tubular

33. 球型 spheroid

34. 空球型 hollow spheres

35. 三维立体结构 3-dimensional structures

36. 类圆形 approximately round

37. 管状-乳头状 tubulo-papillary

38. 构成细胞连接 form cell junction

39. 胶原沉积物 deposits of collagen

40. 细胞聚集体 cell aggregates

41.细胞碎片 cell fragment（细胞碎片专指从"具有组织结构的局部组织"经细胞学取材而形成的与组织结构排列相似的细胞集群微粒，而非某个细胞被外力撕破或细胞死亡后的碎片。）

参 考 文 献

[1] 穆魁津, 何权瀛. 胸膜疾病. 北京:北京医科大学中国协和医科大学联合出版社, 1994.

[2] Bahrenburg LPH. On the diagnostic results of the microscopic examination of the ascitic fluid in two cases of carcinoma involving the peritoneum. Cleveland Med, 1896, 11:274.

[3] 邓群益, 薛立福. 胸膜间皮瘤病理学诊断研究进展. 临床与实验病理学杂志, 1999, 15:65.

[4] 马博文. 微粒组织细胞学诊断. 诊断病理学杂志, 1999, 6:260.

[5] 赵彤. 病理新技术在肿瘤细胞病理学中的应用. 诊断病理学杂志, 1995, 2:170.

[6] 何毅, 胡永伟, 许宁宁, 等. AgNOR-Alcian蓝染色应用. 诊断病理学杂志, 1996, 3:175.

[7] Kerr JFR, Wyllie AH. Apoptosis:A basic phenomenon with wide ranging implications in tissue kinetics. Br J Cancer, 1972, 26:239.

[8] 尹洪芳, 李竞贤. 盆腔腹膜后恶性小细胞间皮瘤. 诊断病理学杂志, 1996, 3:57.

[9] Arthur S. An unusual cytologic presentation of mesothelioma in serous effusions. Acta Cytol, 1979, 23:428.

[10] Whitaker D. Cell aggregates in malignant mesothelioma. Acta Cytol, 1977, 21:237.

[11] 刘彤华. 诊断病理学. 北京:人民卫生出版社, 1994.

[12] 吴霞, 丁华野, 田玉旺, 等. AgNOR、DNA图像定量分析对胸膜水良恶性细胞鉴别的应用. 诊断病理学杂志, 1996, 3:176.

[13] 于国, 李维华. 12例恶性间皮瘤的超微结构研究. 中华病理学杂志, 1984, 16:226.

[14] Godwin MC. Diffuse mesothelioma. Cancer, 1957, 10:298.

[15] Klima M, Bossart MI. Sarcomatous types of malignant mesothelioma. Ultrastructural Pathol, 1983, 4:439.

[16] Klempman. The exfoliative cytology of diffuse mesothelioma. Cancer, 1962, 15:691.

[17] Triol JH, Comston AS, Chandler SV. Malignant mesothelioma:cytopathology of 75 cases seen in New Jersey community hospital. Acta Cytol, 1984, 28:37-45.

[18] Tao LC. The cytopathology of mesothelioma. Acta Cytol, 1979, 23:209-213.

[19] 林艳清, 施作霖. 恶性间皮瘤的组织学分型和病理诊断. 诊断病理学杂志, 1998, 5:228.

[20] 刘树范. 浆膜腔积液涂片中容易误诊的形态假象. 中华肿瘤学杂志, 1984, 6:106.

[21] 刘树范. 临床细胞学. 北京:人民卫生出版社, 1990:71-83.

[22] Whitaker D. The cytology of malignant mesothelioma in Western Australia. Acta Cytol, 1978, 22:67.

[23] Leong AS. Malignant mesothelioma:cytologic diagnosis with histologic, immunohistochemical and ultrastructural correlation. Semin Diagn Pathol, 1992, 9(2):141-150.

[24] 史育慧, 廖松林. Calretinin鉴别有浆液渗出的间皮瘤或腺癌. 诊断病理学杂志, 2001, 8:266.

[25] Doglioni C, Deijos AP, LaurinoL, et al. Calretinin:A novel immunohistochemical marker for mesothelioma. Am J Surg Pathol, 1996, 20:1037.

[26] 黄文清. 肿瘤电子显微镜诊断学. 上海:上海科学技术出版社, 1992.

[27] 吴波, 郭慧芳, 周晓军. 胸腹水脱落细胞的电镜检查. 诊断病理学杂志, 1994, 1:166.

[28] Derenzini M, Romagnoli T, Mingazzini P, et al. Interphasic nucleolar organizer region distribution as a diagnostic parameter to differentiate benign from malignant epithelial tumors of human intestine.

Virchows Arch B Cell Pathol Incl Mol Pathol, 1988, 54:33.

[29] Naylor B. The exfoliative cytology of diffuse malignant mesothelioma. J Pathol Bacteriol, 1963, 86:293.

[30] Stevens MW, Leong AS-Y, Fazzalari NL, et al. Cytopathology of malignant mesothelioma:A stepwise logistic regression analysis. Diagn Cytopathol, 1992, 8:333.

[31] 赵彤, 陆药丹, 李春德, 等. LAK细胞治疗人癌性胸腹水细胞涂片的光镜与扫描电镜观察. 中华肿瘤杂志, 1993, 15:310.

[32] 印洪林, 周晓军, 祁正茂, 等. 细针穿刺与肿瘤性胸水的电镜诊断. 中华病理学杂志, 1992, 21:269.

[33] Whitaker D, Shilkin KB. Diagnosis of pleural malignant mesothelioma in life-A practical approach. J Pathol, 1984, 143:147.

[34] 李维华. 肺神经内分泌癌的分类及其诊断. 诊断病理学杂志, 1994, 1:169.

[35] 张雷, 王志永, 崔全才, 等. PCR检测技术在结核病诊断中的价值. 诊断病理学杂志, 1994, 1:92.

[36] 赵彤, 朱梅刚, 吴自, 等. 霍奇金病R-S细胞分型诊断意义的探讨. 诊断病理学杂志, 1999, 6:201.

[37] Celikoglu F, Teirstein AS, Krellenstein DJ, et al. Pleural effusion in non-Hodgkin′s lymphoma. Chest, 1992, 101:1357.

[38] Das DK, Gupta SK, Ayyagari S, et al. Pleural effusions in non-Hodgkin′s lymphoma. A cytomorphologic, cytochemical and immunologic study. Acta Cytol, 1987, 31:119.

[39] Lukes RJ. The immunologic approach to the pathology of malignant lymphoma. Am J Clin Pathol, 1979, 72:657-669.

[40] 马正中, 尤广发, 贺青. 结核性胸膜炎的细胞学诊断. 诊断病理学杂志, 1994, 1:34.

[41] Spineler P. The cytologic diagnosis of TB in pleural effusions. Acta Cytol, 1979, 23:374.

[42] Spriggs Al. Absence of mesothelial cells from TB pleural effusion. Thorax, 1960, 15:189.

[43] Light RW. Cells in pleural fluid:the value in differential diagnosis. Arch Int Med, 1973, 13:854.

[44] 上海市肿瘤医院病理科. 实用肿瘤细胞学. 上海:上海人民出版社, 1975:160-173.

[45] 金华编译, 丁华野审校. 良恶性间皮增生的鉴别诊断. 诊断病理学杂志, 2001, 8:319.

[46] 林艳清, 施作霖. 免疫组织在恶性间皮瘤诊断中的应用价值. 临床与实验病理学杂志, 1999, 15:152.

[47] 于国, 李维华, 于占洋. 恶性间皮瘤的病理形态研究. 临床与实验病理学杂志, 1993, 9:4.

[48] 汤琪乐, 许励, 徐文娟, 等. 心包原发生恶性间皮瘤的临床病理分析. 临床与实验病理学杂志, 2001, 17:399.

[49] Granados R, Cibas ES, Fleteber JA. Cytogenetic analysis of effusions from malignant mesothelioma. A diagnostic adjunct to cytology. Acta Cytol, 1994, 38:711.

[50] 李新岳, 李景和, 钱钟裴. 免疫细胞化学在浆膜腔积液细胞学诊断中的应用:附75例分析. 诊断病理学杂志, 1998, 5:138.

[51] 舒仪经, 阚秀. 细针吸取细胞病理学. 北京:人民卫生出版社, 2011:688-723.

[52] Graham RM. The Cytologic Diagnosis of Cancer. Philadelphia and London:Sauders, 1972:333-347.

[53] Cardoz PL. Cytology of effusions. Acta Cytol, 1968, 12:85.

[54] 王莉, 曲从玲, 严庆汉, 等. 诊断间皮瘤的一种有用的抗体:钙视网膜素. 诊断病理学杂志, 2001, 8(5):256.

[55] Nance KV, Silverman JE. Immunocytochemical panel for the identification of malignant cells in serous effusions. Am J Clin Pathol, 1991, 95:867.

[56] Tickman RJ, Cohen C, Vama VA, et al. Distinction between carcinoma cell in serous effusions. Acta Cytol, 1990, 34:491.

[57] Mezger J, Stotzer O, Schilli, et al. Identification of carcinoma cells in ascites and pleural fluid. Acta Cytol, 1992, 36:75.

[58] 马正中. 浆膜转移癌的细胞学诊断. 中华内科杂志, 1979, 18:21.

[59] Seras D, Hajdu SI. The cytologic diagnosis of malignant neoplasms in pleura and peritoneal effusions. Acta Cytol, 1987, 31:85-97.

[60] Ghosh AK, Spriggs AI, Mason DY. Immunocytochemical staining of T and B lymphocyte in serous effusions. J Clin Pathol, 1985, 38:608-612.

[61] Guzman J, Bross KJ, Costabel U. Malignant pleural effusions due to small cell carcinoma of the lung. An immunocytochemical cell-surface analysis of lymphocytes and tumor cells. Acta Cytol, 1990, 34:497-501.

[62] Baddoura FK, Varma VA. Cytologic findings in multicystic peritoneal mesothelioma. Acta Cytol, 1990, 34:497-501.

[63] Kerr JF. Shrinkage necrosis:a distinct mode of cellular death. J Path, 1971, 105:13.

[64] Brockstedt U, Gulyas M, Dobra K, et al. An optimized battery of eight antibodies that can distinguish most cases of epithelial mesothelioma from adenocarcinoma. Am J Clin Pathol, 2001, 114:203-209.

[65] Gillespie FR, Van Der Walt ID, Derias N, et al. Deciduoid peritoneal mesothelioma. A report of the cytological appearances. Cytopathology, 2001, 12:57-61.

[66] Gerosa A, Ietri E, Belli S, et al. The cytology of malignant mesothelioma. Cytopathology, 2000, 11:139-151.

[67] Johnson S, Edwards JM. Malignant mesothelioma mimicing squamous carcinoma in a pleural fluid aspirate. Cytopathology, 2001, 12:1365-2303.

[68] Adams VI, Unni KK, Muhm JR, et al. Diffuse malignant mesothelioma of pleura. Diagnosis and survival in 92 cases. Cancer, 1986, 58:1540-1551.

[69] Amin KM, Litzky LA, Smythe WR, et al. Wilms tumor 1 susceptibility gens（WT1） gene products are selectively expressed in malignant mesothelioma. Am J Pathol, 1995, 146:344-356.

[70] Attanoos RL, Goddar H, Gibbs AR. Mesothelioma-binding antibodies:thrombomodulin, OV 632 and HBME-1 and their use in the diagnosis of malignant mesothelioma. Histopathology, 1996, 29:209-215.

[71] Attanoos RL, Webb R, Gibbs AR. CD44H expression in reactive mesothelium, pleural mesothelioma and pulmonary adenocarcinoma. Histopathology, 1997, 30:260-263.

[72] Bedrossian CW, Bonsib S, Moran C. Differential diagnosis between mesothelioma and adenocarcinoma: a multimodal approach based on ultrastructure and immunohistochemistry. Semin Diagn Pathol, 1992, 2:124-140.

[73] Coleman M, Henderson DW, Mukherjee TM. The ultrastructural pathology of malignant pleural mesothelioma. Pathol Annu, 1989, 24:303-351.

[74] Dei Tos AP, Doglioni C. Calretinin:a novel tool for diagnostic immunohistochemistry. Adv Anat Pathol, 1998, 5:61-66.

[75] Doglioni C, Dei Tos AP, Laurino L, et al. Calretinin:a novel immunocytochemical marker for mesothelioma. Am J Surg Pathol, 1996, 20:1037-1046.

[76] Granados R, Cibas ES, Fletcher JA. Cytogenetic analysis of effusions from malignant mesothelioma. A diagnostic adjunct to cytology. Acta Cytol, 1994, 38:711-717.

[77] Han AC, Peralta-Soler A, Knudsen KA, et al. Differential expression of N cadherin in pleural mesotheliomas and E cadherin in lung adenocarcinomas in formalin-fixed, paraffin-embedded tissues. Hum Pathol, 1997, 28:641-645.

[78] Henderson DW, Attwood HD, Constance TJ, et al. Lymphohistiocytoid mesothelioma:a rare lymphomatoid variant of predominantly sarcomatoid mesothelioma. Ultrastruct Pathol, 1988, 12:367-384.

[79] Kung IT, Thallas V, Spencer EJ, et al. Expression of muscle actins in diffuse mesotheliomas. Hum Pathol, 1995, 26:565-570.

[80] Langeral AW, Williamson KA, Miyagawa K, et al. Expression of Wilms's tumor gene WT1 in human malignant mesothelioma cell lines and relationship to platelet-derived growth factor A and insulin-Like growth factor 2 expression. Genes Chromosom Cancer, 1995, 12:87-96.

[81] Mark EJ, Shin DH. Diffuse malignant mesothelioma of the pleura:a clinicopathological study of six patients with prolonged symptom-free interval or extended survival after biopsy and a review of the literature of long term survival. Virchows Arch A, 1993, 422:445-451.

[82] Mayall FG, Gibbs AR. The histology and immunohistochemistry of small cell mesothelioma. Histopathology, 1992, 20:47-51.

[83] McFadden DE, Clements PB. Peritoneal inclusion cysts with mural mesothelial proliferation. A clinicopathlogic analysis of six cases. Am J Surg Pathol, 1986, 10:844-854.

[84] Moran CA, Suster S, Koss MN. The spectrum of histologic growth patterns in benign and malignant fibrous tumors of the pleuras. Semin Diagn Pathol, 1992, 9:169-180.

[85] Nascimento AG, Keeney GL, Fletcher CDM. Deciduoid peritoneal mesothelioma. Am J Surg Pathol, 1994, 18:439-445.

[86] Ordóñez NG, Mackay B. The roles of immunohistochemistry and electron microscopy in distinguishing epithelial mesothelioma of the pleura from adenocarcinoma. Adv Anant Pathol, 1996, 3:273-293.

[87] Ordonez NG. In search of a positive immunohistochemical marker for mesothelioma:an update. Adv Anat Pathol, 1998, 5:53-60.

[88] Ordonez NG. Value of thrombomodulin immunostaining in the diagnosis of mesothelioma. Histopathology, 1997, 31:25-30.